DAVID TRELEAVEN

Traumasensitive Achtsamkeit

David Treleaven

Traumasensitive Achtsamkeit

Posttraumatischen Stress
erkennen und vermindern

•

Sicherheit und Stabilität vermitteln

•

Mit 36 konkreten Modifikationen
für die Praxis

Mit einem Vorwort von Willoughby Britton

Aus dem Englischen von Anna Stippa

arbor
Arbor Verlag
Freiburg im Breisgau

Die Originalausgabe erschien 2018 unter dem Titel:
Trauma-sensitive mindfulness. Practices for safe and transformative healing
bei W.W. Norton & Company, Inc. New York, USA.

Deutsche Erstausgabe
3. Auflage 2024

Lektorat: Judith Mark, Freiburg

Hergestellt von mediengenossen.de
Druck und Bindung: Memminger MedienCentrum Druckerei und Verlags-AG

Dieses Buch wurde auf 100% Altpapier gedruckt und ist alterungsbeständig.
Weitere Informationen über unser Umweltengagement finden Sie unter
www.arbor-verlag.de/umwelt

www.arbor-verlag.de

ISBN 978-3-86781-416-4

Vorwort

VON WILLOUGHBY BRITTON

2012 hatte ich ein Zusammentreffen mit Seiner Heiligkeit, dem XIV. Dalai Lama, in der Mayo Klinik in Rochester, Minnesota. Ich besuchte das 24. Mind & Life Dialogforum. Dort geht es um die Verknüpfung von Wissenschaft und kontemplativer Praxis, und ich präsentierte meine Forschung zum Thema Achtsamkeit und Meditation.[1]

Als klinische Neurowissenschaftlerin war ich es gewohnt, vor anspruchsvollem Publikum zu sprechen, aber an diesem Tag fühlten sich die gewohnten Schmetterlinge in meinem Bauch eher wie mittelgroße Flugsaurier an. Der Dalai Lama sah aufmerksam zu mir hin, und ich machte mir Sorgen, wie er auf meine Arbeit reagieren würde.

Ich erforsche die möglicherweise schädlichen Auswirkungen der Meditation. Während sich der Großteil meiner Forschung der letzten 20 Jahre auf die klinischen Vorzüge meditativer Praxis konzentrierte, habe ich meine Arbeit des letzten Jahrzehnts um die Untersuchung der eher problematischen Aspekte kontemplativer Praxis erweitert. 2007 hatte ich in meinem Labor an der Brown Universität eine Studie mit dem Titel *Die Vielfalt kontemplativer Erfahrung* begonnen.[2]

Das Projekt beinhaltete Interviews mit mehr als 100 meditationserfahrenen Menschen und Meditationslehrern, die sich, sofern vorhanden, mit den Schwierigkeiten beschäftigten, die sich innerhalb ihrer Praxis aufgetan hatten. Trauma kristallisierte sich bei diesem Projekt als ein Hauptthema heraus – vom Doktoranden, der bei einem Zehn-Tage-Retreat quälende Flashbacks erlebte, bis hin zum erfahrenen Meditationslehrer, der, wie sich herausstellte, seit Jahren trauma-bedingte Dissoziation in seiner Praxis erfuhr.[3]

Immer wieder stieß ich in meiner Forschung auf diese schwierige Beziehung zwischen Meditation und Trauma. Als Menschen, die beim Meditieren mit Trauma assoziierte Probleme hatten, mich um Hilfe baten, konnte ich nicht viel mehr tun, als ihnen zu versichern, dass sie nicht alleine waren und dass das, was sie erlebten, nicht ihr Fehler war.

Gern hätte ich diesen Menschen damals mehr geboten – eine umfangreiche Erklärung etwa, warum sie diese Probleme hatten und was dagegen zu tun war.

Dann, einen Monat nach meiner Präsentation bei Mind & Life, stolperte ich online über das unscharfe Video der Verteidigung einer Doktorarbeit zum Thema Achtsamkeitsmeditation und Trauma. Ich hatte zuvor noch nie von David Treleaven gehört, saß jedoch wie gebannt da, während er sehr eloquent die Antworten auf die Fragen gab, die ich mir seit Jahren stellte. Über längere Zeit hatte ich nach einem klaren Rahmen gesucht, den ich den Meditierenden, die mit ihren Schwierigkeiten zu mir kamen, zur Verfügung stellen konnte, ebenso wie Meditationslehrern und Wissenschaftlern, die sich für Meditation und Achtsamkeit interessierten. Plötzlich hatte ich diesen Rahmen gefunden. Ein Puzzleteil nach dem anderen fand seinen Platz.

Letztlich überwies ich zahlreiche Menschen an David, von denen mir viele berichteten, dass ihre Arbeit mit David und das Rahmenwerk, das er bereitstellte, ihr Leben positiv verändert hatte. Ihre Geschichten waren so überzeugend – und ihr Fortschritt so offensichtlich –, dass ich mich entschloss, eine mehrjährige Ausbildung in Traumatherapie aufzunehmen.

Bis dahin hatte ich gedacht, dass ich eine ausreichende Vorbildung als Psychologin und Neurowissenschaftlerin mitbrachte, aber durch Davids Erkenntnisse wurde mir klar, dass ich mein Wissen zum Thema Trauma erweitern musste, um die Probleme, denen ich in meiner Praxis und Forschung begegnete, effektiv angehen zu können.

David und ich hielten Kontakt, und als ich den ersten Entwurf des Buches, das Sie nun in Ihren Händen halten, las, fühlte es sich wie ein Geschenk an. Basierend auf den Unterhaltungen, die ich mit Meditationslehrern, Wissenschaftlern und Achtsamkeitspraktikern geführt habe, glaube ich, dass dieses Buch für viele Menschen eine langersehnte Quelle der Information und Unterstützung sein wird. Gewissenhaft und mit Mitgefühl und Einsicht behandelt es einige der häufigsten, bislang jedoch kaum beachteten Probleme, denen Meditierende, die Traumata erfahren haben, begegnen können.

Leserinnen und Leser dieses Buches werden wissen, dass Achtsamkeit seit einigen Jahren in aller Munde ist. Von Schulen und Kliniken bis hin zu Gefängnissen und Unternehmen – Achtsamkeit und Meditation werden heute an einer Vielzahl von Schauplätzen praktiziert, und wissenschaftliche Erkenntnisse untermauern ihre Vorzüge. Man kann jedoch nicht uneingeschränkt davon ausgehen, dass Achtsamkeit und Meditation eine Art Allheilmittel für alle möglichen Probleme und eben auch Traumata sind. Wir alle haben gehört und gelesen, welche Vorteile es hat, zu meditieren, und viele Menschen, die dies regelmäßig tun, kommen in den Genuss dieser Vorteile. Aber ich habe auch Menschen kennen gelernt, die sich zutiefst schämen, wenn sie diese positiven Erfahrungen nicht machen – und besonders häufig sind dies Menschen, die ein Trauma erfahren haben. Sie fühlen sich oft, als hätten sie beim Meditieren versagt, etwas falsch gemacht oder als wären sie zutiefst und unwiderruflich gebrochen.

Davids Buch begegnet dem Problem der Scham frontal. Es stellt sich der Annahme entgegen, dass Menschen, die beim Meditieren Schwierigkeiten erfahren, schlichtweg unzulänglich oder schlechte Meditierende seien. Viele der Meditierenden, die mich kontaktieren – oft sind sie selbst Meditationslehrer –, fühlen sich gedemütigt dadurch, dass sie nicht in der Lage sind, ihre Symptome mit Meditation positiv zu beeinflussen. David zeigt uns die Risiken für Traumaüberlebende, die Achtsamkeit praktizieren, erklärt, warum sie existieren und stellt Praktiken vor, die eine sichere und transformative trauma-sensitive Praxis unterstützen.

Seine Arbeit stützt sich auf Belege, ist in klinischer Forschung verwurzelt und offen für Anpassungen, sobald neue wissenschaftliche Erkenntnisse verfügbar werden. Insofern dient dieses Buch auch als Grundlage für die weitere Auseinandersetzung mit dem Thema.

Das Buch bietet uns darüber hinaus einen systemischen Blick auf Traumata. Analog zu Davids eigenem Weg überführt es Achtsamkeit vom isolierten Leiden einzelner Meditierender – und deren individuellem Nervensystem – in die sozialen, kulturellen und politischen Räume, die eine Rolle bei der Entstehung und Aufrechterhaltung von Traumata spielen. Obwohl die Idee der Interdependenz – dass wir alle zutiefst miteinander verbunden sind und uns gegenseitig beeinflussen – für die Achtsamkeitsgemeinschaft keine neue ist, wird sie oft dargestellt, als wäre sie eine Art metaphysische Salbe, die prosoziales Verhalten inspiriert, ohne dass eine tiefere persönliche Auseinandersetzung erforderlich ist. Durch seine Arbeit mit Organisationen, die sich für soziale Gerechtigkeit einsetzen, fordert David uns heraus, unser Umfeld zu hinterfragen, um, wie er sagt, die „Rahmenbedingungen, die uns geboten wurden, kritisch zu durchleuchten und uns zunehmend unserer eigenen Rolle bewusst zu werden".

Davids Buch erscheint zu einem Zeitpunkt, an dem eine nuanciertere Diskussion zum Thema Achtsamkeit und Meditation dringend nötig ist.

Ich habe den Großteil meiner akademischen Karriere damit verbracht, mich für diese Form des Dialogs stark zu machen, ob es in meinem Hörsaal war, in meinem Labor, bei akademischen Konferenzen, bei achtsamkeitsbasierten Interventionen, Lehrerausbildungen oder mit Journalisten, die nach vielversprechenden Slogans über die Vorzüge von Achtsamkeit suchten.[4] Manchmal fühlte ich mich, als wäre ich die einzige Person, die argumentierte, dass wir bei der Nutzung kontemplativer Praktiken vorsichtig vorgehen und uns der potenziellen Schwierigkeiten, mit denen Menschen sich beim Meditieren konfrontiert sehen, bewusst werden müssen.[5] In letzter Zeit vertreten jedoch zunehmend mehr meiner Kollegen diese Auffassung. Im Jahr 2018 kamen 15 Achtsamkeitsforscher zusammen, um Richtlinien zu erstellen, die sich für eine vorsichtigere und nuanciertere Präsentation von Achtsamkeitsmeditation aussprechen und sowohl die Vorteile als auch ihre Grenzen benennen.[6] Diese Herangehensweise soll Menschen nicht von der Meditation abschrecken, ganz im Gegenteil: Ihr Ziel ist es, die Praxis zu stärken und für ein breiteres Publikum anwendbar zu machen.

Ich freue mich, sagen zu können, dass wir mit diesem Buch zusammen einen weiteren Schritt in diese neue Richtung gehen. David Treleaven hat für diejenigen von uns, die Achtsamkeit in einer traumasensitiven Form praktizieren möchten, eine fundierte, zugängliche und empirisch belegte Ressource geschaffen. Es ist ein Geschenk zur rechten Zeit, und ich hoffe, es ist eines, das Ihnen genauso sehr helfen wird, wie es mir geholfen hat.

WILLOUGHBY BRITTON, PH.D.

Willoughby Britton ist klinische Psychologin und Neurowissenschaftlerin an der Brown University Medical School; sie ist ausgebildet als MBSR-Lehrerin und gilt als eine der wichtigsten Frauen der Achtsamkeitsbewegung. Ihr Forschungsschwerpunkt liegt auf möglichen unerwünschten psychologischen Nebenwirkungen von Meditation.

EINFÜHRUNG

Warum traumasensitive Achtsamkeit?

Ein Teil von mir wünschte, ich hätte die E-Mail nicht gesehen. Es war weit nach Mitternacht, als ich aus einer Laune heraus noch einmal in meinem Posteingang nachsah. „Bitte um Hilfe …" stand in der Betreffzeile, „Meditationskrise". Ich lehnte mich in meinem Stuhl zurück, als ich weiterlas. Es war die dritte E-Mail dieser Art, die ich in diesem Monat erhalten hatte.

Die Nachricht kam von Nicholas, einem Lehrer aus Vermont, der über einen Artikel gestolpert war, in dem ich über negative Begleiterscheinungen von Achtsamkeitsmeditation geschrieben hatte.[1] Nicholas hatte mit Achtsamkeitsmeditation angefangen, um mit seinen Angstzuständen besser zurechtzukommen, und schon bald hatten sich positive Auswirkungen seiner Übungen eingestellt: eine gesteigerte Klarheit, ein geschärftes Gedächtnis und ein nachhaltigeres Gefühl innerer Ruhe. In letzter Zeit hatte Nicholas jedoch ein entnervendes Symptom festgestellt: Wenn seine Stoppuhr das Ende der kurzen Meditation signalisierte, fiel es ihm schwer, nach seinem Handy zu greifen – sein Körper schien vor Angst paralysiert zu sein. Es fühlte sich für ihn an, als wäre er gefesselt.

Je mehr Nicholas meditierte, desto intensiver und verstörender wurden diese Erlebnisse. Sobald er die Augen schloss, erschienen Bilder vor seinem inneren Auge – zerschmettertes Glas, offener Himmel, Rauch. Sein Schlaf wurde von nervenaufreibenden Albträumen heimgesucht, Routineaufgaben versetzten ihn in Panik und das Geschnatter in seinem Kopf wurde unerträglich. Die Ruhe, die er in der Meditation gesucht hatte, hatte sich in ihr Gegenteil verkehrt – in unterschwelligen Terror und Grauen, die ihn Tag und Nacht verfolgten.

Eine Woche später trafen Nicholas und ich uns in einer Videokonferenz, und sofort konnte ich die Besorgnis und Verwirrung in seinen Augen erkennen. Als ich ihn fragte, ob die Bilder, die sich ihm während seiner Meditation aufgedrängt hatten, für ihn irgendeine Bedeutung hatten, nickte er. Einige Jahre zuvor war er in einen schweren Autounfall verwickelt gewesen – hilflos war er eine Stunde lang in seinem Auto eingeschlossen gewesen, bevor er gerettet werden konnte. Aber es war nicht der Unfall, der ihn verunsicherte, sondern seine Verwirrung über Achtsamkeitsmeditation. Wie konnte eine Praktik, die zunächst so konstruktiv und positiv gewesen war, ihn jetzt in solche Panik und Haltlosigkeit versetzen?

Mir war diese Frage nicht fremd. Als Psychotherapeut und Wissenschaftler hatte ich jahrelang darum gerungen, ein besseres Verständnis für die komplexen Zusammenhänge zwischen Achtsamkeit und Trauma zu entwickeln – eine extreme Form von Stress, die unsere Fähigkeit, mit belastenden Situationen zurechtzukommen, außer Kraft setzen kann. Nebeneinander betrachtet, können Trauma und Achtsamkeit wie natürliche, geradezu zwangsläufige Verbündete wirken. Beide haben mit der Natur des Leidens zu tun. Beide basieren auf sensorischer Erfahrung. Und während Trauma Stress verursacht, erweist sich Achtsamkeit als Weg, diesen Stress zu reduzieren. Theoretisch scheint es also so, als könne jeder, der ein Trauma erfahren hat, davon profitieren, Achtsamkeitsmeditation zu praktizieren. Was sollte dabei schon schiefgehen?

Ziemlich viel, wie sich allmählich herausstellt. Für Menschen, die ein Trauma erfahren haben, kann Achtsamkeitsmeditation die Symptome traumatischen Stresses verstärken. Dies kann Flashbacks, erhöhte emotionale Erregungszustände und Dissoziation umfassen, also eine Abspaltung der eigenen Gedanken, Emotionen und physischen Sinneserfahrungen. Obwohl Meditation wie eine sichere und harmlose Praktik erscheinen mag, kann sie Traumaüberlebende* direkt in die Tiefen ihrer Verletzungen stürzen, die zur Heilung mehr als ein achtsames Gewahrsein erfordern. Durch Verlagerung der Aufmerksamkeit auf Verletzungen, die oft innerlich und nicht sichtbar sind, können sich Traumaüberlebende in einem Zustand wiederfinden, der dem von Nicholas ähnlich ist: desorientiert, verstört und gedemütigt, weil sie die Dinge irgendwie schlimmer gemacht haben.

Gleichzeitig kann Achtsamkeit auch eine unschätzbare Quelle für Traumaüberlebende sein. Die Forschung hat gezeigt, dass sie das Körpergefühl stärken kann, die Aufmerksamkeit erhöht und uns in die Lage versetzt, Emotionen zu regulieren – alles entscheidende Fähigleiten bei der Traumaheilung. Ebenso kann Achtsamkeit etablierte Trauma-Therapiemethoden unterstützen, indem sie Menschen hilft, in Augenblicken, in denen sie sich mit Traumasymptomen konfrontiert sehen, Stabilität zu finden.

Werden wir uns daher der Wichtigkeit des aktuellen Moments bewusst. Während des letzten Jahrzehnts ist Achtsamkeit sehr populär geworden. Achtsamkeitsmeditation wird an den unterschiedlichsten Schauplätzen angeboten – einschließlich buddhistischer Gemeinden, nicht-religiöser Programme und Psychotherapie. Vielfach wird sie als harmlose Methode zur Stressreduktion verkauft. Gleichzeitig sind Traumata sehr verbreitet. Geschätzte 90 Prozent der Bevölkerung sind traumatischen Erlebnissen ausgesetzt, und acht bis 20 Prozent davon werden eine posttraumatische Belastungsstörung (PTBS) entwickeln.[2] Das bedeutet, dass, egal in welchem Umfeld Achtsamkeitsmeditation unterrichtet wird, die Wahrscheinlichkeit, dass irgendjemand im Raum in der Vergangenheit ein Trauma erlitten hat, hoch ist.

---

* Ich benutze den Begriff „Traumaüberlebende" durchgehend im Buch, als Kürzel für „Kursteilnehmer und Klienten, die Symptome posttraumatischen Stresses erleben". Wie ich im Weiteren noch genauer ausführen werde, erfährt nicht jeder Traumaüberlebende notwendigerweise posttraumatischen Stress oder hat Schwierigkeiten mit Achtsamkeitsmeditation.

Daher stellt sich die Frage: Wie können wir die potenziellen Gefahren der Achtsamkeitsmeditation für Traumaüberlebende minimieren und gleichzeitig die positiven Möglichkeiten zu ihrem Vorteil nutzen?

Dieses Buch beschäftigt sich mit genau dieser Frage. Ich möchte zeigen, dass eine grundlegende Achtsamkeitspraxis effektiver ist, wenn sie mit einem Verständnis für Trauma gepaart wird. Egal ob es der Meditationslehrer eines etablierten Retreats für Stille-Meditation ist, die Sozialarbeiterin, die Achtsamkeitsinterventionen in ihrer Arbeit nutzt, oder die Lehrerin, die fünfminütige Meditationen in ihrer Grundschulklasse anleitet – ich bin überzeugt, dass alle, die Achtsamkeit als Angebot nutzen, über die Risiken informiert sein sollten, die sie für Menschen birgt, die mit Trauma zu kämpfen haben.

Ich habe dieses Thema während des letzten Jahrzehnts untersucht. Ich habe theoriegeleitete akademische Forschung betrieben, habe ganze Wände mit Zetteln voll abstrakter Ideen vollgeklebt und habe in informellen Interviews Achtsamkeitsausbilder, psychologische Fachkräfte und Traumaüberlebende zu dieser Thematik befragt. Als Psychotherapeut habe ich ebenfalls eng mit Traumaüberlebenden zusammengearbeitet, die unerwünschte Erfahrungen mit Achtsamkeitsmeditation gemacht hatten. Nicht zuletzt bin ich das Thema allerdings als jemand angegangen, der selbst eigene Herausforderungen mit Achtsamkeit und Trauma erlebt hat. Ich wollte verstehen, was mir da widerfahren war.

EIN PERSÖNLICHER WEG

Als ich anfing, Achtsamkeitsmeditation zu praktizieren, arbeitete ich als Psychotherapeut mit männlichen Sexualstraftätern in Vancouver, Kanada. Ich hatte diese Arbeit wegen meines Interesses an Sexualität und opferorientierter Gerechtigkeit aufgenommen. Nach einem Jahr in diesem Beruf fühlte ich mich jedoch ausgebrannt. Ich litt unter starken Stimmungsschwankungen und verfügte nicht über das Handwerkszeug, um damit zurechtzukommen. Als eine Kollegin mir vorschlug, sie zu ihrer örtlichen Achtsamkeitsmeditationsgruppe zu begleiten, war ich leichte

Beute: Achtsamkeit genoss einen zunehmend positiven Ruf in der Psychologie, und mir gefiel die Idee, eine bewusstere Beziehung zu meinem Geist aufzubauen. Während ich also dasaß und meine Aufmerksamkeit auf meinen Atem lenkte, fragte ich mich: Wie schwer kann das schon sein?

Natürlich war es unmöglich. Ich verbrachte meine erste Meditationseinheit komplett in Gedanken versunken und realisierte dies erst, nachdem am Ende der Sitzung die Glocke geläutet hatte. Nichtsdestotrotz fing ich an, diese Praxis zu lieben und erkannte, dass sie mir in vielerlei Hinsicht half. Ich war mir meines Körpers bewusster, weniger an aufwühlende Gedanken gebunden und fühlte mich zufriedener und glücklicher, als ich es je zuvor gewesen war. Ich schuf neue Verbindungen zur Welt und fand Bedeutung und Resilienz außerhalb meiner Arbeit mit Straftätern – zum Beispiel, wenn ich dem Wind im Erdbeerbaum vor meinem Küchenfenster lauschte oder wenn ich meine Füße spürte, wie sie auf dem Weg zur Arbeit den Boden berührten. Wenn ich unter emotionalem Schmerz litt, verhalf mir Achtsamkeit zu neuer Perspektive und Raum. Sie half mir dabei, mir selbst mit neuem Mitgefühl und auf nicht wertende Weise zu begegnen.

Dann, völlig unerwartet, gingen die Lichter aus. Ich befand mich auf einem Stille-Meditationsretreat im ländlichen Massachusetts, als mich das Gefühl überkam, jemand hätte so etwas wie einen Hauptschalter in meinem Körper umgelegt. Ich hatte Schwierigkeiten gehabt, mich auf meine Übungen einzulassen, weil mir eine bestimmte Geschichte sexueller Gewalt aus meiner therapeutischen Arbeit immer und immer wieder durch den Kopf ging. Wenn ich meine Augen in dem schwach beleuchteten Raum öffnete, sah ich, dass alles da war, wo es sein sollte: Mitmeditierende, die neben mir auf ihren Kissen ruhten, die Buddha-Statue auf der Stirnseite des Raumes, und durch das Fenster sah ich die schmale Mondsichel zwischen den Bäumen. Nichts hatte sich gerührt und nichts Äußerliches hatte sich verändert.

Dann aber sah ich mich selbst. Ich schaute von einem der Dachbalken von oben auf meine Schultern herab. Panik ergriff mich, und trotzdem blieb ich so regungslos wie die Statue, auf die ich mich zu konzentrieren versuchte. Ich vertraute darauf, dass diese Erfahrung, wie jede andere, die ich während meiner Meditation gehabt hatte, vorübergehen würde – wenn nicht bis zum Ende der Sitzung, dann doch sicherlich bis zum nächsten Morgen.

Leider war dem nicht so. Zumindest nicht ganz. Während der nächsten Woche des Retreats verwandelte sich die Welt in einen finsteren, unterirdischen Ort. Mir war, als würde ich zwischen zwei Sphären schweben, von denen sich keine auf festem Boden zu befinden schien. Ich war physisch anwesend, jedoch nur oberflächlich. Meine Sinne waren wie gedämpft und stummgeschaltet, mein Appetit verschwand und ich hatte das düstere, durchdringende Gefühl, dass etwas nicht stimmte. Es war, als hätte sich ein wesentlicher Teil von mir dazu entschlossen, aufzustehen und davonzulaufen, ohne jegliche Absicht, je wieder zurückzukommen. An jedem zweiten Tag des Retreats traf ich mich mit einem der Meditationslehrer – und häufig spürte ich, sobald ich mich hinsetzte, Tränen in mir aufsteigen. Jedes Gespräch verließ ich mit ähnlichen Instruktionen: Sei achtsam. Nimm die Ablösung wahr. Gib nicht auf. Vertraue dem Prozess. Und für den Rest des Retreats tat ich genau das.

TRAUMA ENTDECKEN

Als ich in diesem Sommer nach Hause kann, konnte ich in den Gesichtern meiner Freunde und Familie ablesen, was mir bereits klar war: Ich war lädiert vom Retreat zurückgekehrt. Ich fühlte mich desorientiert, innerlich taub und hatte Probleme, mich wieder in meinen Alltag einzugewöhnen. Als ich mit meinen Freunden und Kollegen über meine Erfahrungen sprach, überraschte es mich, dass sie das Wort „Trauma“ gebrauchten – einen Begriff, mit dem ich mich zwar theoretisch beschäftigt hatte, den ich aber nie mit meinem Leben in Verbindung gebracht hatte.

Für mich beschränkte sich diese Bezeichnung auf Handlungen schlimmster Übergriffe und Gewalt. Überfallopfer trugen Traumata in sich. Veteranen mit Kampferfahrung erlebten Traumata. Menschen, die durch Unterdrückungs-Regimes grausame und ungerechte Behandlung erfahren hatten – zum Beispiel in Form von Rassismus oder Behindertenfeindlichkeit –, ertrugen Traumata. Ich hatte ein relativ beschütztes Leben geführt, und meine Erfahrungen als „traumatisch" zu beschreiben, schien, als würde man die Ungeheuerlichkeit des Schmerzes von Traumaüberlebenden trivialisieren.

Trauma jedoch, wie ich seitdem gelernt habe, beschreibt nicht so sehr den Inhalt einer Erfahrung als vielmehr die Auswirkungen – unerwartet und fortlaufend, – die sie auf unsere Physiologie hat. Die Veteranentraumaspezialistin Pat Ogden schreibt: „Jedes Erlebnis, das genug Stress verursacht, um uns hilflos, verängstigt und überwältigt oder zutiefst unsicher fühlen zu lassen, wird als Trauma angesehen." (2015, S. 66) Sei es, dass man Zeuge von Gewalt wird oder diese selbst erfährt, einen geliebten Menschen verliert oder zum Ziel von Unterdrückung* wird, Menschen erleben Trauma auf unterschiedlichste Art und Weise. Und meiner ursprünglichen Annahme entgegengesetzt, minimiert die Auseinandersetzung mit den verschiedenen Formen persönlichen Traumas nicht die Wichtigkeit des Traumas einer anderen Person. Vielmehr kann dies sogar Ursprung eines Gesprächs über die sozialen Bedingungen sein, die Traumata in erster Linie aufrechterhalten.[3]

Durch Freunde ermutigt, fing ich an, einen Traumatherapeuten zu besuchen. Es waren bereits sechs Wochen seit dem Retreat vergangen, und die Last der Erfahrung machte mir noch immer zu schaffen. Ich dissoziierte regelmäßig, hatte wiederkehrende Albträume und entwickelte zum ersten Mal in meinem Leben Schlafstörungen. Nach einigen Sitzungen stelle mein Therapeut die These auf, dass ich möglicherweise stellvertretendes bzw. sekundäres Trauma durch meine Arbeit mit Sexualstraftätern erlebte, weil ich kontinuierlich Geschichten von Gewalttaten ausgesetzt war, die sich letztendlich traumatisierend auf mich auswirkten. In die-

* „Unterdrückung" schrieb die Polit-Pädagogin und somatische Praktikerin Sumitra Rajkumar, „ist der soziale Zustand, in dem die brachialen Machtdynamiken historischer Kräfte, wie zum Beispiel Kapitalismus, weiße Vorherrschaft und Patriarchat, unnötiges Leid erzeugen und das Leben und die Selbstbestimmung einschränken." (persönliches Gespräch, 12. Juni 2016)

sem Rahmen begannen die Symptome, die ich erlebte – aufdringliche Gedanken, emotionale Distanziertheit, Dissoziation –, Sinn zu ergeben.

Wie sich herausstellte, sollten die Sitzungen mein Leben verändern. Ich hatte in der Vergangenheit das Privileg gehabt, verschiedene Formen der Gesprächstherapie zu erleben – Jungsche Therapie, kognitive Verhaltenstherapie, psychodynamische Therapie –, hatte aber nie den Eindruck gehabt, dass die Einsichten, zu denen ich dabei gekommen war, eine bleibende Veränderung herbeiführten. Traumaarbeit erwies sich als etwas anderes. Sie half mir, mich auf eine Art zu verändern, wie es vorherige Therapien und Meditationen nicht vermocht hatten. Aber ich bemerkte auch, dass mir meine Achtsamkeitsausbildung während der Sitzungen half, die intensiven Emotionen und physischen Wahrnehmungen, die zum Vorschein kamen, besser wahrzunehmen und mit ihnen präsent zu bleiben. Angetrieben von den Vorteilen der Traumatherapie, schrieb ich mich für ein mehrjähriges Trainingsprogramm, genannt Somatic Experiencing, ein – ein zeitgenössischer therapeutischer Ansatz, der von dem Biophysiker Peter Levine entwickelt wurde.[4] In dem Kurs lernte ich sowohl, wie der Körper auf Trauma reagiert, als auch sichere und praktische Wege, wie man mit Traumaüberlebenden arbeiten kann. Es ist eine beeindruckende Methode, die mein Denken geformt hat. Allerdings hatte ich auch das Gefühl, dass in dieser Arbeit etwas fehlte. Fortwährend sprachen Lehrer über die biologischen Wurzeln von Trauma, diskutierten jedoch nie die sozialen Ursprünge – einschließlich der mit Trauma einhergehenden unterdrückenden Systeme. Mir wurde beigebracht, Trauma als eine ausschließlich individuelle, vom Rest der Welt abgekoppelte Erfahrung zu betrachten. Und obwohl mir dieses Rahmenwerk als Studierender westlicher Psychologie vertraut war, fühlte es sich im Zusammenhang mit Trauma besonders problematisch an. Ich war zuvor politischer Aktivist gewesen, und nun war ich auf der Suche nach einem Heilungsansatz, der eine Brücke zwischen persönlicher und sozialer Veränderung schlug.

Ein Jahr später fand ich ihn. Ein Freund stellte mich Staci Haines vor, eine Lehrerin, Klinikerin und soziale Aktivistin, die in ihrer Arbeit ein systemisches Verständnis von Trauma vorschlägt.[5] Zusammen mit Spenta Kandawalla, die sich für soziale Gerechtigkeit einsetzt und Akupunkteurin ist, gründete Staci *Generative Somatics* – eine nationale Non-Profit-Organisation mit Sitz in Oakland, Kalifornien, die soziale Analyse mit Traumaheilung kombiniert. Durch das Verweben von Erkenntnissen aus Neurowissenschaft, politischer Theorie und Prinzipien der transformativen Gerechtigkeit[6] bietet die Organisation eine ganzheitliche Herangehensweise für die Heilung von Traumata an. Im Zentrum der Kurse stehen die Erfahrungen von Menschen, die durch Trauma und Unterdrückung am meisten betroffen sind[7], und die Vision einer kollektiven Transformation bewegte mich bis ins Mark. Durch diese lebensverändernde Arbeit wurde Trauma zunehmend zu einer Linse, durch die ich die Welt zu sehen und zu verstehen lernte.

TRAUMA UND ACHTSAMKEIT

Auch während dieser Zeit fühlte ich mich weiterhin stark zur Achtsamkeitsmeditation hingezogen. Nach meiner Retreaterfahrung war ich noch immer auf der Hut, freute mich jedoch, Forschungsstudien zu finden, die bestätigten, was ich ebenfalls erfahren hatte: dass Achtsamkeit wirkliche, positive und messbare Veränderungen herbeiführen kann.[8] Dennoch fragte ich mich weiterhin: Wie viele Menschen da draußen mochten sich wohl ebenso sehr quälen, wie ich es getan hatte? War meine Erfahrung eine Anomalie oder spiegelte sie einen größeren Trend wider? Ich fing an, Literatur zu studieren, die auf diese Fragen eine Antwort geben konnte, und realisierte, dass sich nur wenige Menschen geradeheraus mit der Beziehung von Achtsamkeit und Trauma beschäftigt hatten. Dadurch ermutigt, schrieb ich mich für ein Postgraduiertenprogramm der Psychologie ein, verfasste eine Dissertation zu dem Thema und fing schließlich an, über die Herausforderungen, die ich erfahren hatte, zu sprechen und zu schreiben.

Mir wurde schnell klar, dass ich nicht allein war. Nachdem ein Video von einer meiner Vorlesungen zu dem Thema anfing, im Internet seine

Runden zu machen[9], meldeten sich Menschen wie Nicholas bei mir, die ähnliche Erfahrungen gemacht hatten wie ich. Nicht jeder von ihnen war auf einem langen Retreat gewesen oder betrieb eine intensive Meditationspraxis. Oftmals hatten sie Achtsamkeitsmeditation lediglich bei einer der momentan vielfältig angebotenen Gelegenheiten ausprobiert – im örtlichen Gemeindezentrum, bei einem Stressreduktionsprogramm oder mithilfe von Anleitungen, die sie online gefunden hatten.

Dies war alarmierend. Ich nahm an, dass die meisten Achtsamkeitslehrer zwar wussten, was Trauma war, allerdings war ich weniger davon überzeugt, dass sie ausreichend ausgerüstet waren, um angemessen damit arbeiten zu können. Waren sie in der Lage, Trauma zu erkennen, geschweige denn zu sehen, wann ein Traumaüberlebender Hilfe brauchte? Wussten sie, wann ein Kursteilnehmer an einen Traumaspezialisten überwiesen werden musste? Und konnten sie Verbindungen zwischen Trauma und der systemischen Unterdrückung herstellen, der viele Menschen täglich ausgesetzt sind?

So entwickelte ich meine Leitfrage: Wie könnten Achtsamkeitslehrende, in Anbetracht der Allgegenwärtigkeit von Trauma, sicherstellen, dass sie Achtsamkeit in effektiver, kundiger und traumasensitiver Form lehrten?

TRAUMASENSITIVE ACHTSAMKEIT

Aus dieser Fragestellung heraus habe ich ein Rahmenwerk aus Prinzipien und Modifikationen entwickelt, die dazu dienen, traumasensitive Achtsamkeit zu unterstützen. Als eine Art „Best-Practices"-Ansatz zu dem Thema ist traumasensitive Achtsamkeit eine Stimme in einem eben beginnenden Diskurs darüber, wie eine trauma-bewusste Herangehensweise an Achtsamkeit und Meditation aussehen könnte.[10] Traumasensitive Achtsamkeit bietet praktische Vorschläge im Kontext der Achtsamkeitslehre und richtet sich besonders an Achtsamkeitslehrer, Traumaexperten und an jeden, der daran interessiert ist, mehr zu diesem Thema zu erfahren.

Meine Definition von traumasensitiver Praxis stammt vom U.S. National Center for Trauma-Informed Care (2016):

> Ein Programm, Organisation oder System, das trauma-kundig ist, *nimmt* die weitreichenden Auswirkungen von Trauma *wahr* und kennt potenzielle Wege, um sich von einem Trauma zu erholen; es *erkennt* Zeichen und Symptome von Trauma bei Klienten, Familien, Personal und anderen im System Involvierten; es *reagiert*, indem es Wissen über Trauma vollständig in seine Grundsätze, Prozeduren und Praktiken integriert; und es strebt aktiv danach, *Retraumatisierung* zu vermeiden.

Diese Definition ist eine praktische, auf gesundem Menschenverstand basierende Herangehensweise an traumasensitive Praxis und dient diesem Buch als Wegweiser. Durch die Einsicht, wie weitverbreitet Trauma ist, möchte ich Sie in die Lage versetzen, traumatische Symptome zu erkennen und eine Retraumtisierung Ihrer Klienten während Ihrer Achtsamkeitsarbeit zu vermeiden. Jedes Kapitel und jede Modifikation bezieht sich auf einen Teil dieser Definition: das Wahrnehmen von Trauma, das Erkennen der Symptome, das Reagieren darauf oder das Vermeiden einer Retraumatisierung.

Das Rahmenwerk, das ich Ihnen präsentieren werde, beinhaltet fünf Kernprinzipien, die zur Unterstützung von traumasensitiver Praxis konzipiert wurden. Diese fünf Prinzipien sind nicht als vorgeschriebener Ansatz zur Traumheilung gedacht – dafür ist Trauma viel zu komplex. Vielmehr biete ich Anregungen anstelle von Arbeitsschritten, die Sie dazu befähigen sollen, die für Ihre achtsamkeitsbasierte Arbeit relevanten Informationen einzubauen. Ich glaube fest daran, dass es in unserer Verantwortung liegt, Achtsamkeit dahingehend zu adaptieren, dass sie sich den spezifischen Bedürfnissen des Traumaüberlebenden anpasst und wir nicht davon ausgehen sollten, dass diese Menschen sich uns anzupassen haben.

Wie bin ich zu diesen Prinzipien gekommen? Ich begann mit der Suche nach Trauma-Schlüsselkonzepten, die mit Achtsamkeit in Verbindung standen. Dann habe ich jedes Konzept dazu genutzt, um mir Achtsamkeit wie durch eine Linse anzusehen– ein Prozess, der sowohl die Risiken als auch den Nutzen von Achtsamkeit in Bezug auf Trauma offenbarte. Beispielsweise glauben viele Traumaspezialisten, dass Körperarbeit entscheidend für die Heilung ist. Aus diesem Blickwinkel heraus kann Achtsamkeitsmeditation unterstützend wirken, weil sie das eigene Bewusstsein für den Körper erhöht, indem sie sich physischen Sinneswahrnehmungen widmet. Allerdings kann Achtsamkeit, ohne die richtige Anleitung, eine rein geistige und dissoziative Praktik sein, die Menschen dazu bringt, Empfindungen zu umgehen, die um Aufmerksamkeit wetteifern. Daher stellt sich die Frage: Was sind unter diesen Umständen die besten Wege für Menschen, die Trauma erleben, körperorientierte Achtsamkeit zu praktizieren? Bei meiner Arbeit bin ich daher durch drei primäre Ziele geleitet worden:

1 Das Leid für Menschen, die Achtsamkeit praktizieren, minimieren

Diejenigen von uns, die Achtsamkeit lehren oder in ihrer Arbeit anwenden, tragen die Verantwortung, sicherzustellen, dass die Menschen, mit denen sie arbeiten, bei der Achtsamkeitsmeditation so sicher und stabil wie möglich sind. Das Ziel jedweder Traumaarbeit, schrieb Babette Rothschild, muss es sein, „das Leid zu mindern und nicht zu intensivieren“. (2010, S. xi) Dies kann in Anbetracht dessen, dass Achtsamkeitsmeditation oft Stillsitzen mit geschlossenen Augen beinhaltet, eine erstaunlich schwierige Aufgabe sein. Woher können wir also wissen, ob jemand auf die von uns angebotenen Meditationsanleitungen traumatisch reagiert?

Es gibt keine einfachen Antworten auf diese Frage. Jede Person und jede Situation ist einzigartig. Jedoch können wir als Lehrer und Experten für seelische Gesundheit unser Bestes tun, um uns stetig fortzubilden. Wir können lernen, wie man Trauma erkennt und wie man effektiv darauf reagiert; wir können unsere Klienten an Menschen überweisen, die auf die Arbeit mit Trauma spezialisiert sind, und wir können unsere Achtsamkeitsarbeit an die Bedürfnisse traumatisierter Klienten anpassen – all dies kann einer Retraumatisierung vorbeugen. Mein Ziel ist es, Ihnen praktische, vernünftige Wege anzubieten, die zumindest versuchen, sicherzustellen, dass sich die Menschen in Ihrer Obhut nicht selbst schaden.

2 Ein systemisches Verständnis von Trauma voranbringen

Dieses Ziel wurde durch meine Arbeit mit *Generative Somatics* geprägt. Ich glaube, dass es mehr bedarf als des bloßen Abwandelns traditioneller therapeutischer Techniken, um ein traumasensitiver Achtsamkeitspraktiker zu werden. Wir müssen erkennen, was Trauma mit der Welt um uns herum zu tun hat. Wenn wir uns ausschließlich auf einzelne Teilbereiche von Trauma konzentrieren, gehen wir das Risiko ein, dass unsere Aufmerksamkeit von den unterdrückenden Systemen, die so oft die Wurzel von Traumata bilden, abgelenkt wird. Traumatischer Stress ist eine körperliche und seelische Erfahrung, aber darüber hinaus ist er eben auch eine politische Erfahrung. Dies zu verstehen – unseren eigenen soziologischen Kontext eingeschlossen –, kann Sicherheit und Vertrauen aufbauen und uns dabei helfen, die Menschen, mit denen wir arbeiten, bestmöglich zu unterstützen.

3 Für eine kontinuierliche Partnerschaft zwischen Achtsamkeitspraktikern und Traumaspezialisten eintreten

Jede dieser beiden Berufsgruppen hat der jeweils anderen unverzichtbare Erfahrung zu bieten. Traumaexperten, die die biologischen, psychologischen und sozialen Dimensionen von Trauma verstehen, können Achtsamkeitspraktikern dabei helfen, mehr über Trauma zu erfahren und somit eine entscheidende Rolle in deren Beratung spielen. Achtsamkeitspraktiker* wiederum verfügen über ein umfassendes Verständnis dafür,

* Ich gebrauche den Ausdruck „Achtsamkeitspraktiker“, um sowohl Achtsamkeitslehrende zu beschreiben, als auch Menschen, die auf Achtsamkeit basierende Interventionen innerhalb ihrer psychotherapeutischen Arbeit nutzen. Die Bezeichnungen „Klienten“ und „Kursteilnehmer“ benutze ich durchgängig im Buch, um jene Menschen zu beschreiben, die Achtsamkeit unter der Anleitung von Lehrern/Therapeuten/Heilpraktikern üben.

wie man geschickt mit dem Geist arbeitet, problematische Geisteszustände eingeschlossen. Während die Beziehung zwischen Achtsamkeit und Psychologie längst etabliert ist, bietet die aufkeimende Beziehung von Achtsamkeitspraktikern und Traumaexperten ein großes Potenzial für gemeinsames Vorankommen.

EINE WEGBESCHREIBUNG

Teil I dieses Buches bringt gewissermaßen Achtsamkeit und traumatischen Stress miteinander ins Gespräch. Ich definiere Trauma und Achtsamkeit, betrachte ihre jeweilige besondere Geschichte und untersuche, wie moderne Neurowissenschaft unser Verständnis von beidem formt. In Teil II behandle ich die fünf Prinzipien der traumasensitiven Achtsamkeit, indem ich relevante Theorien und Modifikationen präsentiere, die Sie bei Ihrer Arbeit anwenden können.

Dazu noch einige Vorbemerkungen. Erstens: Manchmal werde ich gefragt, ob es *Achtsamkeit* ist, die für Traumaüberlebende problematisch ist, oder ob es *Achtsamkeitsmeditation* ist, welche die Schwierigkeiten verursacht. Wie Sie sehen werden, tendiere ich zu Letzterem. Es ist wichtig, zwischen Achtsamkeit als Geisteszustand und der Art und Weise, wie dieser Zustand erreicht wird, zu unterscheiden. Achtsamkeit an sich verursacht kein Trauma – es ist die Ausübung von Achtsamkeitsmeditation, die ohne ein entsprechendes Traumaverständnis angeboten wird, die traumatische Symptome verstärken und verfestigen kann. Menschen praktizieren Achtsamkeit in unterschiedlichen Kontexten: zu Hause, im Rahmen einer Psychotherapie oder wenn sie an längeren Retreats teilnehmen. Angesichts der beschränkten Zahl empirischer Studien zur Beziehung von Achtsamkeit und Trauma bleibt uns nichts anderes übrig, als unseren gesunden Menschenverstand walten zu lassen. Was für den einen Traumaüberlebenden ein Trigger sein kann – wie zum Beispiel ein Meditationsretreat im Schweigen –, tut dem anderen gut. Wir sollten daher in der Lage sein, für die individuellen und andauernden Bedürfnisse unserer traumaüberlebenden Klienten empfänglich zu bleiben.

Zweitens: Traumasensitive Achtsamkeit ist nicht als Ersatz für bewährte Methoden der Traumaheilung gedacht. Sie werden von mir nicht die Behauptung hören, dass Achtsamkeit „heilen" kann, was für viele ein so komplexes, intensives und andauerndes Thema ist. Statt dessen werde ich mich darauf konzentrieren, in welcher Weise Achtsamkeit eine Ressource für Traumaüberlebende sein kann, genauer gesagt, in welcher Weise Achtsamkeit dabei helfen kann, Erregungszustände zu regulieren und Stabilität beim Erleben von traumatischen Symptomen zu unterstützen – ein notwendiger Schritt innerhalb der Traumaheilung.

Zuletzt möchte ich klarstellen, dass ich nicht behaupte, dass Achtsamkeit – oder das Umfeld, in dem Menschen diese lehren und praktizieren – fehlerhaft ist. Ganz im Gegenteil glaube ich, dass sie eine tiefgreifende Ressource für Traumaüberlebende ist und dass Achtsamkeitsgemeinschaften sich zutiefst dem Wohlergehen ihrer Mitglieder verpflichtet fühlen. Gleichzeitig glaube ich aber auch, dass wir es besser machen können. Achtsamkeit muss nicht für jeden funktionieren, aber ich bin überzeugt, dass bestimmte Modifikationen dabei helfen können, Traumaüberlebende zu unterstützen – zumindest aber verhindern können, dass diese sich innerhalb ihrer Praxis selbst retraumatisieren. Die Rahmenbedingungen des Lehrens und Praktizierens von Achtsamkeit trauma-bewusst zu gestalten, ist ein natürlicher – und wie ich finde, notwendiger – Schritt in der Entwicklung einer zeitgenössischen Achtsamkeitsbewegung.

Die Auseinandersetzung mit Trauma verlangt uns eine Menge ab. Wie die feministische Psychiaterin und Professorin Judith Herman schrieb, konfrontiert es uns „mit der Verwundbarkeit des Menschen in seiner natürlichen Umwelt und mit der Fähigkeit zum Bösen als Teil der menschlichen Natur". (2003, S. 17) Trauma zu studieren bedeutet auch, das Leid, das in größeren unterdrückenden Systemen gebunden ist, zu untersuchen – Systeme, die ganze Gemeinschaften von Menschen anfälliger für Trauma machen und andere Gemeinschaften wiederum davor schützen. Achtsamkeit kann uns dankenswerterweise dabei helfen. Sie stärkt unsere Fähigkeit, mit dem Unerträglichen gegenwärtig zu sein. Dies, so glaube ich, ist eine Aufgabe innerhalb der traumasensitiven Arbeit: sich dem Leid in seinen vielen Formen zu stellen. Wie der Schriftsteller und Gesellschaftskritiker James Baldwin schrieb: „Nicht alles lässt sich ändern, aber nichts ändert sich von selbst."

TEIL I

Grundlagen traumasensitiver Achtsamkeit

KAPITEL 1

Die Allgegenwärtigkeit von Trauma: sichtbare und unsichtbare Formen

Die Dinge verschlechtern sich nicht, sie werden aufgedeckt.
Wir müssen uns gegenseitig stützen und damit fortfahren,
den Vorhang wegzuziehen.

Adrienne Maree Brown

Manchmal erleben wir Dinge, die unserem Bedürfnis nach Sicherheit, einer verlässlichen Ordnung, nach Berechenbarkeit und Rechtmäßigkeit so sehr zuwiderlaufen, dass wir damit nicht mehr fertigwerden – dass wir nicht mehr in der Lage sind, Dinge zu integrieren, und schlicht und einfach unfähig, so weiterzumachen wie bisher. Unfähig, die Realität zu ertragen. Diese Art von Erlebnissen, die uns zutiefst erschüttern, nennen wir Traumata. Niemand von uns ist gegen sie immun.

Stephen Cope

„Der Schaden, den ich erlitten habe, ist innerlich, unsichtbar. Ich trage ihn mit mir. Du hast mir meinen Wert genommen, meine Privatsphäre, meine Energie, meine Zeit, meine Sicherheit, meine Intimsphäre, mein Selbstvertrauen, meine eigene Stimme, bis heute."

Diese Worte sagte eine 23-jährige Frau in einem Gerichtssaal in Kalifornien am 2. Juni 2016.[11] Sie richteten sich vor der Urteilsverkündung an Brock Turner, einen Studenten der Stanford University, der in drei Anklagepunkten sexueller Nötigung vor Gericht stand. In der Nacht der Attacke war Turner – damals 19 und Mitglied des Stanford-Schwimmteams – von zwei ausländischen Studierenden gestellt worden. Sie waren Zeugen geworden, wie Turner eine halbnackte, bewusstlose Frau am Rande einer Campusparty angegriffen hatte – dieselbe Frau, die nun hier vor ihm im Gerichtssaal stand.

„Ich stand da und betrachtete meinen Körper unter dem Wasserstrahl", führte die Frau ihre Erfahrungen in der Notaufnahme weiter aus, „und ich beschloss, dass ich meinen Körper nicht länger haben wollte. Er erschreckte mich … Ich wollte meinen Körper wie eine Jacke ablegen und ihn mit allem anderen im Krankenhaus zurücklassen."

Turner konnte nicht wissen, dass das Statement, das man ihm da vorlas, in der folgenden Woche 14 Millionen Mal online abgerufen werden würde.[12] Darüber hinaus wurde es live und ohne Unterbrechung 25 Minuten lang auf CNN vorgelesen. Die Menschen waren geschockt und verstört, als die Frau – deren Identität der Öffentlichkeit nicht bekannt ist – den seelischen Schiffbruch darlegte, den sie als Nachwirkung der Attacke erlitt: schlimmste Angstzustände, ein überwältigendes Gefühl der Scham und chronische Albträume von Übergriffen, ohne aufwachen zu können.

Ebenso schrecklich war für viele die milde Strafe, die Turner erhielt: sechs Monate in einem Bezirksgefängnis statt bis zu 14 Jahre in einem Staatsgefängnis. Der Richter, der über diesen Fall entschied, selbst ein Stanfordabsolvent, hatte die Befürchtung, dass ein längerer Gefängnisaufenthalt einen „schwerwiegenden Effekt" auf Turner haben und sich negativ auf seine Olympiahoffnungen auswirken könnte – ein Thema, das während der Gerichtsverhandlung wiederholt aufkam. In einem Brief, in dem Turners Vater als Leumundszeuge auftrat, schrieb er, dass Brock zu hart für eine „20 minütige Tat" bestraft würde und dass er „zuvor noch nie anderen gegenüber gewalttätig gewesen" sei, und auch in der Nacht der Attacke sei er es nicht gewesen.[13]

Am Tag nach der Urteilsverkündung war ich mit meiner engsten Freundin in einem Café und beobachtete sie dabei, wie sie das Statement des Opfers las. Es war quälend, mit ansehen zu müssen, wie sie die Worte in sich aufnahm. Dies war eine Freundin, von der ich viel über Sexismus gelernt hatte, die mein Bewusstsein für die sozialen Normen, die sie als Frau zum Objekt herabwürdigen und Männer wie Turner schützen, erweitert hatte. Ich mochte diese Freundin sehr. Ihr dabei zusehen zu müssen, wie sich ihre Augen mit Tränen füllten, erfüllte mich mit einer Mischung aus Wut und Hilflosigkeit. Praktisch alle Frauen in meinem Leben – meine Freundin eingeschlossen – sind Opfer sexueller Gewalt geworden. Instinktiv verstand sie daher den inneren Aufruhr, die Flashbacks, die Isolation, die Turners Opfer beschrieb.

Später am gleichen Morgen erfuhren wir, dass ein vierter Polizeibeamter aus Baltimore für den Totschlag an Freddie Gray – einem 25 jährigen afro-amerikanischen Mann, der im vorausgegangenen Jahr in Polizeigewahrsam gestorben war – freigesprochen worden war.[14] Es war einer aus einer Reihe von Vorfällen – Michael Brown in Ferguson, Missouri; Rekia Boyd in Chicago, Illinois; Tamir Rice in Cleveland, Ohio –, bei denen ein unbewaffneter schwarzer Mensch durch die Hand eines Polizisten gewaltsam zu Tode kam. Meine Freundin und ich hatten den Prozess in Teilen verfolgt, und wir waren ziemlich verzweifelt. Wir hätten beide gerne daran geglaubt, dass diese Fälle, von denen wir an diesem Tag gelesen hatten, Ausnahmen waren.

Aber sie waren es nicht. In den Vereinigten Staaten wird nahezu eine von fünf Frauen im Laufe ihres Lebens vergewaltigt[15], und Schätzungen zufolge wird alle 28 Stunden ein schwarzer Mensch von der Polizei, Sicherheitspersonal oder durch vom Staat geduldete Bürgerwehren ermordet.[16] An diesem Tag wurden wir lediglich an diese Tatsache erinnert, konfrontiert mit einer Form von traumatisierender Gewalt, die, obwohl sie so vielen vertraut ist, oft unterdrückt und außerhalb der öffentlichen Wahrnehmung gehalten wird.[17]

An diesem Abend besuchten meine Freundin und ich eine Achtsamkeitsgruppe. Die Meditation half mir, mich von meinen Grübeleien freizumachen, Verbindung mit meinem Körper aufzunehmen und Empathie für mich selbst und für andere herzustellen. Mir als weißem, heterosexuellem Mann mit politischer Urteilsfähigkeit half Achtsamkeit dabei, meine Fähigkeit auszubauen, mich Formen unterdrückender Gewalt zuzuwenden, statt mich reflexartig von ihnen abzuwenden. Kurz nachdem wir zwei frei Plätze im Meditationsraum gefunden und es uns bequem gemacht hatten, erklang die Glocke, um die halbstündige Schweigemeditation einzuläuten. Meine Freundin griff nach meiner Hand und drückte sie leicht.

Nach der Hälfte der Zeit wurde es für meine Freundin schwierig. Ich merkte, wie sie neben mir unruhig wurde, und als ich meine Augen öffnete, sah ich, dass ihr Gesicht angespannt war und ihre Schultern zitterten. Einige Minuten später stand sie leise auf und ging.

Während der Pause fand ich sie zitternd in der Kälte. Sie war von Bildern der Gewalterfahrungen aus ihrer Vergangenheit überwältigt worden – Erinnerungen, die durch das Lesen der Schilderungen von Brock Turners Opfer an diesem Morgen ausgelöst worden waren. Ihre Herzfrequenz war während der Meditation hochgeschnellt, und das Gewahrsein ihres Pulses hatte ihre Anspannung nur noch intensiviert. Normalerweise war Meditation meiner Freundin eine Zuflucht, aber an diesem Abend hatte sie in ihr ein Gefühl des In-der-Falle-Sitzens ausgelöst, verbunden mit dem Gefühl, kurz vor einer Panikattacke zu stehen.

Als wir ins Foyer zurückgingen, trat eine Frau mittleren Alters zu uns. Sie machte sich Sorgen, denn sie hatte meine Freundin während der Meditation fortgehen sehen und wollte wissen, ob sie helfen konnte. Durch die freundliche Geste getröstet – und durch das Wissen, dass diese Frau über viel Meditationserfahrung verfügte –, beschloss meine Freundin, zu erzählen, was mit ihr während der Meditation geschehen war. Die

Frau nicke empathisch, offensichtlich berührt von dem, was sie zu hören bekam. Nach ihrer Erfahrung, so sagte sie sanft, könne Meditation diese Form von Schmerz hervorrufen. Es sei keine Praxis für schwache Nerven. Aber sie war auch überzeugt, dass Durchhaltevermögen der Schlüssel zum Erfolg war. Wenn meine Freundin über genug Entschlusskraft verfügte, würde sich der eiserne Griff der Erinnerungen lösen. Die Frau war sich sicher – beruhend auf ihrer eigenen Erfahrung –, dass Achtsamkeit jeden Schmerz heilen konnte.

Meine Freundin und ich dankten ihr. Im Stillen jedoch hoffte ich, ich könnte ihre Überzeugung teilen.

TRAUMASENSITIVE ACHTSAMKEIT

Wenn Menschen erfahren, dass ich über Trauma und Achtsamkeit schreibe, erwarten sie oft, dass ich mich ausschließlich zu Möglichkeiten äußere, wie Achtsamkeit die Traumaheilung unterstützen kann. Tatsächlich kann sie das auch: Achtsamkeit kann das Bewusstsein für den gegenwärtigen Augenblick erhöhen, unser Selbstmitgefühl steigern und die Fähigkeit zur Selbstregulation bei Menschen, die von posttraumatischem Stress betroffen sind, verbessern.[18,19] Achtsamkeit kann aber eben auch Probleme für Menschen schaffen, die mit traumatischem Stress zu kämpfen haben.[20] Wenn wir jemanden, der ein Trauma erlitten hat, auffordern, seiner inneren Welt genaue und ausdauernde Aufmerksamkeit zu schenken, fordern wir ihn zum Kontakt mit traumatischen Stimuli auf – Gedanken, Bilder, Erinnerungen und physische Sinneseindrücke, die mit dem traumatischen Ereignis in Verbindung stehen. Dies kann, wie meine Freundin erfahren musste, Symptome von traumatischem Stress verstärken und intensivieren und in manchen Fällen sogar zu einer Retraumatisierung führen – einem Rückfall in einen zutiefst traumatisierten Zustand.

Dies wirft entscheidende Fragen für diejenigen von uns auf, die Achtsamkeitsübungen anleiten. Welche Verantwortung tragen wir Menschen gegenüber, die Trauma erleben? Ist ein gewisses Maß an Schmerz beim

Üben von Achtsamkeit zu erwarten? Wie können wir wissen, ob ein Traumaüberlebender meditieren sollte oder eher nicht? Und wie können wir unsere eigenen Grenzen beim Verstehen der Traumata anderer Menschen zu einem Mittel machen, um diese Menschen bestmöglich zu unterstützen? Zusammengefasst: Wie können wir Achtsamkeitsübungen auf eine traumasensitive Art anbieten?

Ob traumasensitiv oder trauma-bedacht, in der Praxis bedeutet das, dass wir über ein grundsätzliches Verständnis von Trauma im Kontext unserer Arbeit verfügen müssen. Zum Beispiel kann ein traumabewusster Arzt Patienten um Erlaubnis bitten, bevor er sie berührt. Oder ein trauma-kundiger Schulpsychologe könnte einen Schüler fragen, ob er die Tür während der Sitzung lieber offen oder geschlossen halten möchte und sich nach einer angenehmen Sitzentfernung erkundigen. Mit trauma-kundiger Achtsamkeit wenden wir dieses Konzept in der Achtsamkeitsanleitung an. Wir verpflichten uns, Trauma zu erkennen, angemessen darauf zu reagieren und vorbeugende Schritte zu unternehmen, damit sich Menschen, die sich von uns anleiten lassen, nicht selbst retraumatisieren.[21]

Der Bedarf an traumasensitiver Achtsamkeit wird klar, wenn man einen Blick auf die Statistik wirft. Währen des letzten Jahrzehnts ist die Popularität von Achtsamkeit explosionsartig angestiegen.[22] Sie wird heute an einer Vielzahl nicht-religiöser Orte angeboten, etwa an Grund- und weiterführenden Schulen, in Unternehmen und Krankenhäusern[23]. Eine Vielzahl an Workshops, Retreats, Konferenzen, Seminaren und Instituten bieten Achtsamkeitsübungen an. Bücher und Artikel zu diesem Thema haben den Markt geradezu überschwemmt[24]. Gleichzeitig ist Trauma sehr weitverbreitet. Die Mehrheit von uns – wie ich in Kürze detaillierter beschreiben werde – wird im Verlauf unseres Lebens mindestens einer Art von traumatischem Erlebnis ausgesetzt sein, und einige von uns werden in der Folge beeinträchtigende Symptome entwickeln. Wenn wir Ziel systemischer Unterdrückung sind[25] – wie etwa jemand, der arm ist, der Arbeiterschicht entstammt, behindert, eine „Person of color“, Transgender oder eine Frau ist –, sind wir einer weitaus größeren Wahrscheinlichkeit ausgesetzt, im Laufe unseres Lebens zwischenmenschliches Trauma zu erfahren und jeden Tag unter traumatisierenden Umständen leben zu müssen.[26]

Dies bedeutet, dass, wo auch immer Achtsamkeit praktiziert wird, die Wahrscheinlichkeit hoch ist, dass jemand der Anwesenden mit traumatischem Stress zu kämpfen hat. Vom Schüler, der Zeuge häuslicher Gewalt wurde, bis zum älteren Menschen, der kürzlich seinen Partner durch einen Sturz verloren hat, Trauma wird oft präsent sein. Und obwohl nicht jeder, der ein Trauma erfahren hat, notwendigerweise negativ auf Achtsamkeit reagieren wird, müssen wir auf diese Eventualität vorbereitet sein.

Ich werde in jedem Kapitel ein Beispiel präsentieren, um das Konzept, das ich vorstelle, zu verdeutlichen. Jeder dieser Fälle wird sich aus Erfahrungen mit verschiedenen Menschen, mit denen ich gearbeitet habe, zusammensetzen, wobei jedoch alle identifizierenden Merkmale geändert wurden. Dies vorausgeschickt, lassen Sie mich RJ vorstellen – ein Schüler, der sich an der Schnittstelle von Meditation und traumatischem Stress wiederfand.

RJ: IN STILLE LEIDEN

RJs Magen verkrampfte sich, als der Achtsamkeitslehrer den Klassenraum betrat. Es war Dienstagnachmittag, und er hatte vergessen, dass dies die Unterrichtstunde war, in der die Meditationsübungen stattfanden. Ihm brach der Schweiß aus, und er sah sich im Klassenraum um, nur um seine Klassenkameraden entspannt und gut gelaunt vorzufinden – ein Anblick, der seine eigene Not noch verstärkte. Plötzlich fühlte er sich, als müsste er sich übergeben.

Seit drei Wochen lernte RJ an seiner Schule Achtsamkeitsmeditation. Ursprünglich war er der Idee gegenüber sehr offen gewesen – dankbar für die willkommene Ablenkung vom regulären Unterricht. Allerdings empfand er die Praxis schnell als quälend. Während der Meditationsübungen überlagerte sich die Stimme seines Lehrers mit dem Geräusch seines Herzschlags. Er konnte sich nicht auf seinen Atem konzentrieren und bemerkte, dass er jede Meditation extrem aufgewühlt verließ und dieser Zustand für den Rest des Tages anhielt. Nachdem er um Erlaubnis gefragt hatte, der Stunde an diesem Nachmittag fernzubleiben, lief RJ zügig zu den Toiletten, schloss sich in einer der Kabinen ein und nahm sein Telefon heraus. Er hielt es nicht aus, von Menschen umgeben zu sein und musste flüchten, um sich beruhigen zu können.

Vor vier Monaten hatte RJ seine ältere Schwester Michelle durch einen Autounfall verloren. Sie war beim Joggen in der Nachbarschaft von einem Autofahrer erfasst worden, der übersehen hatte, dass sie bereits in die Kreuzung gelaufen war. RJ war nach dem Fußballtraining nach Hause gekommen, um seine Eltern, beide im Schockzustand, mit einem Polizisten am Tisch sitzend vorzufinden. Er erfuhr, dass Michelle seine neuen Kopfhörer getragen hatte – diese waren vermutlich der Grund dafür gewesen, dass sie das nahende Auto nicht gehört hatte. Er litt sehr darunter, sich für den Tod seiner Schwester verantwortlich zu fühlen, und für den Rest der Woche war ihm, als befände er sich im freien Fall.

Die folgenden Monate waren grauenvoll. Seine Lehrer sahen ihn oft allein im Flur sitzen, desolat und verloren. Die Essenspakete, die ihm seine trauernde Mutter für die Mittagspause mitgab, blieben unberührt[27], RJ gab das Basketballtraining auf und begann die Schule zu schwänzen, um im nahegelegenen Park Drogen zu konsumieren. Darüber hinaus entwickelte er Albträume über den Unfall und bekam Panikattacken, sobald er Jogger in seiner Nachbarschaft sah. Emotional abwesend und taub, fühlte sich RJ gefangen in einem Vakuum zwischen seinem jetzigen Leben und dem Tag, an dem er seine Schwester verloren hatte.

Stille fiel RJ am schwersten. Nachts lag er wach in seinem Zimmer und wartete darauf, seine nach Hause kommende Schwester zu hören. Er erinnerte sich an die Art, wie sie ihren Schlüssel auf den Tisch gelegt hatte und dann leise zum Kühlschrank geschlichen war. In der Hoffnung, dass der Unfall nur ein Albtraum gewesen war, wartete er auf das Geräusch ihrer Schritte vor der Tür seines Zimmers. Aber sie kam nie mehr zurück.

Dies machte RJ die Achtsamkeitsmeditation unmöglich. Sobald er seine Augen schloss, fühlte er sich von der Stille und Dunkelheit überwältigt. Er versuchte seine Aufmerksamkeit auf seinen Atem zu konzentrieren, aber alles, was er sehen konnte, war das Gesichts seiner Schwester. Manchmal sah er die Straßenecke, an der sie gestorben war. Insgesamt rief die Meditationspraxis bei ihm ähnliche Symptome hervor, wie sie meine Freundin an jenem Abend im Meditationsraum erfahren hatte – ein Gefühl der Angst und des Erstickens, gepaart mit extremer Anspannung. An jenem Nachmittag waren für RJ das Verlassen des Klassenzimmers und das Einschließen in der Toilette die einzige Möglichkeit, mit der Situation umzugehen.

STRESS UND TRAUMA

Was passierte da mit RJ? Abgesehen von der verständlichen Trauer über den Verlust seiner Schwester, was war es, das diese spezifischen Symptome verursachte?

Ohne sich darüber klar zu sein, erfuhr RJ traumatischen Stress. Seine Isolation, der Appetitverlust, die erhöhte Anspannung, sein Leichtsinn und die Albträume waren alle Traumasymptome. Dasselbe galt für die Bilder seiner Schwester, die sich ihm während der Meditation aufdrängten. Trauma kann eine qualvolle, niederschmetternde Erfahrung sein, die uns verängstigt und hilflos sein lässt und uns von jeglicher Form von Leichtigkeit und Freude entfremdet – und RJ steckte mittendrin in dieser Qual.

Um traumatischen Stress besser zu verstehen, sollten wir damit beginnen, ihn zu definieren. Unsere zeitgenössische Definition dieses Begriffs stammt von Hans Selye, einem österreichisch-ungarischen Endokrinologen. Selye charakterisierte Stress als die unspezifische körperliche Antwort auf jedweden Veränderungsbedarf.[28] Er erkannte, dass Stress an sich weder gut noch schlecht ist – er ist lediglich etwas, das einen Einsatz unsererseits verlangt. Unser Nervensystem unterscheidet nicht zwischen „positivem" und „negativem" Stress. Fahrradfahren, Autofahren oder sexuelle Aktivität sind allesamt Stressoren. Sogar gute Neuigkeiten – wie zum Beispiel die Nachricht einer erhofften Schwangerschaft oder einer Beförderung am Arbeitsplatz –, sind eine Form von Stress. Meist verbinden wir „Stress" jedoch mit Belastung und Problemen. Endlose Arbeitstage, finanzielle Schwierigkeiten, zwischenmenschliche Konflikte oder abwertende Kommentare sind allesamt Beispiele für negativen Stress. Es gibt eine ganze Industrie, die sich mit Stressreduktion befasst, und Achtsamkeit spielt darin eine tragende Rolle.

Obwohl negativer Stress sich stark auf unsere Lebensqualität auswirken kann, ist er von *traumatischem Stress* – der intensivsten Form von Stress, die wir erleben können – klar abgegrenzt. Traumatischer Stress resultiert aus dem Erleben eines einzelnen oder einer Reihe traumatischer Ereignisse. Viele Menschen haben multiple Traumaerfahrungen, zum Beispiel, wenn bestimmte Erlebnisse sich ständig wiederholen und, oft kollektiv, geleugnet werden. Dies kann sexuelle und häusliche Gewalt sein, „Date Rape" oder die Art sexuellen Übergriffs, wie ich sie eingangs dieses Kapitels beschrieben habe. Darüber hinaus wird jedes Mal, wenn ein erneutes Hassverbrechen oder ein durch die Polizei verursachter Mord geschieht, durch diese fortwährende Unterdrückung traumatischer Stress erzeugt. Traumatischer Stress bezieht sich nicht immer nur auf einen einzelnen, isolierten Vorfall.

In der aktuellen fünften Ausgabe des Diagnostic and Statistical Manual of Mental Disorders (5. Auflage, DSM-5; American Psychiatric Association, 2013) wird ein traumatisches Erlebnis definiert als die tatsächliche oder gefürchtete Erfahrung, Tod, schwerer Verletzung oder sexuellem Missbrauch ausgesetzt zu sein. Diese Exposition kann aus dem persönlichen Erleben oder Miterleben eines traumatischen Ereignisses resultieren oder auch daraus, dass ein Familienmitglied oder ein enger Freund einem solchen Vorfall ausgesetzt war. Sie kann auch dadurch entstehen, dass man Einzelheiten dieses traumatischen Vorfalls wiederholt oder in extremer Weise ausgesetzt ist. Manchmal geschieht das im Kontext der eigenen Arbeit – wie zum Beispiel bei Ersthelfern oder medizinischem Notfallpersonal oder jedem, der sich näher mit Trauma beschäftigt.

DAS SPEKTRUM VON TRAUMA

Ein einzelnes traumatisches Erlebnis wird keine Langzeitfolgen verursachen. Es trifft uns, aber wir sind in der Lage, die Erfahrung umzuwandeln – also unsere Gedanken, Erinnerungen und Emotionen zu verarbeiten, ohne von ihnen übermannt zu werden oder in ihnen steckenzubleiben. Manchmal entwickeln wir jedoch Symptome, die über das traumatische Ereignis hinaus reichen. Dies können wiederholte Flashbacks, quälende körperliche Empfindungen oder starke Stimmungsschwankungen sein, die völlig unvermittelt auftreten. Irgendeines unserer inneren Warnsysteme schaltet nicht ab, und wenn eine traumatische Erfahrung durchkommt, richtet sie in unserem Körper und Geist Verwüstungen an.

Dies bezeichnet man als *posttraumatischen Stress* – eine Erfahrung, bei der traumatische Symptome über das traumatische Ereignis hinaus erlebt werden. Da wir nicht in der Lage sind, das Erlebte zu integrieren, verfolgt uns der Eindruck des Traumas bis in die Gegenwart und spielt sich dort wieder und wieder für uns ab. Posttraumatischer Stress stellt daher das Konzept, dass Zeit alle Wunden heilen kann, fundamental in Frage.

Manchmal spiegelt posttraumatischer Stress aber auch ganz direkt externe traumatische Lebensumstände. Menschen, die Unterdrückung erfahren, leben oft nicht in Sicherheit, und ihre Angst ist wohlbegründet. So haben sie oft keine Chance, mit dem Trauma abzuschließen – wie zum Beispiel bei Trauma, das aus rassistischer Gewalt resultiert oder wenn man unter einer Militärbesatzung leben muss. Und in wieder anderen Umständen waren wir einem einzelnen traumatischen Ereignis ausgesetzt und registrieren nicht, dass es vorbei ist. Symptome wie Albträume, Dissoziation und Entfremdung prägen unser Leben. Wie Brock Turners Opfer bei der Gerichtsverhandlung rekapitulierte: „Ich kann nachts nicht alleine schlafen, ohne ein Licht anzuhaben, wie eine Fünfjährige, weil ich Albträume habe … Drei Monate lang bin ich erst um sechs Uhr morgens ins Bett gegangen."

Die Symptome von posttraumatischem Stress treten oft nicht unmittelbar zutage und sind dann entsprechend schwierig zu identifizieren oder zu artikulieren. In RJs Klassenzimmer wusste der Achtsamkeitslehrer nicht, dass RJ seine Schwester verloren hatte und was für eine Herausforderung die Meditation für ihn bedeutete. Wie viele andere Betroffene quälte RJ sich allein mit seinen Symptomen. Das Resultat ist, dass viele Traumaüberlebende bei der Bewältigung ihres Alltags zu Anstrengungen gezwungen sind, die Außenstehende gar nicht erkennen. Sie leiden kaum vorstellbare Qualen, ohne dass andere etwas davon mitbekommen. In Kapitel 5 werde ich Ihnen eine Liste zur Verfügung stellen, die dazu dient, potenzielle Anzeichen traumatischer Symptome im Kontext der Meditation zu erkennen. Im Moment möchte ich jedoch die weitreichenden Belastungen in den Vordergrund stellen, die posttraumatischer Stress den Betroffenen, ihren Familien und oft auch größeren Gemeinschaften auferlegt. Die DSM-5-Definition erinnert uns daran, dass posttraumatischer Stress auch von Menschen erlebt werden kann, die „nur" Zeuge eines traumatischen Ereignisses geworden sind. Ein Jahr nach Freddie Grays tödlich endender Verhaftung durch die Polizei von Baltimore wurde Kevin Moore, ein Passant, der den Vorfall gefilmt hatte, von einem Journalisten interviewt. „Jede Nacht höre ich die Schreie", erzählt Moore, und er gibt die letzten Worte Grays wieder: „‚Ich kann nicht atmen, ich brauche Hilfe, ich muss medizinisch versorgt werden', das ist der Scheiß, der sich wieder und wieder in meinem Kopf abspielt."[29] Wenn wir erfahren, dass ein traumatisches Erlebnis einer uns nahestehenden Person widerfahren ist, kann es geschehen, dass solche Traumasymptome ihre zerstörerische Wirkung über die eigentlich betroffene Person hinaus entfalten.

Wie die afro-amerikanische Psychologin Monica Williams (2015) über Trauma aufgrund von Rassismus schrieb: „Wir werden fortwährend daran erinnert, dass ethnisch bedingte Gefahren immer und überall auf jeden von uns lauern können. Es kann sein, dass wir Berichte in den Abendnachrichten sehen, in denen unbewaffnete Afro-Amerikaner in den Straßen, in Verwahrungszellen oder sogar in der Kirche getötet werden. … Über Jahrhunderte hinweg hat die Gemeinschaft der Schwarzen ein kulturelles Wissen über diese Art schrecklicher Vorkommnisse entwickelt, was uns wiederum für Traumatisierungen prädestiniert, wenn wir von einer erneuten Gewalttat dieser Art hören."

In manchen Fällen entwickelt sich posttraumatischer Stress in eine PTBS weiter, eine Diagnose, die sich auf eine bestimmte Ansammlung von Symptomen bezieht und mindestens einen Monat über den Zeitpunkt des traumatischen Erlebnisses hinaus anhält.[30] Dies beinhaltet fortlaufendes Wiedererleben des traumatischen Vorfalls (oder der Vorfälle), das Meiden von Triggern, die Erinnerungen hervorrufen können, das Erleben negativer Zustände und Stimmungen (zum Beispiel Anspannung und Reizbarkeit), Probleme mit Erregungszuständen (Hypervigilanz, Konzentrations- und Schlafprobleme). Studien schätzen, dass ca. acht bis 20 Prozent der Traumaüberlebenden PTBS entwickeln[31], obwohl Menschen an PTBS-Symptomen leiden können, ohne die Kriterien für PTBS zu erfüllen. „PTBS ist eine gesamtkörperliche Tragödie", schrieb die Sozialarbeiterin Susan Pease Banitt, „ein einschneidendes menschliches Ereignis größten Ausmaßes mit schwerwiegenden Auswirkungen". (2012, S. xix)

Beim Entwickeln traumasensitiver Achtsamkeit ist es daher nützlich, sich der Abstufungen innerhalb des Traumaspektrums bewusst zu sein – von Stress über traumatischen und posttraumatischen Stress bis hin zu PTBS. Aber für die meisten von uns wird die Aufgabe nicht darin bestehen, Diagnosen zu stellen. Stattdessen wird sie sich primär in den vier Bereichen bewegen, die ich in der Einleitung beschrieben habe: Die allgegenwärtigen Auswirkungen von Trauma *wahrnehmen*. Die Symptome *erkennen*. Angemessen auf diese Symptome *reagieren*. All dies in der Absicht, *Retraumatisierung* zu verhindern. Unser Augenmerk liegt nicht darauf, ob die Erfahrungen einer Person mit der DSM-5-Definition übereinstimmt. Traumasensitive Achtsamkeit befasst sich in dieser Hinsicht viel eher mit den übergreifenden seelischen Auswirkungen traumatischer Vorkommnisse, die PTBS beinhalten, sich aber nicht darauf beschränken.[32]

DAS KONZEPT DER INTEGRATION

Vielleicht fragen Sie sich: Wie ist es mit anderen Formen von intensivem Stress? Wie sieht es etwa mit emotionalem Missbrauch oder Hate Speech aus? Werden sie als traumatisch betrachtet?[33]

Diese Fragen bringen uns zur *Integration*, einem zentralen Konzept für das Verständnis von Trauma. Während die meisten von uns eine natürliche Neugier darauf verspüren werden, was ein traumatisches Erlebnis eigentlich beinhaltet, können wir Trauma präziser definieren, wenn man sich die individuelle Reaktion genauer ansieht – genauer gesagt, ob der/die Betroffene die Erfahrung integrieren konnte oder nicht. Wie Pat Ogden in ihrem Buch *Sensorimotor Psychotherapy: Interventions for Trauma and Attachment* schreibt: „Trauma bezieht sich auf jede gefährliche, überfordernde Erfahrung, die wir nicht integrieren können. … Nach einer solchen Erfahrung finden wir uns oft mit einem verminderten Sicherheitsgefühl im Umgang mit anderen und in der Welt wieder und dem Gefühl, in unserer eigenen Haut nicht sicher zu sein." (2015, S. 66)

Ein Eintopf ist ein einfaches Beispiel für Integration. Wenn wir eine Reihe verschiedener Zutaten zurechtschneiden – Gemüse, Huhn, Kräuter –, und diese zur Brühe hinzugeben, verbinden sie sich zu einem harmonischen Ganzen. Eine technischere Definition bietet Daniel Siegel, Professor für Psychiatrie an der University of California in Los Angeles (UCLA), der über die Neurologie von Achtsamkeit und Trauma geschrieben hat. Siegel beschreibt Integration als „die differenzierten Elemente eines Systems". (2011, S. 64)[34] Um die Eintopf-Metapher wieder aufzugreifen: die differenzierten Elemente sind die verschiedenen Zutaten, die in dem größeren System verbunden werden – in diesem Fall dem Eintopf.

Integration geschieht in einer Vielzahl von Systemen. In unserem Körper passiert sie, wenn unsere linke und rechte Gehirnhälfte kommunizieren oder Parallelen zwischen Gedanken und körperlichen Sinneswahrnehmungen gezogen werden.

In Beziehungen geschieht Integration, wenn wir an einem Gespräch teilnehmen und dabei mit uns selbst verbunden bleiben, während wir uns auf unser Gegenüber einstellen. In einem größeren System, wie zum

Beispiel dem Gesundheitssystem, werden die medizinischen Fähigkeiten der darin Tätigen und eine Vielzahl verschiedenster Technologien integriert, um dem Patienten die bestmögliche Versorgung zu bieten. Integration erfolgt in großen und in kleinen Systemen.

Posttraumatischer Stress jedoch schafft *Des*integration. Gedanken, Erinnerungen und Emotionen werden von unseren Erlebnissen abgetrennt oder fluten kontinuierlich unser Bewusstseinsfeld. Es kann passieren, dass wir uns außer Balance oder unfähig fühlen, unseren Sinnen zu vertrauen. Unser Körper reagiert mit Alarmbereitschaft, obwohl die Menschen in unserer Nähe uns zu beruhigen versuchen. Die Verbindung von Geist und Körper ist beeinträchtigt – manchmal sogar durchtrennt.

Erinnern wir uns zum Beispiel an RJ. Er war nicht in der Lage, das Trauma über den Verlust seiner Schwester zu integrieren. Seine Gedanken und Emotionen wurden unberechenbar und chaotisch, was ihn von sich selbst und anderen entfernte. Jederzeit und ohne Vorwarnung konnten Bilder von Michelle in sein Bewusstsein vordringen. Brock Turners Opfer beschrieb ebenfalls die desintegrierende Wirkung des Traumas: „Ich versuchte [den Übergriff] aus meinem Kopf zu verdrängen", sagte sie bei der Gerichtsverhandlung, „aber er wog so schwer, dass ich nicht sprach, nicht aß, nicht schlief, dass ich niemanden aushalten konnte … ich isolierte mich von den Menschen, die ich am meisten liebe." Und wie sie, an Turner gewandt, weiter berichtete: „Ich verschloss mich, war wütend, wertete mich selbst ab, war müde, reizbar, leer. … Du hast mir ein Ticket zu einem Planeten verpasst, auf dem ich alleine leben musste."

Integration ist ein starkes Rahmenwerk innerhalb traumasensitiver Praxis. Statt zu ermitteln, ob ein Schüler oder Klient unter PTBS leidet, können wir uns fragen: Hadert diese Person mit einer traumatischen Erfahrung, die sie nicht integrieren konnte? Wichtiger noch ist die Frage: Hilft Achtsamkeit dabei, das Leid zu vermindern oder verschlimmert sie es? Integration macht deutlich, dass es eine klare Grenze gibt zwischen Erlebnissen, die wir verarbeiten können, und solchen, die uns dies unmöglich machen.[35]

Integration öffnet uns die Tür zu Erlebnissen, die außerhalb der DSM-5-Definition von Trauma liegen. Dies trifft besonders auf Unterdrückung zu. Wenn man Rassismus, Homophobie oder Armut ausgesetzt ist, zeigt man möglicherweise keine Symptome von posttraumatischem Stress, die den Kriterien einer PTBS-Diagnose entsprechen; nichtsdestotrotz können all diese Erfahrungen traumatische Auswirkungen haben.

Monica Williams hat als Teil ihrer Forschung an der University of Connecticut herausgefunden, dass sogenannte *Mikroaggressionen* – subtile und weitverbreitete diskriminierende Handlungen – sich bei den Betroffenen anstauen und in traumatischen Symptomen resultieren können.[36] Obwohl Trauma oft mit Krieg und sexueller Gewalt assoziiert wird, ist nicht zu leugnen, dass Unterdrückung eine große Relevanz in Bezug auf traumatischen Stress besitzt.

Ich werde mich dem Konzept der Integration am Ende des Kapitels noch einmal widmen, aber bevor wir weiter voranschreiten, möchte ich mich einigen Statistiken zuwenden. Wie oft geschieht Trauma? Und wem widerfährt es? Um trauma-kundig zu sein, sollte man Antworten auf diese Fragen haben.

DIE VERBREITUNG VON TRAUMA

Vor einigen Jahren nahm ich an „Step in/Step out" teil, einer Anti-Unterdrückungsübung, die geschaffen wurde, um einem die Augen für die Allgegenwart von Trauma und Unterdrückung zu öffnen. Man stand mit 30 Teilnehmern in einem Kreis, während ein Moderator eine Liste mit bestimmten Arten von Leid vorlas. Falls eine Äußerung auf uns zutraf und wir uns gut damit fühlten, diese anderen mitzuteilen, traten wir einen Schritt in den Kreis hinein. Wenn sie nicht auf uns zutraf, blieben wir stehen und ließen die anderen, die in den Kreis hineingetreten waren, nach einigen Momenten der Stille wieder heraustreten.

Ich kann mich an den Klang der Zikaden erinnern, der durch das offene Fenster zu uns drang, während wir im Kreis standen. „Tritt in den Kreis, wenn du Zeuge von Gewalt geworden bist", begann unser

Moderator. Eine überraschende Mehrheit von uns trat einen Schritt nach vorne. Jeder pausierte in der Mitte, hielt inne, um sich die Gesichter der anderen einzuprägen und trat wieder heraus. „Tritt ein", fuhr der Moderator fort, „wenn du oder eines deiner Familienmitglieder emotional oder physisch misshandelt worden ist, … wenn du oder jemand, den du kennst, Inzest erlebt hat." Mit jeder Frage schoben sich unsere Füße in den Kreis und wieder heraus. Wir wurden gebeten, zu fühlen – nicht nur mit dem Verstand wahrzunehmen –, was uns unsere Antworten gegenseitig offenbarten.

Am Ende der Übung hing eine schwere Stille in der Luft. Bis auf einen kannten wir alle jemanden, der vergewaltigt worden war. Fast zwei Drittel von uns kannten jemanden, der Suizid begangen hatte. Die Gesichter im Kreis offenbarten eine Mischung aus Schock, Wut, Traurigkeit und Scham. Wir hatten keine Details preisgegeben, aber wir hatten Erfahrungen geteilt, die viele von uns versteckt und außer Sicht gehalten hatten. Ich hatte bis dahin gedacht, ich sei jemand, der mit Trauma vertraut war, aber die Übung verunsicherte mich. Einige der Teilnehmer kannte ich seit Jahren und hatte dennoch offensichtlich keine Vorstellung davon gehabt, was sie durchgemacht hatten oder wovon sie Zeuge geworden waren. Für den Rest des Tages sah ich diese Menschen in einem anderen Licht. Ich hatte vergessen, dass Trauma oftmals unter der Oberfläche unseres Lebens angesiedelt ist.

Der Psychiater Mark Epstein sprach darüber, indem er Trauma als „einen unauslöschlichen Aspekt des Lebens" (2013, S. 3) beschrieb. Ein Blick auf die Statistiken unterstreicht diese Aussage: Geschätzte 90 Prozent der Weltbevölkerung werden im Verlauf ihres Lebens einem traumatischen Ereignis ausgesetzt sein.[37] In den Vereinigten Staaten wird eines von vier Kindern körperliche Misshandlung erleben, und eines von fünf wird sexuell belästigt werden.[38] Bessel van der Kolk (2014, deutsch 2015), einer der führenden Experten im Bereich der Traumaforschung, argumentiert, dass die aus einem Trauma resultierenden Auswirkungen eines der für die Allgemeinheit größten Gesundheitsrisiken unserer Zeit darstellt. Epstein behauptet, dass Trauma die Grundlage der Psychologie ist.

Trauma kann uns schonungslos vor Augen führen, wie verletzlich wir sind. Verkehrsunfälle, Stürze und Ertrinken machen 45 Prozent der tödlichen Verletzungen aus, wobei Verkehrsunfälle jedes Jahr die weltweit häufigste Todesursache in der Altersgruppe der 15- bis 29-Jährigen sind.[39] Allein in den Vereinigten Staaten werden jährlich 40 Millionen Menschen mit ernsthaften Verletzungen in die Notaufnahme eingeliefert, von denen wiederum zwei Millionen auf der Intensivstation landen.[40] Ob Erdbeben oder alltägliche Unfälle, wir sind in vielerlei Hinsicht empfänglich für Trauma – besonders dann, wenn unsere materiellen Lebensumstände prekär sind.

Zwischenmenschliche Gewalt ist eine weitere wesentliche Ursache für Trauma. Zehn Millionen Amerikaner werden jährlich von einem Intimpartner physisch misshandelt[41], und alle zwei Minuten findet in den USA ein sexueller Übergriff statt[42]. An einem normalen Tag gehen bei den nationalen Telefonberatungsstellen für häusliche Gewalt über 20 000 Anrufe ein[43], und die Opfer häuslicher Gewalt verlieren insgesamt über acht Millionen bezahlte Arbeitstage pro Jahr[44]. Während sich die Medien, wenn sie von Trauma sprechen, vor allem auf vom Krieg heimkehrende Soldaten konzentrieren, ist es für eine trauma-bedachte Praxis unabdingbar, sich das Ausmaß des trauma-bedingten Leides in der Gesamtbevölkerung bewusst zu machen.[45]

WER ERLEBT TRAUMA?

Lassen Sie uns für einen Moment zu Freddie Gray zurückkehren, dem jungen Afro-Amerikaner, dessen Genick im Polizeigewahrsam der Polizei von Baltimore gebrochen wurde. In den Tagen und Wochen, die Grays Tod folgten, war es unmöglich, keine Parallelen zu ähnlichen Fällen zu ziehen. In jenem Sommer tauchten monatlich, manchmal sogar wöchentlich, neue Videos auf, die einem bewusst machten, wie unverhältnismäßig hoch das Risiko war, dass Schwarze durch die amerikanische Polizei verletzt oder sogar getötet wurden. Ein Beispiel war Eric Garner, ein 43-jähriger Afro-Amerikaner, der nach einem Zwischenfall mit der New

Yorker Polizei starb. In einem Video, das mit einem Mobiltelefon von Garners Freund aufgenommen worden war, konnte man einen Zivilpolizisten sehen, der versuchte, Garner wegen des Verkaufs einzelner Zigaretten zu verhaften. „Jedes Mal, wenn ihr mich seht", hört man Garner sagen, „ versucht ihr euch mit mir anzulegen. ... Jedes Mal, wenn ihr mich seht, wollt ihr mich schikanieren."[46] Nachdem der Polizist ohne Erfolg versucht hatte, Garner Handschellen anzulegen, nahm er ihn in den Würgegriff und drückte schließlich sein Gesicht auf den Bürgersteig. „Ich bekomme keine Luft", konnte man Garner einige Male sagen hören, bevor er das Bewusstsein verlor und auf dem Weg ins Krankenhaus starb.

Vorfälle wie dieser erinnern uns daran, dass der soziale Kontext ein Schlüsselfaktor ist, wenn es darum geht, wie stark man Stress und Gewalt ausgesetzt ist.[47] Die Centers for Disease Control and Prevention berichten, dass bei schwarzen Menschen die Wahrscheinlichkeit viermal höher ist als bei weißen, bei einem Aufeinandertreffen mit Vollzugsbeamten ums Leben zu kommen.[48] Während die Erfahrung von Polizeigewalt nur ein einzelnes Bespiel für Trauma ist, reflektiert sie doch ein weiterreichendes Muster von Gewalt in der Gesellschaft, die sich gezielt gegen bestimmte Gruppen von Menschen richtet. Schenkt man Garners Worten Glauben, so war er wohl wiederholt Ziel unerwünschter und ungerechtfertigter Aufmerksamkeit durch die Polizei.[49]

Ein zentraler Teil trauma-bedachter Arbeit besteht darin, den sozialen Kontext von Trauma zu verstehen. Einerseits kann man natürlich Statistiken zitieren, aber es ist etwas völlig anderes, ein Verständnis dafür zu entwickeln, in welchem Ausmaß unterdrückende Systeme die menschliche Erfahrung von Not beeinflussen. Einige von Ihnen mögen über Wissen aus erster Hand verfügen, durch Lebenserfahrung oder Studium. Andere – und da schließe ich mich mit ein – sind von Unterdrückung eher verschont geblieben. Uns wurden unverdiente Privilegien mit auf den Weg gegeben, die verhindern, dass wir die Auswirkungen von Unterdrückung und systemischem Trauma sehen und anerkennen. Wir wurden dahingehend konditioniert, Trauma als eine individuelle Tragödie zu sehen, statt es als etwas zu betrachten, das mit den größeren, dominierenden

Systemen, die unsere Welt gestalten, eng verknüpft ist. Wir alle müssen uns über die Auswirkungen von Trauma weiterbilden, wobei diejenigen mit mehr Privilegien stärker in der Pflicht stehen.

Unsere Erfahrung von Naturkatastrophen ist ebenfalls durch unseren sozialen Kontext geprägt. Ein schmerzhaftes Bespiel war die schreckliche Überflutung von New Orleans durch den Hurrikan Katrina. Die je nach ethnischer Zugehörigkeit unterschiedliche Erfahrung der Trauma überlebenden war nicht zu leugnen: Afro-amerikanische Menschen, die vor der Flut geflüchtet waren, einige von ihnen in Rollstühlen oder mit Babys auf dem Arm, wurden von einer über ihre Köpfen feuernden Polizei wieder in die verseuchten Hochwassergebiete zurückgeschickt, um zu verhindern, dass sie sich in Gretna, einem mehrheitlich weißen Vorort, in Sicherheit bringen konnten. Sogar unsere Erfahrungen mit dem Wettergeschehen finden nicht im luftleeren Raum statt. Dies zu realisieren, hat nichts mit politischer Korrektheit zu tun. Es ist ein Weg, um Vertrauen, Sicherheit und Verantwortlichkeit über unsere verschiedenen Realitäten hinweg aufzubauen. Ohne diese Einsicht leben wir wortwörtlich in unterschiedlichen Welten und können keine Brücken zwischen unseren Realitäten schlagen.

Die Bedeutung des sozialen Kontextes wird besonders bei zwischenmenschlichem Trauma deutlich.[50] Wenn Sie in den Vereinigten Staaten eine Frau sind, ist die Wahrscheinlichkeit, dass Sie von Ihrem Intimpartner gestalkt werden, viermal höher als bei einem Mann[51], und die Wahrscheinlichkeit, dass Sie eine versuchte Vergewaltigung erleben, ist 14-mal höher[52]. Dieses Risiko erhöht sich für Frauen, die arm oder nicht-weißer Hautfarbe sind.[53] Wenn Sie ein transsexueller Mann sind, ist die Wahrscheinlichkeit, sexuelle Gewalt erleben zu müssen, zehnmal höher als bei cisgender Männern, Männern also, deren Geschlechtsidentität mit dem bei der Geburt zugewiesenen Geschlecht übereinstimmt.[54] Und wenn Sie mit einer Behinderung auf die Welt gekommen sind, liegt die Wahrscheinlichkeit, mindestens einmal Opfer sexueller Gewalt zu werden, bei 80 Prozent. 40 Prozent der Menschen mit Behinderung erleben im Laufe ihres Lebens mehr als zehn Vorfälle sexuellen Missbrauchs.[55]

Rassismus erweitert Trauma um eine weitere Dimension. Amerikanische Ureinwohner leben mit einer zweimal höheren Wahrscheinlichkeit als jede andere Gruppe, Vergewaltigung oder sexuelle Übergriffe erleben zu müssen.[56] Afro- und Hispano-Amerikaner sind nachweislich einer höheren Rate an Trauma ausgesetzt als Weiße[57], wobei Faktoren wie Rassismus zu dieser Ungleichheit beitragen.[58] Schichtzugehörigkeit und Einkommen haben ebenfalls Einfluss darauf, wie sehr wir Trauma ausgesetzt sind: In einem 2014 veröffentlichten Bericht der Weltgesundheitsorganisation wird beschrieben, dass „Menschen mit schwächerem ökonomischem Hintergrund höhere Todesraten durch lebensgefährliche und nicht-lebensgefährliche Verletzungen haben als wohlhabende Menschen".[59] Forscher haben diese Diskrepanz verschiedenen Faktoren zugeschrieben, unter anderem der Tatsache, dass Menschen mit geringen Einkommen gezwungen sind, unsichere Arbeitsverhältnisse aufzunehmen, weniger Zugang zu Notfallversorgung haben und sich in weiten Teilen der Welt die Kosten für Rehabilitation und den Verlust ihrer Einkünfte nicht leisten können.

Was ich versucht habe, hier klarzumachen, ist, dass Trauma sowohl weitverbreitet als auch politisch ist. Wir leben innerhalb sozialer und ökonomischer Strukturen, die einerseits entworfen wurden, um Respekt, Sicherheit und Perspektiven für einige Gruppen zu schaffen und gleichzeitig andere systematisch vernachlässigen. Dies ist ein „Power over"-Modell, das das Leben und die Perspektiven jedes Einzelnen von uns prägt, selbst wenn wir altruistisch gesinnt sind. Um traumasensitiv arbeiten zu können, muss jeder von uns sich innerlich und äußerlich dafür engagieren, sich dieser verschiedenen Systeme bewusst zu werden.

ZURÜCK INS KLASSENZIMMER

Lassen Sie uns zu RJ zurückkehren. Am Ende seiner Unterrichtsstunde kehrte RJ von der Toilette zurück, wo er versucht hatte, sich von seinen Flashbacks abzulenken. Als die Schüler den Klassenraum verließen, trat Marc, der Achtsamkeitslehrer, an RJ heran. Er fragte, ob RJ einige Minuten für ein Gespräch habe.

Mit dem Gefühl, dabei nichts verlieren zu können, öffnete sich RJ. Er sprach freimütig über den Tod seiner Schwester und auch über seine Erfahrungen während der Meditation. Marc war berührt, weil ihm nicht bewusst gewesen war, wie viel Schmerz RJ mit sich herumtrug. Er erzählte RJ, dass er selbst vor einigen Jahren ein Geschwister durch Krebs verloren hatte und dass ihm Achtsamkeit durch diese Phase geholfen hatte. Sie erlaubte ihm, mit seiner Trauer präsent zu sein, statt sie von sich wegzuschieben.

Nachdem er seine eigenen Erfahrungen mit RJ geteilt hatte, fragte Marc, ob RJ eine begleitete Meditation ausprobieren wolle. Er konnte nun verstehen, weshalb die Gruppenmeditation für ihn ein Trigger gewesen war und wollte RJ etwas anbieten, was ihm eine Hilfe dabei sein konnte, mit dem Schmerz umzugehen. RJ nickte, und Marc bat ihn, seine Augen zu schließen und zu berichten, was er wahrnahm. RJ sagte, er könne das Gesicht seiner Schwester sehen und dass er fühlen konnte, wie es ihm den Magen umdrehte. „Schau, ob du für diese beiden Empfindungen neugierig bleiben kannst", sagte Marc. „Versuche sie mit Wohlwollen zu untersuchen und versuche zu atmen und dich zu entspannen."

Nach einigen Minuten öffnete RJ abrupt die Augen. Er verspürte große Angst und sagte dies Marc. „Natürlich", entgegnete Marc empathisch. „Es ist gut, dass du das bemerken kannst. Schau, ob du es zulassen kannst, dass die Angst da ist, ohne sie zu werten."

RJ schloss seine Augen, aber eine Minute später öffnete er sie wieder. Wenn er der Angst Aufmerksamkeit schenkte, schien sie zu wachsen und drohte ihn zu übermannen. Es war zu viel, um es aushalten zu können.

Er sah Marc an und sank voll Scham in sich zusammen. Er konnte nicht einmal dann meditieren, wenn ihm jemand dabei half. Er fühlte sich hilflos und am Boden zerstört. „Entschuldigung", murmelte er und griff nach seiner Tasche.

Marc sprang auf, bevor RJ den Raum verlassen konnte. Er versicherte ihm, dass es mit der Zeit einfacher werden würde. Er sei da, um ihn zu unterstützen, was auch immer er brauche.

RJ hielt die Augen gesenkt und dankte Marc. Vor allem wollte er jetzt allein sein. Vor dem Klassenzimmer zog er seine Kopfhörer heraus. Obwohl es ihn schmerzte, hatte er sie behalten, um sich durch sie an seine Schwester erinnern zu können.

HÜRDEN BEI DER INTEGRATION

Erinnern wir uns: Wir können uns die Nachwirkungen von Trauma auf zweierlei Weise betrachten: Durch das Spektrum diagnostischer Beschreibungen oder durch die Linse der Integration. Lassen Sie uns für einen Moment zur Integration zurückkehren. Wieso stecken manche Menschen in traumatischen Symptomen fest, während andere in der Lage sind, das traumatische Erlebnis zu integrieren?

Dies ist die Eine-Million-Dollar-Frage, wenn es um Trauma geht. Wenn wir eine klare Antwort hätten, wären wir sehr viel erfolgreicher darin, Menschen mit PTBS bei der Heilung zu helfen.

In Kapitel 4 werde ich darauf eingehen, wie sich Trauma auf das Gehirn und den Körper auswirkt und auf welche Weise uns die Neurophysiologie zu wichtigen Erkenntnissen für die Integration verhilft. Jetzt aber möchte ich zwei Faktoren ansprechen, die für traumasensitive Achtsamkeit unmittelbar relevant sind.

Der erste ist Angst. Trauma kann dazu führen, dass uns unsere inneren Erfahrungen in Angst und Schrecken versetzen. Traumatische Erlebnisse bestehen bei den Traumaüberlebenden in Form von erstarrten Empfindungen und Emotionen fort. Verständlicherweise ängstigen sich Traumaüberlebende davor, diese Empfindungen erneut zu haben. Van der Kolk beschrieb dies folgendermaßen:

> Traumatisierte ... fühlen sich innerlich nicht sicher – ihr eigener Körper ist für sie zur Zeitbombe geworden. Für sie ist es nicht in Ordnung, sich so zu fühlen, wie sie sich fühlen, und zu wissen, was sie wissen, weil ihr Körper für sie zum Hort von Schrecken und

> Entsetzen geworden ist. Der zunächst äußere Feind hat sich in einen inneren Schrecken verwandelt. (Emerson & Hopper, 2012, S. 19)

Dies ist eine der eindringlichsten und tiefgreifendsten Belastungen von Trauma: gezwungen zu sein, fortwährend diese quälenden – oftmals verängstigenden – Empfindungen, die in einem weiterleben, aushalten zu müssen.

Stellen Sie sich also vor, was es daher für einen Traumaüberlebenden bedeutet, wenn man ihn bittet, seinen inneren Erfahrungen achtsame Aufmerksamkeit zu schenken. Sehr wahrscheinlich wird er sich mit nicht integrierten Überresten des Traumas konfrontiert sehen: Gefühle des Schreckens, der Hilflosigkeit und verstörende Erinnerungen und Bilder. Dies ist nicht automatisch eine schädigende Erfahrung, aber es kann ihn schnell überfordern. Traumaüberlebende haben aus gutem Grund Angst vor ihren inneren Erfahrungen. Selbst mit den besten Absichten können wir Achtsamkeitspraktiker nicht sicherstellen, dass Menschen sich erfolgreich durch ihr inneres Minenfeld hindurch navigieren.

Nehmen wir Marc, RJs Achtsamkeitslehrer. Achtsamkeit hatte ihm dabei geholfen, über den Krebstod seines Geschwisters hinwegzukommen, und es ist nachvollziehbar, dass er seine Verlusterfahrung auf RJs übertrug. RJ jedoch erlebte posttraumatischen Stress. Die Flashbacks, die Übelkeit und das Bedürfnis zu fliehen waren Anhaltspunkte dafür. Als ein Achtsamkeitslehrer, dem ein tieferes Verständnis von Trauma fehlte, war Marc nicht in der Lage, diese Symptome richtig zu erkennen oder ihnen effektiv zu begegnen. RJ hatte Angst vor dem, was da in ihm lebte und brauchte mehr, als Marc ihm bieten konnte. Einfach nur achtsam zu sein – sowohl seiner Angst als auch seinen Flashbacks gegenüber – intensivierte nur RJs Leid.

Eine zweite Hürde bei der Integration ist Scham. Verbunden mit Demütigung, Demoralisierung und Reue, ist Scham eine komplexe und lähmende Emotion, die häufig mit traumatischem Stress einhergeht. Ein Mensch, der sexuell missbraucht wurde, wirft sich möglicherweise vor, sich nicht genug gewehrt zu haben – obwohl er vielleicht weiß, dass dies die Sache noch schlimmer gemacht hätte. Ein Soldat, der beim Schusswechsel im Kampf erstarrt, wird von den anderen abschätzig behandelt und mag das Gefühl haben, voller Fehler zu sein. Jemand, der unter Diskriminierung zu leiden hat, kann diese Form der Unterdrückung internalisieren und anfangen, sich mangelhaft und wertlos zu fühlen. Scham ist eine starke und lähmende Kraft.

RJ empfand Scham in zweierlei Form. Erstens machte er sich selbst für den Tod seiner Schwester verantwortlich. Ständig hatte er „Was, wenn ...“-Gedanken über Michelles Unfall und konnte sich selbst nicht vergeben, ihr seine Kopfhörer geliehen zu haben. Die Verantwortungslosigkeit, die er sich selbst zuschrieb, verursachte Schuldgefühle und ekelte ihn an. Ebenso schämte RJ sich für seine Meditationspraxis; er empfand es als demütigend, dass er Marcs einfache Anleitung nicht befolgen konnte. Nichts in seinem Leben funktionierte, und er fühlte sich schwach und hoffnungslos. All diese Gefühle waren Hindernisse auf dem Weg zur Integration.

In Anbetracht seiner Schamgefühle benötigte RJ mehr als eine angeleitete Meditation. Er brauchte Bindung. Wie ich in Kapitel 8 ausführen werde, erholen und entfalten sich Traumaüberlebende häufig durch die Verbindung mit anderen. Obwohl Bindung kein Allheilmittel ist, kann sie – unter den richtigen Umständen – dabei helfen, Sicherheit und Vertrauen wieder aufzubauen. In dem abgesteckten Raum einer sicheren Beziehung können wir angemessen mit Scham und Vergebung arbeiten. Marcs Empathie war in gewisser Weise konstruktiv, aber Traumaüberlebende brauchen jemanden, der ihnen eine enge und beständige Führung geben kann – jemanden, der darin geschult ist, Trauma zu erfassen. Traumaüberlebenden dabei zu helfen, achtsam mit ihrer Scham umzugehen, reicht oftmals nicht aus.

Es ist wichtig für traumasensitive Praktiker, die Angst und Scham, die Traumaüberlebende empfinden, zu respektieren. Auch wenn es verlockend sein kann, ein Trauma schlicht für eine intensive negative Emotion zu halten, ist es tatsächlich eine Form von Stress, die die Betroffenen außer Gefecht setzt. Es umfasst Überlebensreaktionen, die mit den tiefsten

Aspekten unserer Psycho-Biologie korrespondieren. Ein leichtfertiger Umgang mit Trauma kann das Gefühl von Sicherheit und Stabilität gefährden. Daher ist es unsere Aufgabe, so gut wie möglich zu verstehen, welche Rolle Achtsamkeit dabei spielt. Dies öffnet uns die Tür, um Traumata erkennen, effektiv darauf zu reagieren und eine Retraumatisierung zu vermeiden – mit anderen Worten, Achtsamkeit auf eine traumasensitive Art anzubieten.

KAPITEL 2

Sich in der Gegenwart verankern: Achtsamkeit und traumatischer Stress

Meditationspraxis ist keine passive, luxuriöse Nabelschau für Menschen, die der Härte unserer komplexen Welt entfliehen möchten. Bei Achtsamkeit und Meditation geht es darum, uns tiefgreifend zu verändern, um selbst die Veränderung zu sein, die diese Welt braucht.

Larry Yang

Tara und Nick kamen seit fünf Wochen zu mir, und die Therapie machte gute Fortschritte. Tara, eine introvertierte Anwältin, lernte, ihre Anliegen direkt zu formulieren. Nick, ein extrovertierter Vater und Hausmann, arbeitete daran, besser mit seiner Wut umzugehen. Wie ich es zuvor schon bei anderen Paaren gesehen hatte, hatte auch bei diesem Paar die Geburt des Sohnes Connor vor vier Jahren erheblichen Druck in die Beziehung gebracht. Sie stritten häufiger, sahen mehr fern und hatten in letzter Zeit keinen Sex mehr. Während der Sitzungen waren sie in der Lage, ihre Probleme mit Entgegenkommen zu besprechen – manchmal sogar mit Humor. Aber heute hing etwas spürbar Anderes in der Luft.

„Möchtest du anfangen?“, fragte Tara Nick. Es war mehr ein Statement als eine Frage. Nick signalisierte Zustimmung, während er in sein Wasserglas starrte. Am Vorabend, begann er, war die gesamte Familie emotional recht ausgelaugt gewesen. Tara war durch die Menge an Fällen in der Kanzlei überlastet, Connor hatte den ganzen Tag Wutanfälle gehabt, und seit Wochen hatten sie sich gegenseitig mit Erkältungen angesteckt. Beim Abendessen wollte Connor nicht stillsitzen und verweigerte sein Essen. Nick verlor die Geduld, griff nach Connors Gabel und hielt sie ihm streng vor das Gesicht. Connor stieß einen Schrei aus, nahm seinen Teller und warf ihn nach Nick.

Als ihm die Spaghetti vom T-Shirt tropften, explodierte Nick. Er stand auf, nahm ein Wasserglas und schmiss es quer durch den Raum, wo es an der Wand zerbrach. Connor brach in Tränen aus, als Tara hastig zurücksprang, und Nick trat einen hastigen Rückzug ins Schlafzimmer an – er fühlte sich schwindlig, wütend, und es verwirrte ihn, was gerade geschehen war. Wie sie mir da gegenübersaßen, war ihnen deutlich anzusehen, dass Nick und Tara durch diesen Vorfall sichtlich mitgenommen waren. Nick hatte schon öfter die Geduld mit Connor verloren, aber noch nie war er physisch aggressiv geworden. Der Gedanke, sich selbst und Connor vor ihrem Ehemann beschützen zu müssen, überwältigte Tara. „Ich fühle mich, als hätte ich das Vertrauen meiner Familie zerstört“, sagte Nick, als er sich im Sofa zurücklehnte und tief ausatmete.

Mit einer wachgerüttelten Tara und einem von Scham erfüllten Nick wurde eine neue Form des Gesprächs möglich. Krisen wie diese offenbaren oft Probleme, die seit langem unter der Oberfläche brodeln. Als könnte er es nicht länger für sich behalten, begann Nick, uns seine traumatische Vergangenheit zu offenbaren. Er beschrieb, wie es war, mit einem prügelnden Vater aufzuwachsen, der im Vietnamkrieg gedient hatte. In ihrer Kindheit hatten sich Nick und sein jüngerer Bruder im Badezimmer versteckt, wenn der Vater von der Arbeit nach Hause kam. Schloss dieser die Haustür behutsam, kamen sie aus ihrem Versteck hervor, um den Vater zu begrüßen. Wurde sie zugeschlagen, blieben sie im Versteck. Sobald Nicks

Vater ein paar Drinks gehabt hatte, war die Situation am Esstisch äußerst unberechenbar. Dort kamen die Schläge ohne Vorwarnung.

Nick berichtete weiter, dass er in letzter Zeit Flashbacks erlebt hatte. In dem Bewusstsein, dass Connor sich dem Alter näherte, in dem er selbst die schlimmsten Misshandlungen durch seinen Vater erlitten hatte, wurde Nick von Bildern der erlebten Gewalt überflutet: der Anblick des betrunkenen Vaters im Flur, das schreckverzerrte Gesicht seines Bruders, wenn sie sich im Badezimmer versteckten. Nick fühlte auch ständig einen Knoten im Bauch – ein Gefühl, das sich dort seit den Schlägen aus Kindertagen eingenistet hatte. Weil er chronisch reizbar und agitiert war, hatten sein Fernseh- und Alkoholkonsum stark zugenommen. Am Ende der Sitzung einigten wir uns darauf, dass Nick in den nächsten Wochen alleine zu den Sitzungen kommen würde. Tara hatte bereits eine Reise zu ihren Eltern geplant, und Nick suchte nach Strategien, wie er sich durch seinen inneren Aufruhr navigieren konnte. Die erste Ressource, die ich Nick anbot, war Achtsamkeit. Unter Anleitung begann Nick die Anwendung von Achtsamkeit zu lernen, um den in ihm gefangenen Zorn und Schrecken zu beobachten und auszuhalten. Wenn in ihm eine Welle intensiver Wut aufstieg, lernte er, mit den körperlichen Empfindungen präsent zu sein, statt sie zu werten oder zu meiden. Er bemerkte, dass seine Gefühle ständig wechselten – dass sie nicht so tiefsitzend waren, wie er gedacht hatte. Manchmal nahmen die Emotionen und Empfindungen sogar so weit ab, dass er tief atmen und sich entspannen konnte. Mit zunehmender Übung war Nick in der Lage, seinen Kindheitserfahrungen mit einem gewissen Maß an Neugierde und Mitgefühl zu begegnen, statt sich, wie er es jahrelang getan hatte, dafür zurechtzuweisen. Er erkannte, dass unter all dem Zorn ein jüngerer, verängstigter Teil seines Selbst lag, der von der Gewalt in seiner Familie überwältigt worden war.

Nach drei Wochen fragte ich Nick, wie er sich mit den Achtsamkeitsübungen fühlte, die wir in den Sitzungen abgehalten hatten. „Ich mache, was auch immer nötig ist“, antwortete er, während er mit den Tränen kämpfte. „Der Name Connor bedeutet auf Irisch ‚willensstark‘, und das trifft definitiv auf meinen Sohn zu. Aber er soll nicht dasselbe erleben, was ich durchmachen musste. Ich möchte, dass die Gewalt, die in meiner Familie von einer Generation an die nächste weitergegeben wurde, mit mir ein Ende hat.“

TRAUMA UND ACHTSAMKEIT

Achtsamkeit ist eine Kraft des Geistes, die uns ohne zusätzliche Kommentare oder Wertung zu erkennen hilft, was geschieht. Dies erfordert, sich der verschiedenen Erfahrungsaspekte, also der Gedanken, körperlichen Empfindungen und Gefühle anzunehmen, Augenblick für Augenblick. Wie Nick erlebte, ist Achtsamkeit eine Fähigkeit, die uns dabei helfen kann, mit unserer inneren Welt präsent zu sein – auch wenn das, was wir dort vorfinden, erschütternd ist.

Achtsamkeit ist auch ein sozialer Trend. Ursprünglich von Brahmanen genutzt, um vedische Schriften auswendig zu lernen, und später von buddhistischen Mönchen auf ihrer Suche nach Erleuchtung adaptiert, ist Achtsamkeit in letzter Zeit zu einem Teil der Mainstream-Konsumkultur geworden. Von Klassenzimmern bis hin zu den Büros von Großunternehmen – Achtsamkeit wird von einer Vielzahl an Menschen praktiziert und mitunter sogar als schnelle Hilfe gegen Stress vermarktet. In diesem Kontext ist es manchmal schwer, über Achtsamkeit zu sprechen, ohne selbstgefällig oder überheblich zu klingen. Die Anweisung, „einfach achtsam zu sein“, kann von Menschen, die an seelischem Schmerz leiden, als herablassend empfunden werden.

Dies trifft besonders auf Traumaüberlebende zu. Wenn wir nicht aufpassen, kann die Einladung, achtsam zu sein, sich rücksichtslos über traumabedingte Furcht und Scham hinwegsetzen. Ich habe unzählige E-Mails von Traumaüberlebenden erhalten, die – obwohl sie offenkundig mit traumatischen Symptomen zu kämpfen hatten – von Achtsamkeitslehrern, denen offensichtlich ein tieferes Verständnis für Trauma fehlte, wiederholt den gleichen Rat erhalten haben: Nimm es mit auf dein Meditationskissen. Meditiere weiter. Diesen Lehrern fehlte es nicht an Anteilnahme, sondern sie unterschätzten meiner Meinung nach die

Intensität eines nicht integrierten Traumas – und überschätzten gleichzeitig den Nutzen von Achtsamkeit.

Schlimmstenfalls kann Achtsamkeit auch elitär wirken. Gerade wenn von ihr mit gedämpfter, betont ruhiger Stimme gesprochen wird, kann sie herablassend wirken – ganz besonders dann, wenn derjenige, der davon spricht, ein Mensch mit höheren sozialen Privilegien ist. Unbeabsichtigt kann dies dazu führen, dass die komplexen Realitäten von Trauma und Unterdrückung übergangen werden. Bei meinen Recherchen habe ich Geschichten von Traumaüberlebenden gehört, deren systemische Traumatisierung – zum Beispiel durch gnadenlose Homophobie oder Sexismus – ignoriert oder schlicht beiseite geschoben wurden. Diese Menschen wurden dazu ermutigt, Achtsamkeit zu nutzen, um anderen zu vergeben, ihre Herzen der Welt zu öffnen und die Dinge, so wie sie sind, zu akzeptieren. Auch in diesen Fällen wollten die Lehrer sicher keinen Schaden anrichten. Aber sie haben unabsichtlich die Erfahrung systemischer Unterdrückung, der diese Menschen ausgesetzt waren, einfach abgetan und so die Möglichkeit verschenkt, die erlittene Ungerechtigkeit anzuerkennen und sich mit ihr zu befassen.

Gleichzeitig ist Achtsamkeit jedoch auch eine unentbehrliche Ressource für Traumaüberlebende. Wenn sie mit Unterscheidungsvermögen praktiziert wird, kann sie die eigene Fähigkeit, ein Trauma zu integrieren, erhöhen. Wie ich in diesem Kapitel zeigen werde, geschieht dies, indem Achtsamkeit *Selbstregulation* – also die Fähigkeit, unsere Emotionen, Gedanken und unser Verhalten zu regulieren – fördert.

Während Trauma eine zutiefst dysregulierende Erfahrung ist – die uns häufig das Gefühl gibt, von unserem Körper getrennt zu sein und nichts unter Kontrolle zu haben –, kann Achtsamkeit dabei helfen, ein Gefühl der Handlungsfähigkeit zurückzuerlangen. Wir üben, unsere Aufmerksamkeit zu fokussieren, mit uns selbst im Einklang zu sein und uns durch unsere stetig wechselnden Emotionen zu navigieren. In diesem Kapitel möchte ich am Beispiel von Nick mein Hauptaugenmerk darauf legen, in welcher Weise Achtsamkeit und Selbstregulation Traumaüberlebenden helfen können.

Ich glaube, dass es für diejenigen von uns, die anderen Achtsamkeitsübungen anbieten, von Nutzen ist, die Vorzüge von Achtsamkeit bezogen auf Trauma zu kennen. Wenn ich mich hier mit diesem Thema befasste, zielt dies jedoch nicht darauf ab, Sie dahingehend auszustatten, dass Sie selbst als Traumatherapeut arbeiten können. Im Gegenteil, ich möchte Sie von der fixen Idee abbringen, dass das bloße Üben von Achtsamkeit ausreichend ist, um Traumatisierungen effektiv zu heilen. Als Achtsamkeitslehrer müssen wir der Versuchung widerstehen, Achtsamkeit zum Allheilmittel zu verklären oder in unserer Eigenschaft als Achtsamkeitspraktiker „automatisch" zu wissen, was am besten für jemanden ist. Stattdessen glaube ich, dass unsere Aufgabe darin besteht, auf die Kraft und Komplexität von Traumata zu reagieren und zu lernen, was man tun kann, um die von einem Trauma betroffenen Kursteilnehmer und Klienten bestmöglich zu betreuen. Dazu gehört, dass wir uns über die vielen Dimensionen von Trauma – also die biologische, die psychologische und die soziale Dimension – weiterbilden und uns darüber informieren, welche Zusammenhänge es zwischen Trauma und Achtsamkeitsarbeit gibt. In Anbetracht der weiten Verbreitung von Traumata, auf die ich ja im letzten Kapitel eingegangen bin, ist diese Form der Selbstbildung essentiell, um Achtsamkeitsübungen auf eine sichere und transformative Art anbieten zu können.

ACHTSAMKEIT DEFINIEREN

Achtsamkeit ist eine moderne Übersetzung des Pali-Wortes *sati*. Pali ist eine Sprache indischen Ursprungs, die zur Zeit des Buddha gesprochen wurde. Der Begriff hat mehrere Bedeutungen: unter anderem „Präsenz des Geistes", „Erinnerung" und „klares Gewahrsein". Die Definition von Achtsamkeit, die ich benutze, stammt von Jon Kabat-Zinn, einem Molekularbiologen, dessen bahnbrechende Forschungen zur Rolle von Achtsamkeit bei der Stressreduktion den Grundstein für ihre inzwischen beachtliche Popularität legte. Kabat-Zinn definierte Achtsamkeit als „bestimmte Form der Aufmerksamkeit, die absichtsvoll ist, sich auf den gegenwärtigen Moment bezieht und nicht wertend ist". (1994, S.4)

Lassen Sie uns diese Definition im Kontext der individuellen Formen von Trauma aufschlüsseln.

Absichtsvolle Aufmerksamkeit

Die erste Komponente von Achtsamkeit ist, *absichtsvolle Aufmerksamkeit zu schenken*. Gemeint ist, dass wir lernen, unsere Aufmerksamkeit absichtsvoll zu steuern und ausdauernd aufrechtzuerhalten. Es verhält sich ähnlich wie mit einer Taschenlampe, die man in einen dunklen Raum hält: ohne Achtsamkeit driftet unsere Aufmerksamkeit ziellos von einer Ecke zur anderen. Mit Achtsamkeit können wir die Taschenlampe jedoch gezielt auf bestimmte Punkte richten. Dies kann Aufmerksamkeit auf Empfindungen sein, die durch unseren Atem entstehen, oder es kann die Beobachtung unserer Emotionen beinhalten. Absichtsvolle, achtsame Aufmerksamkeit hilft, einen wandernden Geist zu zügeln.

Traumatischer Stress hat weitreichende Auswirkungen auf die Aufmerksamkeit. Menschen mit posttraumatischem Stress reagieren oft reflexartig auf traumarelevante Stimuli in ihrer Umgebung – besonders Geräusche, Gerüche oder Anblicke, die sie mit dem traumatischen Erlebnis assoziieren. Nick wurde bei jedem Mann bange, der seinem Vater ähnlich sah, und sein Körper versteifte sich. Dies ist einer der Gründe, weshalb Achtsamkeit im Kontext von Trauma so kraftvoll sein kann: Mit Übung können Traumaüberlebende lernen, ihre Aufmerksamkeit auf eine zielgerichtete Art zu lenken, die ihnen dabei hilft, innerlich stabil zu bleiben. Statt ihrer Aufmerksamkeit ausgeliefert zu sein, können sie so ihre „Taschenlampe" stabilisieren und ein Gefühl der Handlungsfähigkeit und Kontrolle zurückgewinnen.

Im gegenwärtigen Augenblick

Das zweite Element von Kabat-Zinns Definition der Achtsamkeit ist, *dem Augenblick* Aufmerksamkeit zu schenken. Wir üben uns darin, unsere Aufmerksamkeit im Hier und Jetzt zu verankern, statt uns in Gedanken über die Vergangenheit oder Zukunft zu verlieren. Dies ist in der Tat der einzige Moment, den wir haben – eine „fortlaufende Welle vorüberziehender Zeit". (Gunaratana, 1996, S. 152) Wie die buddhistische Lehrerin Sylvia Boorstein schrieb: „Achtsamkeit ist die bewusste, ausbalancierte Aufmerksamkeit für die augenblickliche Erfahrung. Komplizierter ist es nicht. Man öffnet sich dem gegenwärtigen Augenblick oder empfängt ihn, als angenehm oder unangenehm, so, wie er ist." (1995, S. 60).

Für Traumaüberlebende ist der Augenblick jedoch oft voll von Erinnerungen an die Vergangenheit. Wie Nick erfahren musste, können nicht integrierte Fragmente des Traumas – desorientierende Gedanken, qualvolle Erinnerungen oder irritierende physische Empfindungen – jederzeit in das Bewusstseinsfeld der Traumaüberlebenden vordringen. Diese Beeinträchtigungen können dazu führen, dass Traumaüberlebende den Augenblick durch die Linse einer schmerzhaften Vergangenheit wahrnehmen. Mithilfe von Achtsamkeit können sie jedoch lernen, ihre Aufmerksamkeit in der Gegenwart zu verankern. Wie die Traumaspezialistin Babette Rothschild in *The Body Remembers, Volume 2: Revolutionizing Trauma Treatment* schrieb: „Die Fokussierung der Achtsamkeit auf den Augenblick ist ein offensichtliches und natürliches Gegenmittel bei PTBS, ein Zustand, in dem Geist und Körper des Traumaüberlebenden kontinuierlich in Erinnerungen an die schreckliche Vergangenheit hineingerissen werden." (2017, S. 166) Natürlich macht das die Traumaheilung weder leichter, noch kann Achtsamkeit potenzielle Komplikationen verhindern, wie Rothschild selbst anmerkt. Aber zu lernen, in der Gegenwart verwurzelt zu bleiben, während man ein nicht integriertes Element des Traumas wiedererlebt, ist eine wesentliche Fähigkeit im Traumaheilungsprozess.

Nicht wertende Aufmerksamkeit

Die dritte Komponente der Achtsamkeit ist *nicht wertende Aufmerksamkeit*. Dies bedeutet, unserer Augenblickserfahrung mit einer Haltung der Neugierde und Akzeptanz zu begegnen. Statt die Stimmung, in der wir sind oder Erinnerungen, die wir haben, zu werten oder abzutun, üben wir, offen und neugierig zu bleiben. Damit ist nicht gemeint, dass wir unser kritisches Denken aufgeben oder eine Laisser-faire-Haltung annehmen müssen. Stattdessen können wir Achtsamkeit dazu nutzen, weniger defensiv zu sein und uns den Dingen zu öffnen, die tatsächlich in der Welt geschehen. „Was auch immer wir erfahren mögen", schrieb der buddhistische Mönch Bhante Gunaratana, „Achtsamkeit akzeptiert es eben. … Kein Stolz, keine Scham, nichts Persönliches steht auf dem Spiel – was da ist, ist da." (1996, S. 151)

Nicht wertende Aufmerksamkeit kann für Traumaüberlebende eine große Herausforderung sein. Wie gesagt, kann Trauma Scham und Selbstverurteilung verursachen. Bei Traumaüberlebenden kann es soweit kommen, dass sie sich selbst für ihr Trauma verantwortlich machen oder dass sie glauben, gebrochen und unfähig zur Heilung zu sein. Die Forschung hat belegt, dass, je stärker die Traumasymptome ausgeprägt sind, desto wahrscheinlicher es ist, dass der Traumaüberlebende selbstkritisches Verhalten zeigt.[60] Obwohl Traumaüberlebende gerechtfertigte Wut, Ärger oder Rage gegenüber den Menschen oder Institutionen verspüren, die ihnen das Trauma zugefügt haben, ist es weitverbreitet, dass Traumaüberlebende die Kraft ihrer Emotionen nach innen, gegen sich selbst richten.

Achtsamkeit bietet Wege, mit dem wertenden Geist zu arbeiten. Wenn es Traumaüberlebenden gelingt, ihrer Erfahrung mit Neugierde zu begegnen – und vielleicht sogar mit Selbstmitgefühl –, öffnen sie sich der Möglichkeit, ihre Gegenwart und Vergangenheit mit offenem Herzen und Geist zu untersuchen. In einer Sitzung schlug ich vor, dass Nick seine Hand auf die Stelle legte, an der er die größte Wut spürte, und dass er versuchte, neugierig gegenüber den Empfindungen und Emotionen zu sein, die er dort vorfand. Oft schalt er sich dafür, diese Gefühle zu haben – als trüge er die Schuld an den Misshandlungen seiner Kindheit. Aber mithilfe von Achtsamkeit begann er, statt Frustration und Selbstabwertung mehr Liebe und Mitgefühl für sich selbst zu spüren. Das konnte der Auftakt zu einem stabileren und ausgeglichenen Leben sein. Eine Minute lang ruhte Nicks Hand auf seinem Bauch, er atmete ein und seine Stirn begann sich zu entspannen.

SELBSTREGULATION

Die oben zitierte dreiteilige Definition von Achtsamkeit erschien in hunderten von Forschungsstudien, die die Wirkung von Achtsamkeit untersuchten. Im Allgemeinen waren die Ergebnisse positiv: Es war nachzuweisen, dass Achtsamkeit bei der Behandlung verschiedener Erkrankungen, wie zum Beispiel Angstzuständen und Depressionen, chronischen Schmerzen und Essstörungen, hilfreich war.[61] Darüber hinaus konnte gezeigt werden, dass sie das allgemeine körperliche und mentale Wohlbefinden verbesserte. Aber wenn man diese Studien liest, drängt sich eine einfache Frage auf: Was ist es, das Achtsamkeit so wirkungsvoll macht? Warum ist Achtsamkeit möglicherweise so vorteilhaft wie, sagen wir, rigoroses körperliches Training oder das Einnehmen eines bestimmten Medikaments?

Bei dem Versuch, diese Fragen zu beantworten, wird schnell klar, dass Achtsamkeit schlecht zu operationalisieren ist – das heißt, ihre Komponenten lassen sich schwer zu messbaren Größen auseinanderdividieren. So fassten die Achtsamkeitsforscher Kathleen Corcoran, Norman Farb, Adam Anderson und Zindel Segal zusammen: „Obwohl der Nutzen von Achtsamkeit allgemein anerkannt ist, bleiben die spezifischen Mechanismen und Prozesse, die bei deren Erzielung wirksam sind, weitestgehend unbekannt." (2009, S. 339) Nichtsdestotrotz haben Forscher versucht, einzelne Komponenten von Achtsamkeit für ihre Studien zu isolieren: reduzierte innere Erregung (Arousal) beispielsweise oder eine akzeptierendere Einstellung. Ein Projekt nutzte sogar eine vorgetäuschte Meditation, um bestimmte Variablen kontrollieren zu können, damit untersucht werden konnte, ob die eigene Körperhaltung oder die Beziehung zu einem fähigen Meditationslehrer mit dem Nutzen von Achtsamkeit korrelierten.[62] Wissenschaftler versuchen noch immer zu entschlüsseln, was genau es ist, das Achtsamkeit so wirkungsvoll macht. Das Konzept, das ich in dieser Diskussion hervorheben möchte, ist die Idee, dass Achtsamkeit ein Prozess erhöhter Selbstregulation ist.[63] Die Psychologieprofessoren Joan Littlefeld Cook und Greg Cook definierten Selbstregulation als „die Fähigkeit, unser eigenes Verhalten, unsere Emotionen oder Gedanken beobachten und kontrollieren zu können, um sie den Bedingungen, der jeweiligen Situation entsprechend anzupassen". (2005, S. 36) Genau das ist es, was uns dabei hilft, uns auf den Moment einzustellen, sei es beim Anziehen eines Pullovers, weil uns kalt ist, oder wenn wir aus dem Kino laufen, weil uns der Film in Angst und Schrecken versetzt. Achtsamkeit, so behaupten Wissenschaftler, erhöht unsere Fähigkeit zur Selbstregulation, was uns letztlich ermöglicht, auf die Welt flexibel zu reagieren.

Bedenken wir, dass Menschen, die an posttraumatischem Stress leiden, oft Schwierigkeiten damit haben, sich sicher und selbstkontrolliert zu fühlen. Weil sie kontinuierlich mit verstörenden Gedanken, Erinnerungen und unerträglichen Empfindungen bombardiert werden, haben sie das Gefühl, am Steuer eines Schiffs zu stehen, das sie nicht effektiv manövrieren können. Theoretisch können Traumaüberlebende jedoch ihre Handlungsfähigkeit zurückerlangen, indem sie achtsame Aufmerksamkeit nutzen, um angemessen mit den inneren Angriffen zu arbeiten. Sie können ihre innere Welt beobachten und aushalten, und sie können lernen, ihre Gedanken und Emotionen mit Mitgefühl zu erforschen, statt sie gewohnheitsmäßig zu vermeiden. Diejenigen von uns, die sich als traumasensitive Praktiker mit Trauma befassen, können Achtsamkeit dazu nutzen, mit Trauma in all seinen Formen – individuell wie systemisch – präsent zu sein. Durch die erhöhte Selbstregulation können wir die Geschichten, die uns unsere Klienten erzählen, besser aushalten – ob es sich nun um einen Meditationsschüler handelt, dessen Familienmitglied die Abschiebung droht, oder ob es der Klient ist, der sich seinen Erinnerungen an sexuellen Missbrauch in seiner Familie stellt. Achtsamkeit kann Menschen unterstützen, die Traumasymptome erleben bzw. diejenigen, die mit Traumaüberlebenden arbeiten.

Basierend auf neueren neurowissenschaftlichen Erkenntnissen, die ich in Kapitel 4 näher beleuchten werde, gibt es die Annahme, dass Achtsamkeit Selbstregulation auf drei Weisen unterstützt: durch die Regulation von Aufmerksamkeit, durch Körpergewahrsein und durch emotionale Regulation (siehe Abbildung 2.1).[64] Um die Bedeutung dieser Komponenten im Zusammenhang mit Trauma zu untersuchen, lassen Sie uns zu Nick zurückkehren.

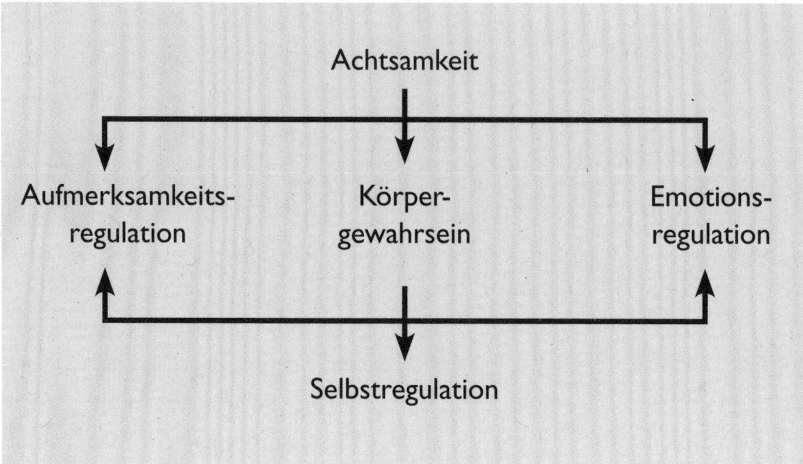

Abbildung 2.1: Achtsamkeit und Selbstregulation)

AUFMERKSAMKEITSREGULATION

Während Tara und Connor weggefahren waren, um die Familie zu besuchen, haderte Nick zu Hause mit sich. Immer wieder spielte sich die Erinnerung daran, wie er das Glas gegen die Wand geschmissen hatte, vor seinem inneren Auge ab, und er konnte dem mächtigen Feuerball in seinem Magen nicht entkommen. Für Nick waren diese Bilder und Empfindungen wie ein Traktorstrahl, der seine Aufmerksamkeit unablässig von der Gegenwart abzog. Nachts, wenn er endlich in sein Bett kroch, kämpfte er stundenlang mit Grübel-Kreisläufen, bei denen er sich durch Erinnerungen an seinen Vater und seine Ängste, Connor zu verletzen, kämpfte. Irgendwann schaltete er das Licht ein und versuchte, sich mit einem Buch abzulenken, aber er war mit den Nerven am Ende. Unter all dem lag ein Gefühl des Aufruhrs, das einfach nicht verschwinden wollte.

Wie ich vorhin bereits erwähnte, haben Menschen mit posttraumatischem Stress häufig Probleme mit ihrer Aufmerksamkeit. Ununterbrochen sind sie mit traumatischen Auslösern in Form von Erinnerungen,

Empfindungen und Emotionen konfrontiert. Bevor wir angefangen hatten, miteinander zu arbeiten, war Nicks Aufmerksamkeit gewohnheitsmäßig und unbewusst in die Richtung dieser Trigger gezogen worden, was ihm das Gefühl gab, frustriert, überfordert und außer Kontrolle zu sein. Immerfort war er abgelenkt und nervös. „Ständig kontrolliere ich mein Smartphone", sagte er, „um mich mit x-beliebigen Nachrichten, die ich nicht mal lesen möchte, abzulenken. Wenn ich das nicht tue, bin ich meinen beschissenen Erinnerungen und dem Gefühl, nicht okay zu sein, ausgeliefert."

Unter meiner Anleitung fing Nick an, zweckmäßiger mit seiner Aufmerksamkeit zu arbeiten. Mit dem Ziel, seine innere Stabilität und Selbstregulation zu unterstützen, begann er zu lernen, wie er seine Aufmerksamkeit, gleich einer Taschenlampe, nutzen konnte, um sie auf Stimuli zu richten, die ihm das Gefühl gaben, sicher und selbstkontrolliert zu sein. Manchmal war es eine innere Empfindung, wie der Druck seines Rückens gegen das Sofa, die ihn physisch erdete. Ein anderes Mal achtete er auf die Blätter, die draußen in der Sonne flatterten, und lernte dabei, Gefühle der Lebendigkeit und Wärme zu erkennen, die in ihm als Rückmeldung auf diese Wahrnehmung aufstiegen. Zu entdecken, dass die Ausrichtung seiner Aufmerksamkeit einen profunden Einfluss auf seinen Gefühlszustand hatte, überraschte ihn. „Mir war nicht klar gewesen, dass ich mich auf Dinge konzentriert hatte, die mir Angst machten", sagte Nick. „Ich erkenne jetzt, wie sehr ich eigentlich mit meinem Geist arbeiten muss."

KÖRPERGEWAHRSEIN

Als ich Nick zum ersten Mal aufforderte, seinem Körper achtsame Aufmerksamkeit zu schenken, schaute er mich verwirrt an. „Warum wollen Sie, dass ich das tue?", fragte er. „Was ich in meinem Körper fühle, ist rasende Wut. Sie zu spüren, könnte dazu führen, dass ich wieder ein Glas gegen die Wand werfe."

Dass Nick seinen Körper lieber vermied, war eine aus seiner Sicht nachvollziehbare Strategie. Es war der Versuch, die überfordernden, nicht integrierten Elemente seines Traumas in Schach zu halten. Nick schnitt seinen Körper von seinem Bewusstsein ab in dem Bemühen, mit seinen Emotionen fertigzuwerden. Aber indem er trauma-bedingte Empfindungen vermied, machte er sich anfälliger dafür, plötzlich von ihnen übermannt zu werden. Ohne Vorwarnung übernahmen sie die Kontrolle. An dem Abend, an dem er das Glas gegen die Wand geworfen hatte, war er der Rage, die sich den ganzen Tag über in seinem Bauch und seiner Brust angestaut hatte, aus dem Weg gegangen, bis es nicht mehr ging.

Nick erlebte am eigenen Leib, auf welche Weise ein Trauma durch den Körper erfahren werden kann. Statt ein Ort der Zuflucht zu sein, ist der Körper für Traumaüberlebende oft der Feind. Wie die Traumaexperten David Emerson und Elizabeth Hopper schreiben: „Alle diese Menschen erleben ihren Körper möglicherweise als ‚Feind'. Sie haben das Gefühl, dass er sie absichtlich verletzt, denn wenn sie sich der Botschaften ihres Körpers bewusst werden, merken sie, dass viele dieser Botschaften die Empfindung ausdrücken, verletzt worden zu sein." (2012, S. 49) Infolge dessen neigen Traumaüberlebende häufig dazu, die Aufmerksamkeit von ihren Empfindungen abzuziehen, um mit ihrem Schmerz zurechtzukommen.

Achtsamkeit und Meditation laufen dieser Tendenz zuwider. Sie erhöhen unser Bewusstsein für subtile körperliche Empfindungen, was für Traumaüberlebende von Nutzen sein kann. Erstens können sie uns Informationen über unsere Stimmung, Bedürfnisse und Sehnsüchte geben. Während ich mit Nick arbeitete, erkannte er eine Unzahl an Signalen, die ihm anzeigten, dass sich Stress in ihm aufbaute – Spannung hinter seinen Augen zum Beispiel oder ein plötzlicher Fluss frustrierender Gedanken. In der Stille meiner Praxis fing Nick an, seine Aufmerksamkeit nach innen zu richten, so, als befände er sich in einem Labor. In diesen Momenten wurde ich demütig Zeuge, wie jemand, der seine innere Welt stets gemieden hatte, sich plötzlich in sie hineinwagte. Er entdeckte, dass ihn das Gefühl seiner Füße auf dem Boden erdete und selbstbewusster machte. Weiterhin stellte er fest, dass, wenn er zu viel Aufmerksamkeit auf seinen Bauch richtete, er das Gefühl bekam, überwältigt zu werden. Einfach auf seinen Körper zu achten, war für Nick ein radikaler Schritt.

Ein erhöhtes Körpergewahrsein kann Traumaüberlebenden auch dabei helfen, zu erleben, dass körperliche Empfindungen sich ständig verändern. Auszuatmen verlagerte die Anspannung in Nicks Bauch ein wenig und erinnerte ihn daran, dass seine innere Welt in stetiger Bewegung und nicht unveränderlich war. Posttraumatischer Stress kann uns überzeugt sein lassen, dass wir feststecken, und so kann uns das Erlebnis, selbst die kleinste Veränderung wahrnehmen zu können, neuen Möglichkeiten öffnen – nämlich, dass wir mit der Sache, die uns so lange Angst eingejagt hat, präsent sein können. Was bisher als bedrohlich und unbezwingbar eingeschätzt wurde, wird zu etwas, mit dem wir präsent sein können.

Mit der Zeit und zunehmender Übung bemerkte Nick, dass er immer größeres Unbehagen aushalten konnte, weil er wusste, dass die beunruhigenden inneren Empfindungen sich letztendlich verändern würden – auch wenn es zunächst nur geringfügig war.* Er zog von einem Ort der Machtlosigkeit und Hoffnungslosigkeit um an einen Ort der Möglichkeiten. „Verdammt“, sagte er in einer Sitzung, als er nach einer Achtsamkeitsübung die Augen öffnete. „Ich kann tatsächlich diesen Feuerball in meinem Magen spüren, ohne dass er mich zu Tode ängstigt. Es beruhigt sich sogar etwas, wenn ich einfach mit ihm sein kann.“ Nick spürte Auftrieb. Er setzte sich mit seinem Körper auf neue Art auseinander. Bis dahin war er seinem Trauma weitestgehend ausgeliefert gewesen. Entweder dissoziierte er von seiner inneren Welt oder er wurde von ihr überwältigt. Jetzt fing er an, direkter mit ihr in Beziehung zu treten.

EMOTIONALE REGULATION

Zwei Monate, nachdem wir mit unserer Einzelarbeit begonnen hatten, schaffte Nick es, eine extreme Welle der Agitation bei sich zu Hause

* In Kapitel 4 werde ich auf die Beziehung zwischen traumasensitiver Achtsamkeit und den vier Grundlagen der Achtsamkeit, wie sie in den buddhistischen Lehren beschrieben werden, eingehen. Dieser Moment mit Nick ist ein Beispiel für die zweite Grundlage der Achtsamkeit, vedanā, welcher sich auf die Bandbreite angenehmer, unangenehmer und neutraler Sinneserfahrungen bezieht, mit denen wir achtsam sein können.

abzufangen. Er und Tara saßen auf dem Sofa und diskutierten, ob sie ein zweites Kind haben sollten, als plötzlich etwas in Nick auslöste. Er fühlte, wie ihm das Blut in die Wangen schoss und sein Herzschlag sich beschleunigte. Dann überfluteten ihn die Erinnerungen: zum Beispiel das Bild, wie sein Vater seinen kleinen Bruder schlug. Hilflosigkeit und Panik fingen an, ihn zu umschließen und ein inneres Narrativ der Selbstbeschuldigung übernahm die Führung: „Ich konnte ihn nicht beschützen. Ich konnte ihn nicht beschützen."

Nick stand auf und ging zum Fenster. Er konzentrierte sich auf das Gefühl seiner Füße auf dem Boden und war so in der Lage, präsent zu bleiben mit dem, was in ihm geschah, ja sogar in gewisser Weise neugierig darauf. Nach einigen Atemzügen realisierte er, dass er große Angst hatte. Sein sich zusammenkrampfender Magen und der plötzliche Gedankenstrom hatten es ihm signalisiert. Als er dies wahrnahm, reduzierte sich sein Bedürfnis zu schreien. Er drehte sich um und ging zu Tara zurück. „Ich möchte darüber reden", sagte er sanft, den Augenkontakt mit ihr haltend. „Aber ich habe auch Angst. Ich habe plötzlich angefangen, an meinen Vater zu denken und daran, was es bedeutet, eine größere Familie zu haben. Der Druck macht mir Angst, und ich brauche etwas Zeit, mich da durchzuarbeiten." Tara stand auf und umarmte ihn. Wenn er sich auf diese Weise mitteilen konnte, war ihre Geduld endlos.

Nicks Fortschritt spiegelt die Verbindung von Achtsamkeit und emotionaler Regulation wider – unserer Fähigkeit, darauf Einfluss zu nehmen, wie wir Emotionen erfahren und wie wir sie ausdrücken. Wir können dies auf verschiedene Weise tun, angefangen bei der Entscheidung, wohin wir unsere Aufmerksamkeit lenken, bis zum tiefen, entspannenden Atemzug. Alle diese Modifikationen haben Einfluss darauf, wie wir unsere Emotionen erfahren und ausdrücken – und im Weiteren darauf, wie wir das Leben erfahren. Die Forschung hat bestätigt, dass Achtsamkeit emotionale Regulation auf vielfältige Weise unterstützt. Durch die besondere und nicht wertende Aufmerksamkeit, die Menschen mit einer aktiven Achtsamkeitspraxis ihrer inneren Welt schenken, antworten sie schneller auf ihre eigenen Emotionen an und sind dadurch weniger anfällig für emotionale Erschöpfung.[65] Achtsamkeit erhöht darüber hinaus die Fähigkeit, mit herausfordernden Emotionen und Gedanken präsent zu bleiben, ohne überzureagieren.[66] Wir üben, unseren emotionalen Zustand zu erkennen und ihm aus einer freien Entscheidung heraus statt reflexhaft zu begegnen.

Zusätzlich zu den drei Komponenten der Achtsamkeit – Aufmerksamkeitsregulation, Körperbewusstsein und emotionale Regulation – gibt es zwei weitere Vorteile für Traumaüberlebende, die ich mithilfe von Nicks Geschichte darstellen möchte: duales Gewahrsein und Konfrontation. Diese beiden Strategien sind eine Art emotionaler Regulation, bedürfen jedoch einer jeweils eigenen Erklärung.

DUALES GEWAHRSEIN

Wenn man unter traumatischem Stress leidet, ist es schwierig, sich auf irgendetwas anderes zu konzentrieren. Durch den ständigen Beschuss mit Erinnerungen, zermürbenden körperlichen Empfindungen und traumatischen Triggern in der umgebenden Welt kann es dazu kommen, dass Traumaüberlebende übermäßig auf bestimmte Stimuli fokussiert sind, die dann anfangen, ihre Welt zu dominieren. Erinnern Sie sich an einen Moment in Ihrem Leben, in dem Sie sich den Knöchel verstaucht oder einen Zeh angeschlagen haben. Ich wette, dass Ihr Fokus größtenteils auf den pulsierenden Schmerz gerichtet war. Bei Traumaüberlebenden geschieht etwas Ähnliches. Sie fangen an, sich ausschließlich auf bestimmte Stimuli zu fixieren. Das kann ein bestimmtes Geräusch oder ein Geruch sein, der ein überwältigendes Gefühl der Gefahr auslöst. Plötzlich – und dann kontinuierlich – wird unsere Aufmerksamkeit in die Richtung dieser Bedrohung gezogen. Wenn dies geschieht, wird der Augenblick durch die Linse des Traumas erlebt, und unsere Aufmerksamkeit wird kurzsichtig.

Darum ist ein duales Gewahrsein – also die Fähigkeit, gleichzeitig mehrere Perspektiven aufrechtzuerhalten – eine so wichtige Fertigkeit für Traumaüberlebende. Stellen Sie sich einen Moment vor, in dem Sie mit einem schwierigen Gefühl zu kämpfen hatten, aber in der Lage waren, auch noch eine andere Perspektive aufrechtzuerhalten. Vielleicht waren Sie wütend, als ein anderer Autofahrer Sie schnitt, kontrollierten aber den Impuls zu hupen, weil Sie ein schlafendes Kind auf dem Rücksitz hatten.

Das ist, was Traumaüberlebende brauchen, wenn sie sich mit einem nicht integrierten Trauma auseinandersetzen. Sie müssen in die Lage versetzt werden, ihre Aufmerksamkeit auf fordernde Stimuli zu richten und gleichzeitig ein gewisses Maß an Gewahrsein für den größeren Kontext zu behalten. Wenn sie einen Flashback erleben, müssen sie wissen, dass sie in diesem Augenblick lediglich ein vergangenes Trauma wiedererleben, statt tatsächlich wieder in der betreffenden Situation zu stecken. Der so geschaffene innere Raum kann gerade ausreichen, um kontinuierliche Überforderung zu vermeiden.

Lassen Sie uns zu Nick zurückkehren. Wenn er von seinem Vater sprach, fing sein Herz an, unkontrolliert zu rasen. Nach einer Minute war er nicht mehr in der Lage, sich auf irgendetwas anderes zu konzentrieren. Seine Atmung beschleunigte sich, er konnte keinen Augenkontakt mehr herstellen, er fühlte sich überwältigt und in Gefahr. Er war in einer anderen Zeit, in einer Situation, die ihn in Panik versetzte. Ich bat Nick, sich im Raum umzusehen und verschiedene Objekte zu benennen – das Gemälde an der Wand, das Bücherregal in der Ecke, die Grünpflanze neben dem Fenster. Dies ist eine Orientierungsübung, um Traumaüberlebenden wieder in die Gegenwart zurückzuhelfen. Dann forderte ich Nick auf, wahrzunehmen, dass sein Vater nicht im Raum war. Sobald er das getan hatte, ließ ich Nick eine Reihe von Sätzen wiederholen, die sein duales Gewahrsein unterstützen sollten. „In diesem Augenblick", sagte Nick schließlich, „spüre ich, dass mein Herz rast, weil ich an meinen Vater denke. Gleichzeitig sehe ich mich um und erkenne, dass mir in diesem Zimmer, in diesem Moment, keine direkte Gefahr droht." * Schließlich nahm er wieder Augenkontakt zu mir auf, und ich konnte

* Dies sind Anweisungen aus einem von Babette Rothschild (2000, deutsch 2002) entwickelten Protokoll, um Flashbacks zu unterbrechen. Ich werde in Kapitel 5 auf dieses Protokoll zurückkommen, um seine Nutzung zu erklären.

erkennen, dass er zurückgekehrt war. Er wusste, dass er sich in der Gegenwart befand und dass er einen Flashback erlebt hatte. „Genau das passiert mir zu Hause", sagte er, „aber nie schaffe ich es, innezuhalten und zu realisieren, was tatsächlich geschieht."

In ihrer Beschreibung des dualen Gewahrseins unterscheidet Rothschild zwischen dem *beobachtenden Selbst* und dem *erlebenden Selbst*. Das erlebende Selbst ist unser inneres Gefühl des Traumas – für Traumaüberlebende häufig die starken viszeralen Anzeichen von traumatischem Stress.[67] Also Nicks erlebendes Selbst im Alarmzustand, mit rasendem Herz und flachem, schnellem Atem. Das beobachtende Selbst hat währenddessen etwas Abstand zum Erlebnis. Wir werden Zeuge des Ereignisses, statt von ihm überwältigt zu werden. Nicks beobachtendes Selbst meldete sich zurück, als er verstand, was mit ihm geschah. Er wusste, dass er nicht vor seinem Vater stand, sondern in meiner Praxis war und eine traumatische Erinnerung durchlebte.

Achtsamkeit stärkt das beobachtende Selbst und darüber hinaus die Kapazität des dualen Gewahrseins. Mit Übung können Traumaüberlebende lernen, Zeuge ihrer Erfahrung zu werden, ohne sich mit ihr zu identifizieren. Durch das Gewahrsein zweier simultaner Dinge – und mithilfe erfahrener Anleitung – können sie traumatische Stimuli erleben, während sie mit einem Fuß fest im gegenwärtigen Augenblick verwurzelt bleiben.

KONFRONTATION

Wenn wir uns selbst überlassen sind, neigen wir typischerweise dazu, uns vom Schmerz ab- und den angenehmen Dingen zuzuwenden. Aber ein Teilaspekt beim Üben von Achtsamkeit besteht darin, sich gezielt dem auszusetzen, was in unserem Bewusstseinsfeld geschieht, sei es angenehm oder unangenehm. Egal ob wir Tagträumen über unsere nächste Mahlzeit nachhängen oder ob wir einen stechenden Schmerz in unserer Schulter spüren, wir bleiben präsent. Wir lassen, was auch immer gerade geschieht, Einfluss auf uns nehmen – hier und jetzt. Für viele Meditationsanfänger kann sich das sperrig anfühlen, aber Achtsamkeit funktioniert anders. Wir wenden uns dem Entstehenden zu und nicht von ihm ab.

Manche Autoren haben Parallelen zwischen diesem Prozess des Sich-Zuwendens und der Konfrontationstherapie gezogen – eine weitverbreitete Technik der Verhaltenstherapie, die Menschen dabei helfen soll, sich mit ihren Ängsten auseinanderzusetzen.[68] Entwickelt von Edna Foa, einer Professorin, die sich auf die Behandlung von Angstzuständen spezialisiert hat, werden Klienten in der Konfrontationstherapie bestimmten Stimuli ausgesetzt, mit dem Ziel, ihre übermäßige Angst besser bewältigen zu können.[69] Wie bei der Achtsamkeit werden Menschen dazu ermutigt, sich den schwierigen Dingen zu stellen. Jemand, der Angst vor Hunden hat, kann sich in Übungen einen Hund vorstellen – oder sich sogar physisch mit einem Hund konfrontieren. Dies findet üblicherweise in einem neutralen Raum statt, in dem der Klient normalerweise damit anfängt, sich einen Hund vorzustellen, sich Bilder anzusehen und sich langsam an die tatsächliche Konfrontation mit einem Hund heranzutasten.

Konfrontationstherapie ist eine der am besten untersuchten Methoden bei der Behandlung von PTBS. Obwohl die Forschung gezeigt hat, dass sie bei der Behandlung von PTBS effektiv ist, ist sie umstritten: die Abbruchrate ist tendenziell hoch, und nur ein Drittel der Personen, die an den Studien teilnahmen, wiesen einige Verbesserungen ihrer Traumasymptome auf.[70] Ob Konfrontationstherapie die Traumasymptome auslöscht oder schlicht die emotionale Sensitivität abstumpft, ist ebenfalls eine wichtige Frage.[71] Was ich hier sagen möchte, ist, dass Konfrontation eine Rolle beim Üben von Achtsamkeit spielt und idealerweise die eigene Toleranz gegenüber traumarelevanten Stimuli erhöht, was wiederum bei der Integration des Traumas helfen kann.

Eines Nachmittags, als Nick mit Connor auf dem Spielplatz war, wurde er durch den Anblick eines Vaters, der seinen Sohn heruntermachte, getriggert. Nick spürte, wie in seinem Bauch Wut und Angst aufwallten. Er verspürte das starke Bedürfnis, zu dem Vater hinüberzugehen und ihm einen Kinnhaken zu verpassen. Aber dann hielt Nick inne. Er atmete tief ein und schloss die Augen, während er auf der Parkbank saß. Auch wenn es ihm viel abverlangte, seine Emotionen und Empfindungen zu tolerieren, waren sie doch auszuhalten. „Dranbleiben", sage er sich selbst. „Renn vor diesen Gefühlen nicht davon."[72] Er erlaubte sich selbst, die Hitze in seinem Magen zu spüren und die Panik, die ihm durch die Schultern schoss. Nach einer Minute öffnete Nick seine Augen. Er sah sich im Park um und sah Connor glücklich im Sand spielen. Er fühlte sich mitgenommen, aber präsent. Achtsamkeit hatte anscheinend seine Fähigkeit erhöht, Gefühle, die einst zutiefst quälend gewesen waren, zu tolerieren.

Wie ich in Kapitel 5 zeigen werde, ist diese Form der Konfrontation nur dann von Nutzen, wenn die Person das, womit sie konfrontiert ist, auch aushalten kann. Wenn Nick achtsam mit seiner extremen Wut umgegangen und dann von ihr übermannt worden wäre, hätten schlichte Achtsamkeitsanleitungen wahrscheinlich nicht mehr ausgereicht. Er hätte etwas anderes gebraucht. Aber Konfrontation kann Traumaüberlebenden einen konstruktiven Dienst erweisen, wenn sie in einer sicheren Umgebung mit Achtsamkeit gepaart wird.

EIN ZWEISCHNEIDIGES SCHWERT

Bis jetzt habe ich mich ausschließlich auf den potenziellen Nutzen von Achtsamkeit für Traumaüberlebende konzentriert. Die drei Komponenten der Selbstregulation – Aufmerksamkeitsregulation, Körpergewahrsein und emotionale Regulation – sowie duales Gewahrsein und Konfrontation helfen alle, unsere Kapazität für Traumaintegration zu erhöhen. Aber wie steht es um die allgemeineren Risiken von Achtsamkeit? Wie ich bereits angedeutet habe, gibt es im Zusammenhang mit Trauma bestimmte Risiken, derer wir uns als Teil unserer Meditationspraxis bewusst sein müssen.

Um dies weiter zu verdeutlichen, lassen Sie uns zu Nick zurückkehren. An einem frühen Abend, als Tara und Connor fort waren, um Taras Familie zu besuchen, setzte sich Nick auf den Wohnzimmerboden, deckte sich mit einer Decke zu und beschloss, Einzelmeditation auszuprobieren. Er begann mit einigen einfachen Anleitungen, die er online gefunden hatte: Er konzentrierte sich auf seinen Atem und nahm sich vor, zu seinem Atem zurückzukehren, wann immer sein Geist zu wandern begann. Zehn Minuten später wurde Nick jedoch von extremer Unruhe erfasst. Er erlebte eine Reihe von gewohnten Flashbacks mit seinem Vater und dem Gefühl, in Gefahr zu sein. Immer wieder öffnete er seine Augen, um sich zu vergewissern, dass niemand im Raum war, aber sobald er die Augen wieder schloss, kamen die verstörenden Bilder sofort zurück.

Nick hatte Fortschritte mit Achtsamkeit gemacht. Er konnte immer mehr Mitgefühl mit sich selbst und seiner Familie empfinden und hatte das Gefühl, mehr Kontrolle über sein Leben zu gewinnen. Er hatte auch ein Interesse an Meditation bekundet, aber angesichts der Intensität seiner Symptome – seine Flashbacks und seine intensive Wut – hatte ich ihm geraten, vorerst die Finger von jedweder Form von Einzelmeditation zu lassen. Ich wollte, dass er sich stabiler fühlte, bevor er diesen Schritt unternahm. Aber aus Nicks Sicht war er bereit dazu. Er war überzeugt, dass mehr Achtsamkeitspraxis nur positive Resultate hervorbringen konnte. Er wollte seine Fähigkeiten zum Wohle seiner Familie vertiefen.

Nick machte weiter, und trotz seines Leids war er entschlossen, durchzuhalten. Er probierte einige der Techniken aus, die wir zusammen in meiner Praxis durchgeführt hatten, indem er seine Aufmerksamkeit auf unterschiedliche Weise verlagerte. Aber letztendlich musste er erkennen, dass er feststeckte. Jede Minute, die er in Meditation verbrachte, intensivierte nur seine emotionale Alarmbereitschaft. Sein Atem war flach, er schwitzte, und das Gefühl, das ihn jemand schlagen wollte, ließ nicht nach. Er schmiss seine Decke quer durch das Zimmer und stampfte gereizt in die Küche. Er öffnete eine Flasche Bier, schaltete schamerfüllt den Fernseher ein.

Nicks Erfahrung zeigt eine der Fallen, die Achtsamkeitsübungen für Traumaüberlebende bereithalten können: die Überbeachtung traumatischer Stimuli. Indem Traumaüberlebende achtsame Aufmerksamkeit auf das richten, was sich schwerpunktmäßig in ihrem Bewusstseinsfeld befindet, neigen sie natürlich dazu, sich an Überbleibsel ihres Traumas anzudocken. Dies kann aufwühlende Flashbacks oder bestimmte

Empfindungen auslösen, die mit überlebenssichernden Reaktionen wie der Kampf-oder-Flucht-Reaktion verbunden sind. Es ist schwer, dem Impuls zu widerstehen, diesen Stimuli Aufmerksamkeit zu schenken.

Für Traumaüberlebende kann das schnell zu viel werden. Um traumatische Symptome steuern zu können, brauchen Menschen, die traumatischen Stress erleben, mehr als bloße Achtsamkeitsanleitungen, um innerlich wachsen zu können. Sie brauchen spezifische Anpassungen ihrer Achtsamkeitspraxis; idealerweise werden sie von einem erfahrenen Traumaexperten begleitet. Ohne diese Begleitung kann sich Achtsamkeitsmeditation als Falle erweisen. Egal wie ernsthaft Traumaüberlebende Achtsamkeit üben – es kann passieren, dass sie in einen Traumastrudel gerissen werden. Sie benötigen Werkzeuge, die ihnen dabei helfen, sich sicher und stabil zu fühlen und ihnen die Fähigkeit zur Selbstregulation geben.

Eine meiner Freundinnen erzählte mir eine Geschichte, die sich hier als Metapher anbietet. Sie hatte einen Tauchkurs belegt, in dem man lernen sollte, mit typischen Herausforderungen unter Wasser zurechtzukommen – wie zum Beispiel, wenn einem der Sauerstoff ausging oder die Taucherbrille vom Gesicht rutschte. Unter den verschiedenen Szenarien, die einem widerfahren konnten, war das gefährlichste, sich in einem Feld aus Meeresalgen zu verstricken. Wenn dies geschieht, geraten die meisten Taucher in Panik und beginnen sich hektisch zu bewegen. Aber das macht die Sache nur noch schlimmer. Durch Herumzappeln verheddert man sich nur noch mehr in den langen Algenranken, was zu angsterregenden – sogar tödlichen – Konsequenzen führen kann.

Traumaüberlebende, die Achtsamkeit praktizieren, können sich im übertragenen Sinne in einem Feld aus Meeresalgen wiederfinden. Dadurch, dass sie ihrer Augenblickserfahrung bewusste Aufmerksamkeit schenken, bringen sie sich natürlich mit Traumastimuli in Berührung – also Bildern, Erinnerungen oder Gefühlen wie etwa Immobilität und Rage. Diese Stimuli können unausgesprochene Familiengeheimnisse, das Erbe traumatischer Gewalt oder eine andere der vielen Formen, die Trauma annehmen kann, zum Vorschein bringen. Wenn Traumaüberlebende ihrem Körper und Geist ausdauernd genügend Aufmerksamkeit schenken, besteht eine hohe Wahrscheinlichkeit, dass sie dem Trauma, das in ihnen lebt, begegnen werden.

Das kann eine gute Entwicklung sein – *wenn* ein Traumaüberlebender darauf vorbereitet ist. Durch das Erkennen traumatischer Stimuli kann ein erster Schritt unternommen werden, sich mit ihnen zu befassen. Allerdings liegt darin auch ein weiteres Problem. Wenn sich Traumaüberlebende in einem Algenfeld traumatischer Erinnerungen wiederfinden, bevor sie ausreichend darauf vorbereitet sind, kann es zur Panik kommen. Sie können sich in Gedanken, die auf sie eindringen, körperlichen Symptomen und unberechenbaren emotionalen Reaktionen verstricken und von ihnen überfordert werden. Nur wenn Traumaüberlebende über das nötige Handwerkszeug verfügen, um sich selbst zu stabilisieren und sich durch die Symptome zu navigieren, können sie verhindern, sich selbst zu retraumatisieren und sich gewissermaßen vor dem Ertrinken schützen. Das ist keine neue Erkenntnis. Peter Levine schrieb Folgendes darüber:

> Um sich diese Selbstregulation und eine authentische Selbstständigkeit anzueignen, müssen traumatisierte Menschen letzten Endes lernen, zu ihren inneren Empfindungen Zugang zu finden, sie auszuhalten und sich zunutze zu machen. Es wäre jedoch unklug, sie ohne angemessene Vorbereitung anzuleiten, sich länger auf den eigenen Körper zu konzentrieren. Gerade am Anfang überfällt Patienten bei dieser Kontaktaufnahme mit ihren Empfindungen oft eine große Angst vor dem Unbekannten, die sie völlig in Beschlag zu nehmen droht. Die vorschnelle Konzentration auf die eigenen Empfindungen kann für sie überwältigend und damit potentiell retraumatisierend sein. (Levine, 2012, S. 106)

Das ist der Grund dafür, dass Achtsamkeit in Bezug auf Traumaheilung ein zweischneidiges Schwert ist. Genauer gesagt, kann anhaltender Kontakt mit traumatischen Stimuli – ohne ausreichende Vorbereitung – Traumaüberlebende in einer potenziell lähmenden Wiederholungsschleife gefangen halten. Achtsamkeitsmeditation kann dazu führen, dass traumatische Symptome ausgelöst werden, die Menschen in ihren Alltag verfolgen. Wenn dies geschieht, ist sehr wahrscheinlich, dass Traumaüberlebende sich entmutigt und eingeschüchtert fühlen werden. Vielleicht machen sie sich selbst für ihre Not verantwortlich und haben das Gefühl, dass sie das eigentliche Problem sind. Manchmal verlieren sie die Hoffnung und geben die Achtsamkeitsübungen ganz auf, obwohl das eigentliche Problem nicht die Achtsamkeit an sich ist, sondern die Art und Weise, in der sie Achtsamkeit praktizieren.

Das führt uns zu der Algenmetapher zurück. In dem Kurs, an dem meine Freundin teilnahm, wurde erklärt, was zu tun war, wenn man sich in den Algen verfangen hatte: den Tauchern wurde beigebracht, sich zu entspannen. Hektische, plötzliche Bewegungen ziehen den Griff der Algen nur fester und machen die Sache oft schlimmer. Tauchern wird auch beigebracht, sich auf die Hilfe anderer zu verlassen. Sich mit einem anderen Menschen oder einem Team zusammenzutun, ist beim Tauchen eine normale Übung, weil es die Chancen der Taucher erhöht, Unfälle zu vermeiden oder sie zu überleben. Beide genannten Strategien sind auf Trauma anwendbar. Wenn uns traumatische Stimuli begegnen und wir beginnen, gegen uns selbst anzukämpfen, wird die Intensität dieser Stimuli nur vergrößert. In diesen Momenten müssen wir lernen, uns selbst zu regulieren. Traumaüberlebende brauchen fähige und mitfühlende Lehrer, wenn sie sich in den „Algen“ verheddern. Von einem Trauma erholen wir uns nicht allein. Angesichts der hohen Verbreitung von Traumata und der Popularität von Achtsamkeit glaube ich, dass wir – als Achtsamkeitspraktiker – dafür verantwortlich sind, Bescheid zu wissen, wenn es um die Arbeit mit Traumaüberlebenden geht, die in traumatischem Stress gefangen sind. Wenn wir uns der Risiken, die Achtsamkeit bergen kann, nicht bewusst sind, laufen wir Gefahr, dass Menschen dysregulieren oder sich in unserer Obhut retraumatisieren. Aber Achtsamkeit kann auch enorme Vorteile für Traumaüberlebende und all jene haben, die Zeuge von Trauma werden. Wie in Nicks Fall kann sie das Leben von Menschen verändern. Deshalb ist traumasensitive Praxis so wichtig.

Je mehr wir über Trauma wissen, desto größer ist die Wahrscheinlichkeit, dass wir Achtsamkeitsübungen auf eine Art anbieten können, die sie den Menschen, die von ihren Vorteilen am meisten profitieren werden, zugänglich macht. Durch die Bereitstellung eines entsprechenden Rahmenwerks – einhergehend mit Hilfestellungen aus bestimmten, auf die einzelne Person zugeschnittenen Modifikationen, die darauf ausgelegt sind, sie in ihrer Praxis zu begleiten – helfen wir uns und unseren Klienten, sich traumatischem Stress zu stellen und ihn zu integrieren.

KAPITEL 3

Durch die Vergangenheit geprägt: Eine kurze Geschichte von Achtsamkeit und Trauma

Geschichte ist nicht Vergangenheit. Sie besteht aus den gesammelten Geschichten, die wir über die Vergangenheit erzählen. Wie wir diese Geschichten wiedergeben – triumphierend oder selbstkritisch, metaphysisch oder dialektisch –, hat viel damit zu tun, ob wir unsere Entwicklung als Menschen abgebrochen oder vorangetrieben haben.

Grace Lee Boggs

Die Wiederentdeckung geht der Geschichte der Erklärung des psychischen Traumas voraus.

Judith Herman

Margaret, Anfang 40, arbeitete als Sozialarbeiterin bei einem Dienstleister für Familien. Sie gehörte der weißen Mittelschicht an und war in der kleinen Stadt im Mittleren Westen der USA aufgewachsen, in der sie auch heute noch lebte. Sie liebte ihre Arbeit und reiste häufig quer durch den Staat, um an Fortbildungsworkshops teilzunehmen. Vor kurzem hatte

Margaret sich auch für einen Onlinekurs zum Thema Achtsamkeit eingeschrieben, nachdem ein Kollege ihr davon erzählt hatte. In der Annahme, es könnte ihr in ihrer Berufspraxis helfen, fing sie an, Mini-Meditationen in ihre Sitzungen einzubauen. Dazu inspirierten sie die Achtsamkeits-Podcasts, die sie auf dem Weg zur Arbeit hörte.

An einem regnerischen Dienstagmorgen traf sich Margaret mit Yvonne, einer schwarzen Frau aus der Mittelschicht Mitte 50, die wegen einer Reihe von Panikattacken Hilfe suchte. Während Margaret Yvonne zuhörte, erfuhr sie, dass die Schwierigkeiten vor sechs Monaten begonnen hatten, als ein neuer Mieter in die Wohnung neben Yvonne gezogen war. Der Mann war ein junger, weißer Hochschulstudent in seinem Abschlussjahr. Anfangs waren sie freundlich miteinander umgegangen und hatten sich gegrüßt, wenn sie sich im Flur begegneten. Aber eines Nachts veränderte sich das.

Es war fast ein Uhr morgens und Yvonnes Nachbar ließ in dem Zimmer, das an Yvonnes Schlafzimmer angrenzte, laute Musik laufen. Weil Yvonne am nächsten Morgen früh aufstehen musste, klopfte sie höflich gegen die Wand, bevor sie sich letztendlich ihre Hausschuhe anzog und bei ihm klingelte. Als der Student aufmachte, schreckte Yvonne zurück. Er trug kein T-Shirt und sah sie verächtlich an. Als sie erklärte, dass seine Musik sie wachhielt, murmelte er etwas Rassistisches und knallte die Tür zu. Yvonne überlegte, ob sie die Hausverwaltung oder die Polizei anrufen sollte, war sich aber nicht sicher, ob diese die Situation entschärfen konnten. In der Hoffnung, dass es ein Einzelfall sein würde, kehrte sie in ihre Wohnung zurück.

Doch in den kommenden Monaten verschlechterte sich die Situation. Der Student ließ, trotz Beschwerden weiterer Mieter, weiterhin spätnachts laute Musik laufen. Wenn er Yvonne im Flur begegnete, flüsterte er kaum hörbare rassistische Beleidigungen, und als sie ihn darauf ansprach, tat er vollkommen unschuldig. Wenn sie nachts, nachdem sie das Licht ausgeschaltet hatte, hörte, wie er in seiner Wohnung herumlief, empfand sie eine Mischung aus Wut und Panik. Alle rassistischen Beleidigungen, die sie in ihrem Leben erfahren hatte, überfluteten sie von neuem – zum Beispiel, wenn sie in bestimmten Stadtvierteln schikaniert oder bei Bewerbungen für einen Job oder eine Wohnung diskriminiert wurde. Um besser mit der Situation umgehen zu können und weil sie die Albträume vermeiden wollte, die sie heimsuchten, sobald sie ihre Augen schloss, fing Yvonne an, übermäßig viel fernzusehen. Schließlich konnte sie sich bei der Arbeit nicht mehr konzentrieren und ging abends nicht mehr vor die Tür, um Konfrontationen aus dem Weg zu gehen. Sie lebte seit zehn Jahren in ihrer Wohnung und fing nun an, über einen Umzug nachzudenken. Dann zog der Nachbar unerwartet aus. Yvonne kam eines Abends von der Arbeit nach Hause und sah durch die offen stehende Tür eine ausgeräumte Wohnung. Sie bestellte sich zur Feier des Tages Essen, ließ ihre eigene Wohnungstür einen Spalt breit offen und genoss den Sonnenuntergang. Ein Teil von ihr war immer noch wütend, aber sie war gleichzeitig erleichtert, dass sie sich mit diesem Nachbarn nicht mehr auseinandersetzen musste. Sie stieg in der wohligen Hoffnung auf guten Schlaf und die Rückkehr in ein normales Leben in ihr Bett.

Aber Yvonnes Symptome blieben. In der ersten Nacht lag sie mit offenen Augen in ihrem Bett und spitzte ihre Ohren nach den Geräuschen aus der Nachbarwohnung. Als sie schließlich einschlief, kamen die Albträume zurück. Ihre Schlaflosigkeit hielt die nächsten Wochen an. Um sich abzulenken, las sie Zeitschriften, doch die Szenen der vergangenen Monate spielten sich permanent in ihrem Kopf ab. Nachdem sie bei der Arbeit einige lähmende Panikattacken erlebt hatte, suchte sie sich Hilfe.

Als Yvonne schwieg, lehnte sich Margaret in ihrem Stuhl zurück. „Das ist schrecklich", sagte sie und seufzte tief auf. „Es tut mir so leid, dass Sie das durchmachen mussten."

Yvonne nickte in Erwartung weiterer Antworten. Aber sie kamen nicht. Margaret fand Yvonnes Geschichte schwer nachzuvollziehen. Sie fühlte Empathie, aber gleichzeitig war sie auch voreingenommen. Warum hatte Yvonne ihren Nachbar nicht einfach ignoriert oder nachts Ohrstöpsel benutzt? Warum hatte sie nicht andere Langzeitmieter dazu aufgefordert, sich an einer Beschwerde beim Vermieter zu beteiligen? Auch wenn die Situation schrecklich gewesen war, warum hatte sie so intensive – wenn nicht gar traumatische – Auswirkungen auf Yvonne?

„Warum versuchen wir es nicht mit einer angeleiteten Meditation?“, schlug Margaret vor, in der ehrlichen Absicht zu helfen, aber auch aus Mangel an alternativen Vorschlägen. „Es ist ein Weg, Stress zu managen, und es könnte auch bei Ihren Panikattacken helfen.“

Yvonne dachte kurz nach. Sie hatte Gutes über Achtsamkeitsübungen gehört und war jetzt immerhin so weit gekommen, dass sie sich Hilfe gesucht hatte. Sie zuckte mit den Schultern und dachte sich, dass es ja nicht schaden könne.

Margaret setzt sich aufrecht hin und bat Yvonne, ihre Augen zu schließen und ihrem Atem Aufmerksamkeit zu schenken. Yvonne bemerkte sofort, dass ihr Herz zu rasen begann, weil sie durch das Erzählen ihrer Geschichte aufgewühlt war. Nach ein paar Minuten, als Margaret sie dazu aufforderte, ihre Aufmerksamkeit auf ihren Körper zu lenken, bemerkte Yvonne, dass ihre Anspannung zunahm. Sie begann, in ihrem Stuhl hin und her zu rutschen und öffnete einige Male ihre Augen, weil sie den Eindruck hatte, dass das Licht aus den Leuchtstoffröhren im Raum sie störte. Als Margaret sah, dass Yvonne Schwierigkeiten hatte, ermutigte sie sie, weiterhin achtsam zu sein. „Achten Sie auf Ihren Atem“, sagte sie, „und beobachten Sie weiter, was geschieht. Sie wissen, dass Sie sicher sind … sicher in diesem Büro und sicher in dieser Welt. Ruhen Sie achtsam …“

Das Quietschen von Yvonnes Stuhl unterbrach Margarets Worte.

„Ich glaube nicht, dass das funktioniert“, sagte Yvonne, während sie aufstand und nach ihrem Mantel griff.

Margaret war beunruhigt. „Habe ich etwas Falsches gesagt?“, fragte sie, als Yvonne die Tür öffnete. „Ich glaube Ihnen, dass Sie es gut gemeint haben“, antwortete Yvonne mit entnervter Stimme. „Aber die Welt ist für Sie und mich nicht in gleicher Weise sicher. Wir leben beide in einer sehr weißen Stadt, und wenn ich aus dieser Tür gehe, unterscheidet sich meine Erfahrung sehr stark von Ihrer. Sie müssten das verstehen, wenn wir zusammenarbeiten wollen.“ Yvonne ging und schloss die Tür hinter sich.

Margaret war zunächst schockiert, dann schämte sie sich. Das Letzte, was sie vorgehabt hatte, war, Yvonne zusätzlichen Stress zu bereiten. In Bezug auf Menschen anderer Ethnien betrachtete sie sich als „farbenblind“

und sah alle Menschen als gleichgestellt an. Sie dachte einfach nicht besonders viel über verschiedene Hautfarben nach. Aber vielleicht, begann sie zu grübeln, war genau das der Grund dafür, dass die Sitzung so schiefgegangen war.

TRAUMA UND ACHTSAMKEIT IN EINEN KONTEXT BRINGEN

Warum denken wir über Trauma und Achtsamkeit so, wie wir es tun? Wie beeinflusst das unsere Entscheidungen? Und wie kann unser Verständnis der sozialen Umstände, von denen wir – und unsere Teilnehmer und Klienten – geprägt wurden, uns dabei helfen, uns auf eine kraftvolle, verantwortungsvolle und traumasensitive Arbeit einzulassen?

In diesem Kapitel werde ich die Geschichte von Trauma und Achtsamkeit im westlichen Mainstreamdiskurs beleuchten – genauer gesagt, in welcher Form unsere heutigen Definitionen beider Begriffe von der Vergangenheit geprägt sind. Durch die Auseinandersetzung mit dem geschichtlichen Kontext lässt sich unser Verständnis von uns selbst und den Bereichen, in denen wir arbeiten, erweitern. Er erlaubt uns, die Rahmenbedingungen, die uns geboten wurden, kritisch zu durchleuchten und uns zunehmend unserer eigenen Rolle bewusst zu werden. Lassen wir uns auf diesen Prozess nicht ein, so laufen wir Gefahr, weniger sachkundig und weniger effektiv zu sein.

Margaret ist in diesem Zusammenhang ein gutes Beispiel. Da Rassismus nicht in Margarets Definition von Trauma enthalten war, konnte sie Yvonnes Trauma nicht erkennen. Bedingt durch ihre Ausbildung, verstand Margaret Trauma als ein einzelnes, physisch gewalttätiges Ereignis, verursacht durch was auch immer. Allerdings war Yvonne ja gar nicht körperlich angegriffen worden. Sieht man sich Yvonnes Geschichte jedoch durch eine andere Linse an, ergibt ihre traumatische Erfahrung mehr Sinn. Ihre früheren Erfahrungen rassistischer Beleidigungen und die immer noch andauernde ethnisch bedingte Diskriminierung hatten einen der wenigen Orte, an denen Yvonne sich sicher gefühlt hatte – ihr Zuhause – zu einem unsicheren Ort gemacht. Ihr grundlegendes Sicherheitsgefühl war erschüttert worden, und die daraus erwachsende Hilflosigkeit und Isolation überschritten ihre Fähigkeit zur Integration und verursachten posttraumatische Stresssymptome. Margaret ging von einem Verständnis von „Sicherheit" aus, das Yvonne nicht teilte. Aus diesem Grund war Yvonnes Trauma für Margaret größtenteils unsichtbar geblieben.

Dies soll Margaret kein Armutszeugnis ausstellen. Durch unsere individuelle Geschichte sowie unseren sozialen Kontext und die vorherrschenden kulturellen Normen werden wir schlicht so konditioniert, dass wir die Leidenserfahrung mancher Menschen als traumatisch wahrnehmen und die anderer eben nicht. In ihrem Buch *Die Narben der Gewalt: Traumatische Erfahrungen verstehen und überwinden* (2003) geht Judith Herman dieser Idee nach, indem sie untersucht, auf welche Weise das in einer Gesellschaft vorherrschende Verständnis von Trauma aus dem Spannungsfeld zweier Kräfte entspringt: politische Bewegungen, die nach Aufmerksamkeit für bestimmte Formen von Trauma verlangen, und Systeme, die versuchen, diese Verletzungen zu ignorieren, zu leugnen und zu verdrängen. Frauen zum Beispiel, denen sexuelle Gewalt widerfahren war, wurden in der Geschichte immer wieder zum Schweigen gebracht, so lange, bis sie unsichtbar waren. Sie wurden beschuldigt, gemieden, versteckt, für nicht heiratsfähig erklärt oder durch Vergewaltigung in die Ehe gezwungen. Die Emanzipationsbewegung der 1970er Jahre stellte dies jedoch in Frage. Mithilfe von Forschungen, Publikationen und Protesten verschaffte diese Bewegung sich Aufmerksamkeit und forderte, dass Institutionen – und damit im weiteren Sinne die Öffentlichkeit – die persönlichen Auswirkungen sexueller Gewalt nicht länger negierten. Dadurch, dass diese Bewegung Frauen, die täglich Unterdrückung erlebten, eine Stimme gab, trug sie dazu bei, eine weitreichendere Untersuchung der Situation zu legitimieren, die letztendlich die gängigen Definitionen von Trauma veränderte. Und auch wenn diese Dynamiken noch immer Bestand haben, entwickeln sich doch Wahrnehmung und Verständnis von Trauma im Laufe der Zeit kontinuierlich weiter.

Margarets Achtsamkeitsverständnis war von ihrem sozialen und kulturellen Kontext geprägt. Basierend auf den ihr bekannten, gängigen Konzeptionen von Achtsamkeit, glaubte Margaret, dass Achtsamkeit ein schnelles Mittel gegen Stress war – eine Technik, die man anwenden konnte, um „runterzukommen". Die Blogs, die sie las, dienten der Vermarktung von Achtsamkeitsprodukten und neigten folgerichtig dazu, die Vorteile der Meditationspraxis überzubetonen. Hier beinhaltete der weitere soziale Kontext also eine reiche und komplexe Geschichte religiöser und weltlicher Traditionen, ebenso wie die Prinzipien des Kapitalismus. Dies alles beeinflusste, wie Margaret über Achtsamkeit dachte und auf welche Weise sie sie Yvonne anbot. Auch wenn dies nur ein Fall einer missglückten Achtsamkeitsintervention sein mag, ist es bei weitem kein Einzelfall – denken wir zum Beispiel an RJs Lehrer Marc aus dem ersten Kapitel. Darüber hinaus weist es auf ein größeres Problem hin: Wenn wir uns mit der Geschichte der Traditionen, auf denen unsere Arbeit basiert, nicht auseinandersetzten, schränken wir uns in unserer Effektivität als Praktiker ein. Die historische Dimension verleiht unserer Arbeit Tiefe.

DIE POLITIK DES TRAUMAS

Im Laufe der Geschichte haben Völker und Kulturen Trauma unterschiedlich benannt und mit ihm gearbeitet. Vorstellungen darüber, was schädlich und was gesund ist, unterscheiden sich stark über Epochen, Gemeinschaften und Orte hinweg. In *Die Narben der Gewalt* identifiziert Herman drei westliche politische Bewegungen, die zu unserer heutigen Definition von Trauma beigetragen haben: die französische antiklerikale Bewegung des 19. Jahrhunderts, den Zusammenschluss kriegskritischer Veteranen nach dem Vietnamkrieg und die Frauenbewegung der 1970er Jahre. Auch wenn diese Bewegungen für sich genommen die Frage danach, inwieweit soziale Bewegungen die Diskussion um Trauma geprägt haben, nicht vollständig beantworten können, geben sie doch einen Eindruck davon, in welcher Form unser gegenwärtiges Verständnis von Trauma durch historische Ereignisse beeinflusst wurde.

Lassen Sie uns mit Frankreich beginnen. Die Medizin des 18. und 19. Jahrhunderts verwendete zur Beschreibung von Trauma den Begriff der „Hysterie". Dieses Wort stammt vom griechischen „hystera" und bedeutet „Uterus" oder „Gebärmutter". Hysterie war damit ein geschlechtsspezifischer Begriff, eine allumfassende Diagnose, die ausschließlich Frauen vorbehalten war. Symptome der Hysterie waren unter anderem extreme Anspannung, Schlaflosigkeit, Ohnmachten, Sehstörungen, Atemnot und Muskellähmungen. Die katholische Kirche betrachtete diese Symptome als ein Zeichen der Besessenheit vom Teufel, ein Leiden, das „hunderte anderer Menschen körperlich anstecken" konnte (Herbermann 1922, S. 545). Aus Sicht ernsthafter Wissenschaften wurde die Hysterie als absolut indiskutabel betrachtet.

Dies änderte sich mit Jean-Martin Charcot. Weithin als der Urvater moderner Neurologie bekannt, unternahm Charcot an der Salpêtrière– einem berühmten Pariser Krankenhaus, das zur Zeit der französischen Revolution das größte der Welt war – umfangreiche Studien zur Hysterie. Teilweise wegen seiner beachtlichen Rattenplage bekannt, war das Salpêtrière ein Gefängnis für den sogenannten „Abschaum": Sexarbeiter, arme Menschen und solche, die als mental gestört oder krankhaft kriminell galten. Charcot verwandelte diese vernachlässigte Institution in eine berühmte psychiatrische Einrichtung, die ambitionierte – und später berühmte – Studenten wie Pierre Janet und Sigmund Freud anzog.

In Paris präsentierte Charcot seine Ergebnisse in Form von wöchentlichen Vorlesungen. Diese Zusammenkünfte, während derer Charcot dramatische öffentliche Untersuchungen seiner Patienten vornahm, wurden als theatralische Events betrachtet und von einem breiten Publikum aus Ärzten, Künstlern und Politikern besucht. Charcots Herangehensweise war jedoch zutiefst objektiv und rational. Er konzentrierte sich auf neurologische Symptome und zeigte wenig Interesse für das Innenleben der von ihm behandelten Frauen. Aber seine Studenten – besonders Freud und Janet – waren davon besessen, ihren Lehrer zu übertreffen. Beide wollten der Ursache der Hysterie auf den Grund gehen. In ihrem Bestreben entwickelten sie eine bis dahin unbekannte Herangehensweise: Sie begannen mit ihren weiblichen Patienten zu sprechen. Im Gegensatz zu Charcots eher aufs Äußere konzentriertem Fokus erforschten sie die Hysterie, indem sie Frauen Fragen über ihr Leben stellten. „Ein kurzes Jahrzehnt lang", schreibt Herman, „lauschten Männer der Wissenschaft mit vorher wie später unbekannter Hingabe und Respekt auf das, was Frauen zu sagen hatten." (2003, S. 21)

Der politische Kontext, in dem diese Untersuchungen stattfanden, ist für das Verständnis dieser Geschichte von wesentlicher Bedeutung. Nach der Abdankung Kaiser Napoleons III. im Jahre 1870 brach ein Konflikt aus zwischen traditionellen Anhängern der Monarchie, unterstützt durch die katholische Kirche, und Mitgliedern der Dritten Französischen Republik, Befürwortern von Wissenschaft und säkularer Demokratie. Es ist von Bedeutung, dass Charcot sich auf die Seite der Republik stellte. Er war ein prominenter Repräsentant des aufsteigenden Bürgertums, und seine Tätigkeit an der Salpêtrière – seine Vorlesungen eingeschlossen – folgte teilweise der Strategie, die Monarchisten zu schwächen, denn deren Verbündete, die Kirche, hatte Hysterie als Hexerei abgetan. Die antiklerikale Bewegung bot daher einen geeigneten Kontext, um eine gründliche Studie über traumatischen Stress vorzunehmen.

In ihren jeweils eigenen Untersuchungen gelangten Freud und Janet zu ähnlichen Ergebnissen: Hysterie stand in Beziehung zu *tatsächlichen traumatischen Ereignissen*. Die Frauen, die Freud und Janet befragten, hatten wiederholte sexuelle Übergriffe, Inzest, Ausbeutung und Misshandlungen erlitten. Sie waren weder Simulantinnen, noch waren sie verrückt. Sie waren schlicht traumatisiert.

Janet und Freud beobachteten eine Bewusstseinsspaltung bei diesen Patientinnen. Ein traumatischer Vorfall hatte dazu geführt, dass sich Erinnerungen, körperliche Empfindungen oder Emotionen abgespalten und abgeschottet hatten. Diese Elemente bahnten sich dann einen Weg zurück ins Bewusstsein und wirkten sich dort verstörend und dysregulierend aus. Janet nannte dieses Phänomen „Dissoziation": „Unfähig, die traumatischen Erinnerungen zu integrieren, scheinen sie auch die Fähigkeit verloren zu haben, neue Erfahrungen zu assimilieren. Es ist,

... als wäre ihre Persönlichkeit an einem bestimmten Punkt endgültig zum Stillstand gekommen." (Zitiert nach van der Kolk, 2015, S. 217) Nach dieser Definition lässt sich verstehen, weshalb Yvonnes Albträume anhielten, obwohl ihr Nachbar ausgezogen war. Unintegrierte Aspekte einer traumatischen Erfahrung drängten sich hartnäckig in Form von Albträumen und Panikattacken auf.

Im Jahre 1890 machte Freud eine zweite wesentliche Entdeckung: Sexuelle Gewalt beschränkte sich vor allem auf das Leben von Frauen. Im Zuge seiner Arbeit mit wohlhabenden Wiener Familien, die es sich leisten konnten, ihm Patienten zur Analyse zu schicken, hörte er wiederholt Geschichten über sexuellen Missbrauch, Vergewaltigung und Inzest. Diese Patienten waren nicht wie die Patienten, die Freud an der Salpêtrière behandelt hatte. Letztere waren ständiger Armut und Gewalt ausgesetzt. Diese Geschichten nun kamen jedoch aus dem Bürgertum. In einem berühmten Aufsatz mit dem Titel *Zur Ätiologie der Hysterie* schreibt Freud: „Ich stelle also die Behauptung auf, zugrunde jedes Falles von Hysterie befinden sich [...] ein oder mehrere Erlebnisse von vorzeitiger sexueller Erfahrung, die der frühesten Jugend angehören." (1952, S. 439).

Doch diese Idee war für die breite Masse absolut inakzeptabel. Die These war zu gefährlich, als dass man sie für glaubwürdig halten konnte. Nicht nur die „Säulen der Gesellschaft", auch seine medizinischen Freunde drängten Freud dazu, diese Forschungslinie nicht weiterzuverfolgen. Weil ein politischer Kontext fehlte, der seine Thesen hätte belegen können – und angesichts seiner eigenen beruflichen Ambitionen –, zog sich Freud zurück. In den Folgejahren verwarf er seine Theorien. Die Wahrheiten, die er äußerte, konnten von der Öffentlichkeit nicht akzeptiert werden. Freud hörte auf, seinen Patientinnen zuzuhören, und so wurden die Frauen abermals zum Schweigen gebracht, geächtet und unterdrückt. Die Tür zur Erforschung von Trauma und sexueller Gewalt hatte nur einen kurzen Moment lang offengestanden.

KRIEG UND TRAUMA

Im 20. Jahrhundert waren es Kriege, die die Erforschung von Traumata zurück ins Rampenlicht rückten. Soldaten kehrten mit unerklärlichen Symptomen aus dem Ersten und Zweiten Weltkrieg zurück, wie beispielsweise Flashbacks und Lähmungen. Sie schrien und weinten unkontrolliert oder wurden stumm und bewegungsunfähig. Zuerst wurden diese Hysterie-ähnlichen Symptome in ihrem Ursprung als ausschließlich körperlich eingestuft. Ärzte aus dem Amerikanischen Bürgerkrieg hatten verbreitete Störungen des Nervensystems und des Herzens „soldier's heart" (wörtlich „Soldatenherz") genannt. Nach dem immensen Blutvergießen und der Mechanisierung des Kriegsgeschehens, die in den beiden Weltkriegen stattfanden, kamen Begriffe wie „shell shock" (Granatenschock) und „combat exhaustion" (wörtlich „Kampferschöpfung") auf. Es wurde bald klar, dass auch Soldaten, die kein physisches Trauma erlitten hatten, mit ähnlichen Leiden zu kämpfen hatten. Unter dem Druck, dieses Phänomen erklären zu müssen, begannen Mediziner einzuräumen, dass die Symptome der Soldaten nicht nur physischer Natur oder gar ausgedacht waren. Sie waren eng mit extremen psychischen Leidenszuständen verbunden.

Ähnlich den Frauen, die mit Hysterie diagnostiziert worden waren, gab man auch diesen Männern anfangs die Schuld für ihren Zustand. Sie wurden als schwach, feige und von minderer Konstitution abgestempelt. US-General George Patton drohte damit, jeden „Simulanten" vor das Kriegsgericht zu bringen, der an „combat fatigue" litt. Herman erinnert in ihrem Buch daran, dass Soldaten, die ein Trauma entwickelt hatten, von traditionalistischen Psychiatern beschimpft und physisch misshandelt wurden. Manchmal wurden ihre Symptome mit Elektroschocks behandelt.

Eine Gruppe fortschrittlicherer Mediziner stellte sich dieser Gesinnung jedoch entgegen. Sie argumentierten, dass ein militärisches Trauma jedem zustoßen könne, der den Schrecken der Kampferfahrung ausgesetzt war. Psychiater, die von Freuds psychoanalytischem Ansatz – bekanntlich die „Sprechkur" genannt – inspiriert waren, redeten respektvoll mit ihren Patienten, um Sicherheit und Vertrauen aufzubauen. Ihre Herangehensweise stellte die bis dahin angewandten, brutalen und strafenden Behandlungsmethoden in Frage und sprach sich für eine humane, beziehungsorientierte Form von Behandlung aus. Im Laufe der Zeit offenbarte diese Arbeit die viszeralen Auswirkungen von Kampftraumata sowie die unaufhörlichen Schrecken, die Soldaten erlebten, nachdem sie nach Hause zurückgekehrt waren. Als der Zweite Weltkrieg ausbrach, hatte die amerikanische Militärführung erkannt, dass jeder Soldat, egal wie kühn er sein mochte, traumatisiert werden konnte.[73]

Zu jener Zeit stand die Erforschung von Kampfneurosen jedoch hauptsächlich im Dienste des Krieges. Eines der Hauptziele war, Soldaten zurück an die Front schicken zu können. Der Anreiz für das Militär, seine Psychiater empathisches Zuhören praktizieren zu lassen, basierte darauf, dass diese Herangehensweise höhere Erfolgsquoten erzielte, was wiederum bedeutete, eine einsatzfähigere Kampftruppe zu haben.

Allerdings änderte sich dieser Kontext nach dem Vietnamkrieg. Anders als im sogenannten „Great War", der die geeinte Unterstützung der Nation vorausgesetzt hatte, gab es sowohl innerhalb als auch außerhalb der Streitkräfte eine zahlenmächtige Opposition gegen den Vietnamkrieg. Eine der einflussreichsten Organisationsformen waren sogenannte „rap groups", die sich überall in den Vereinigten Staaten bildeten. Bei diesen Zusammenkünften wurde heimkehrenden Soldaten ein Forum geboten, um ihre traumatischen Erlebnisse anderen mitzuteilen und gleichzeitig das Augenmerk der Öffentlichkeit auf die tatsächlichen Kosten des Krieges zu lenken. So wurde ein größerer sozialer Kontext zur systematischen Erforschung von Trauma geschaffen. 1980 betrieb eine Gruppe Soldaten der Vereinigung „Vietnam Veterans Against the War" erfolgreich Lobbyarbeit, um die American Psychiatric Association davon zu überzeugen, eine neue Krankheit, die ihre Erfahrungen reflektierte – und heute als PTBS bekannt ist – zu definieren. Seelisches Trauma wurde eine „echte" Krankheit, was den Weg für soziale Legitimation und kontinuierliche Forschung ebnete.

Während ich mich hier auf zwei bestimmte Bewegungen konzentriert habe, die die gängigen Definitionen von Trauma geprägt haben, möchte ich anmerken, dass zahlreiche Gelehrte, Aktivisten und Heilkundige innerhalb anderer Bewegungen, wie etwa der „American Indian Movement“ [74], dem „Student Nonviolent Coordinating Committee of the Civil Rights Movement“[75] und der „Healing Justice Initiative“ der „Black Lives Matter“[76] die traumatischen Auswirkungen von Kolonialisierung, Genozid und Sklaverei unmissverständlich zum Ausdruck brachten. Von diesem Erbe profitieren heute all diejenigen von uns, die in Bereichen arbeiten, in denen es darauf ankommt, trauma-bedacht vorzugehen.

DIE FRAUENBEWEGUNG

In den Jahren, die zur Anerkennung von PTBS hinführten, gab es eine dritte politische Bewegung, die dazu beitrug, einen Kontext zu schaffen, in dem Trauma erneut erforscht werden konnte: Die Emanzipationsbewegung der 1970er Jahre in den Vereinigten Staaten. Oft als „zweite Welle“ des Feminismus bezeichnet, konzentrierte sich diese Bewegung auf das Recht der Selbstbestimmung über den eigenen Körper, häusliche Gewalt, gleiche Bezahlung, sexuelle Übergriffe und tief verankerte rechtliche Ungleichheiten – insbesondere für weiße Frauen, wie ich in Kürze näher besprechen werde. Durch Forschung, Publikationen und kollektiven Aktivismus half diese Bewegung auch dabei, eine eindrucksvolle Tatsache aufzudecken: die am weitesten verbreitete Form von Trauma waren nicht die erschütternden Kriegserlebnisse der Männer, sondern die weiblichen Erfahrungen sexueller Gewalt.

Die Frauenbewegung stellte die Annahme in Frage, dass individuelle Erfahrungen außerhalb des sozialen Kontexts verstanden werden sollten. „Das Private ist politisch“, wurde zu einem weitverbreiteten Slogan.

Die Bewegung stellte auch die Scham, den Skeptizismus, die Verachtung und den Hohn in Frage, mit denen sich Frauen konfrontiert sahen, die über ihre Erfahrungen sexueller und häuslicher Gewalt sprachen. Die Auswirkungen von Sexismus, so die weithin vorherrschende Meinung, hatten im Privaten ausgehalten zu werden. Ethnische und Schichtzugehörigkeit spielten ebenfalls eine Rolle. Einer privilegierten

Ethnie und sozialen Schicht anzugehören bedeutete für Frauen allerdings, dass sie noch stärker als anderswo auf den Bereich der Kleinfamilie eingeschränkt waren. Sein Privatleben nach außen zu tragen galt als Tabu. Frauen der Arbeiterschicht, aus armen Verhältnissen oder Frauen nicht-weißer Hautfarbe waren oft mit vielfältiger institutioneller Gewalt konfrontiert, wenn sie versuchten, sich gegen sexuelle oder häusliche Gewalt zur Wehr zu setzen. Alles in allem führte diese Unterdrückung dazu, dass Frauen isoliert blieben, während sie weiterhin zu Objekten gemacht und ausgebeutet wurden.

Aber die Frauenbewegung ging gegen die gesellschaftliche Konvention des Schweigens an. Ähnlich den „rap groups", die von Veteranen des Vietnamkrieges gebildet wurden, organisierten Feministinnen „bewusstseinserweiternde" Gruppen, um ihre Erfahrungen sexueller und häuslicher Gewalt einander mitzuteilen – Geschichten, die mit einem ungeheuren sozialen Stigma belegt waren. Über individuelle Heilung hinaus zielten diese Gruppen darauf ab, weitgehende soziale Veränderungen anzustoßen. Frauen wurden dazu ermutigt, sich zu organisieren und gemeinsam aktiv zu werden, um sich sexueller Unterdrückung entgegenzustellen und „aus der eigenen Privatsphäre auszubrechen". (Herman, 2003, S. 40) Durch diese „Speak out"-Gruppen und andere Organisationsstrategien entwickelte die Öffentlichkeit zunehmend ein Bewusstsein für das Thema sexueller Gewalt. 1975 – als Reaktion auf Forderungen der Frauenbewegung – gründete das U.S. Institute for Mental Health ein Zentrum zur Erforschung der Auswirkungen von Vergewaltigung. Großangelegte Studien in den 1980er Jahren legten offen, wie weitverbreitet sexuelle Gewalt tatsächlich war: eine von vier Frauen war im Verlauf ihres Lebens vergewaltigt und eine von drei Freuen in ihrer Kindheit sexuell misshandelt worden.[77]

Durch Interviews mit Vergewaltigungsopfern konnten Wissenschaftler herausfinden, dass diese Traumaüberlebenden erstaunlich ähnliche Symptome erlebten wie Soldaten mit Kriegsneurosen: Albträume, Lähmungen, dissoziative Episoden, Flashbacks, verstörende Gedanken und extremes emotionales Leid. Die Untersuchung wurde ausgeweitet auf andere Überlebende sexueller Gewalt inklusive Kinder. Nachdem PTBS zu einer legitimen Erkrankung erklärt worden war, wurde klar, dass die Symptome, die Überlebende sexueller Gewalt entwickelten, jenen ähnelten, die traumatisierte Soldaten erlebten. Nach Jahrzehnten der Forschung und Fürsprache wurde sexuelle Gewalt endlich als ein diagnostisches Schlüsselkriterium von PTBS in das DSM-5 aufgenommen – ganze 115 Jahre nach dem Erscheinen von Freuds Essay über die weibliche Erfahrung sexueller Gewalt.

Das ist keine Kleinigkeit. Die DSM-5-Definition von Trauma hat nachhaltige Auswirkungen auf Menschenleben, wie zum Beispiel, wer Anrecht auf eine Kostenübernahme durch die Krankenkasse bei der Behandlung von Traumafolgen hat. Die Definition hat auch Einfluss auf die Wahrnehmung der Öffentlichkeit, was Schädigungen angeht und daher Anteilnahme und Hilfe verdient. Als trauma-kundige Praktiker müssen wir uns stets daran erinnern, dass institutionelle Strukturen die Tendenz haben, Trauma abzutun und zu verdrängen und Traumaüberlebende zu ignorieren oder abzuwerten. Zu Charcots Zeit wurden Frauen mit traumatischen Symptomen für verrückt erklärt. Soldaten, die ein halbes Jahrhundert später mit traumatischen Symptomen aus dem Krieg zurückkehrten, wurden als feige und schwach abgestempelt. Unsere Definition von Trauma hat einen Einfluss darauf, wie wir Gruppen von Menschen behandeln – sowohl als Gesellschaft als auch als individuelle Praktiker.

Es ist wichtig anzumerken, dass, auch wenn diese „zweite Welle" des Feminismus dringend notwendig und innovativ gewesen war, sie von Wissenschaftlern und Aktivisten dafür kritisiert wurde, dass sie sich vor allem auf weiße, heterosexuelle Frauen konzentrierte.[78] Die Bewegung marginalisierte die Beiträge von Frauen nicht-weißer Hautfarbe, aus der Arbeiterschicht stammenden Frauen, lesbischen Frauen und Transgender-Frauen und adaptierte Strategien, die unbeabsichtigt patriarchalische und rassistische soziale Strukturen aufrechterhielten. Die „dritte Welle" des Feminismus, die in den 1990er Jahren begann, erstellte eine intersektionale Analyse, die die ineinandergreifenden Eigenschaften unterdrückender

Systeme, wie Rassismus, Sexismus, Homophobie und Klassenbewusstsein hervorhob.[79] Das soziale und ökonomische System, in dem wir momentan leben, konzentriert Wohlstand, Würde und Entscheidungsgewalt in den Händen einiger Weniger und erhält das Leid sowie die Ausbeutung anderer und der Natur aufrecht. Es ist eine Art „Power over"-System, das auf Dominanz, Gewalt und Gewinnentnahme beruht und zahlreiche Formen von Trauma verursacht. Die Analyse der „dritten Welle" des Feminismus lädt uns dazu ein, die Erfahrungen der Menschen und Gemeinschaften, die am meisten von Unterdrückung betroffen sind, in den Mittelpunkt zu stellen und die sozialen und ökonomischen Systeme – und auch die Lösungen – durch diese Linse zu sehen.[80]

All das führt uns zu unserem gegenwärtigen historischen Moment. Wen bezeichnen wir momentan als „feige" oder „verrückt"? Wessen Erfahrungen schenken wir momentan kein Ohr? Welche Art von Leid ignorieren oder verdrängen wir oder halten es unserer kollektiven Aufmerksamkeit für nicht würdig? Und wer hat die Macht, dies in erster Linie zu beurteilen?

TRAUMA HEUTE

Die Bewegung „Movement for Black Lives" (M4BL) bietet eine starke Antwort auf diese Fragen. Gegründet 2016, setzt sich das M4BL-Netzwerk aus 50 afro-amerikanisch geleiteten Organisationen zusammen, zu denen auch das nationale „Black Lives Matter"-Netzwerk gehört. Durch direkte Aktionen, das Schaffen von Gemeinschaften, Kampagnen, juristische und politische Arbeit, Publikationen und andere Formen des Widerstandes richten die Organisationen des M4BL die öffentliche Aufmerksamkeit auf systemischen Rassismus, Gewalt und fortdauernde Traumatisierungen, denen schwarze Gemeinschaften ausgesetzt sind.

Die M4BL ist Teil einer Bewegung, die die Bedingungen für tiefergehende Untersuchungen von traumatischem Stress schafft. Ein vor kurzem vom McSilver Institute an der New York University veröffentlichter Bericht beschreibt beispielsweise die traumatischen Auswirkungen von

Rassismus sehr genau und spricht sich für Richtlinien und Programme auf Regierungsebene aus, die auf systemische rassistische Unterdrückung abzielen.[81] Joy DeGruy, Autorin des Buches *Post Traumatic Slave Syndrome,* hat erforscht und dokumentiert, inwiefern sich die Sklaverei auf Afro-Amerikaner durch generationsübergreifende Traumata ausgewirkt hat[82], und Monica Williams macht sich für eine empirische Untersuchung der Beziehung zwischen Rassismus und Trauma stark.[83] Eine andere kürzlich erschienene Studie fand heraus, dass Erfahrungen rassistischer Diskriminierung generell Angststörungen begünstigen – was die Vermutung zulässt, dass die Erfahrung von Rassismus einen bleibenden, kumulativen Effekt haben und somit zu traumatischem Stress führen kann.[84] Die Erforschung von systemischen und generationsübergreifenden Formen von Trauma befindet sich im Aufschwung.

Wie uns Herman zeigt, kann eine solche Forschung nur in Zeiten gedeihen, in denen es starke Anti-Unterdrückungsbewegungen gibt. Politische Bewegungen tragen in sich die Wahrheit, die erzählt werden muss. „Die Erforschung von Kriegstraumata ist nur in einem Umfeld legitim, das die Opferung junger Männer im Krieg infrage stellt. Die Erforschung traumatischer Erfahrungen im sexuellen Bereich ist nur legitim in einem Umfeld, das die Unterordnung von Frauen und Kindern infrage stellt."(2003, S. 19) In Erweiterung dieser Argumentation lässt sich sagen, dass die Erforschung von Traumata, die ihre Wurzeln in rassistischer Unterdrückung haben, nur in einem Kontext legitim ist, in dem auch die weiße Vorherrschaft – also der Glaube, dass weiße Menschen überlegen sind und daher Menschen anderer Hautfarbe dominieren sollten – in Frage gestellt wird.[85] Als eine Bewegung, die die weiße Vorherrschaft in Frage stellt, bietet M4BL einen Kontext, in dem unser Verständnis von Trauma vorangetrieben werden kann. Aber es gibt keine Garantie, dass dieser politische Moment aktuelle Definitionen von Trauma verändern wird. Wir, die wir in den Vereinigten Staaten als „Weiße" leben, sind nach wie vor zutiefst konditioniert, die Art und Weise, in der Rassismus – ganz besonders in seinen subtileren Formen – sich traumatisch auswirken kann, nicht wahrzunehmen. Dies ist das herrschende Narrativ unserer Zeit.

Das, so möchte ich behaupten, war der Hauptgrund dafür, dass Margaret in ihrer Sitzung mit Yvonne ins Straucheln geriet. Es war ihr entgangen, eine Verbindung zwischen Trauma und Rassismus herzustellen. Durch ihren sozialen Kontext war sie dahingehend geprägt, Yvonnes Erfahrung von ethnischer Zugehörigkeit und dementsprechend Rassismus für ungültig zu erklären. Sie betrachtete sich als „farbenblind". Aber „farbenblind" zu sein, ist eine Dynamik, in der eine dominante Gruppe – in diesem Fall weiße Menschen – die eigentliche Dynamik ihrer sozialen Macht und Privilegien leugnen. Dies ist ein Aspekt von Rassismus. Durch ihre klinische Ausbildung war Margaret ebenfalls dahingehend konditioniert, Rassismus nur dann als Trauma zu verstehen, wenn er mit einem traumatischen physischen Angriff einherging. Der soziale Kontext, in dem sie lebte – und die Institutionen, von denen sie gelernt hatte –, hatten sie auf eine bestimmte Weise geformt. Sie hatte nicht in Betracht gezogen, dass Rassismus in all seinen Varianten und auch ihre eigene Leugnung dessen, was Yvonne erlebt hatte, Yvonnes Kapazität zur seelischen Integration überschritten haben könnte.

Traumasensitive Praxis bedeutet, sich mit dieser Konditionierung auseinanderzusetzen. Jeder von uns wird dieses Thema aus einem jeweils anderen persönlichen und sozialen Kontext heraus angehen, aber es ist unabdingbar, dass wir uns die folgenden Fragen stellen: Wie sind wir zu unserem Konzept von traumatischem Leid gekommen? Welche Institutionen und sozialen Normen haben unser Verständnis geprägt? Setzen sich die Bücher, Lehrer, Handbücher oder Gemeinschaften, von denen wir lernen, mit systemischer Unterdrückung auseinander? Wenn nicht, warum nicht? Sind wir uns darüber bewusst, welchen Einfluss zeitgenössische politische Bewegungen momentan auf eine breitere Erforschung von Trauma haben? Mit Blick auf unsere eigene Sozialisation (ethnische und Schichtzugehörigkeit, Geschlecht, sexuelle Orientierung) – was haben wir zu sehen gelernt und was nicht? Wen haben wir wertzuschätzen gelernt und wen nicht? Achtsamkeit ist eine Praxis tiefen Bewusstseins. Das Zulassen einer Reflexion über soziale Umstände ist dies ebenfalls.

WIR HABEN DIE WAHL

Traumasensitive Praxis gibt uns die Wahl. Es ist eine Wahl, die Sie möglicherweise ablehnen oder kontrovers finden, aber sie ist ein zentrales Element unserer Auseinandersetzung mit dem Thema traumasensitiver Achtsamkeit.

Wenn wir uns darauf einlassen, mit Trauma zu arbeiten, werden wir Zeuge von Leid. Sei es in einem einmaligen Gespräch mit einem Teilnehmer oder einem langfristigen Therapieverhältnis mit einem Klienten – wir gehen eine Beziehung mit dem traumatischen Schmerz anderer Menschen ein. Wenn das Trauma, von dem wir Zeuge werden, das Resultat eines Unfalls oder einer Naturkatastrophe ist, ist es meist leicht, mitfühlend zu sein. Diese Tragödie könnte jedem von uns passieren. Aber wenn die Vorkommnisse, denen wir begegnen, zwischenmenschlicher Natur sind und ihre Wurzeln in sozialer und ökonomischer Unterdrückung haben, wird die Beziehungsdynamik komplizierter. Wir werden in den Konflikt zwischen Täter und Opfer hineingezogen. In diesen Momenten sind wir gezwungen, Partei zu ergreifen. Es gibt keinen Raum für Neutralität. Warum? Weil jeder Versuch der Unparteilichkeit lediglich den Status quo aufrechterhält. Nicht zu wählen, würde bedeuten, bereits eine Wahl getroffen zu haben. „Wenn du in Zeiten der Ungerechtigkeit neutral bist“, sagte der Erzbischof und Friedensaktivist Desmond Tutu, „hast du dich für die Seite des Unterdrückers entschieden.“ [86]

Ich persönlich hatte damit Schwierigkeiten. Als jemand, der dazu erzogen wurde, anderen gefällig sein zu wollen, ist meine Grundeinstellung Neutralität. Ich versuche Konflikt abzuschmettern, indem ich mich bemühe, distanziert und objektiv zu sein – etwas, das gelegentlich durch meine Achtsamkeitsausbildung und dadurch verstärkt wurde, dass ich als Mann erzogen wurde. Als weißer heterosexueller Mann mit Klassenprivilegien wurde auch ich dahingehend konditioniert, Unterdrückung nicht wahrzunehmen oder anzuerkennen, wenn sie geschieht. Wenn ich zum Beispiel Sexismus erlebe, distanziere ich mich von der Situation, statt an ihr teilzuhaben. „Boys will be boys“, „Jungen bleiben immer Jungen“ – das haben wir alle schon einmal gehört, und oft werden sexistische

Äußerungen einfach als „locker-room talk“, dummes Geschwätz in der Männer-Umkleide, abgetan. Vermeidung und Verharmlosung sind der einfachere Weg. Aber dieser Versuch von Unparteilichkeit untermauert lediglich unterdrückende Systeme. Wenn ich nicht einschreite, sende ich die Botschaft, dass ich mit dem, was gerade geschieht, kein Problem habe. Manche Menschen zufriedenzustellen geschieht üblicherweise auf Kosten anderer Menschen, und manchmal war mir einfach nicht bewusst, wer diese ausgelagerte Belastung ertragen musste.

Viele von uns werden sich stark zu einer neutralen Haltung hingezogen fühlen. Herman beschreibt es folgendermaßen:

> Die Versuchung, sich auf die Seite des Täters zu schlagen, ist groß. Der Täter erwartet vom Zuschauer lediglich Untätigkeit. Er appelliert an den allgemein verbreiteten Wunsch, das Böse nicht zu sehen, nicht zu hören und nicht darüber zu sprechen. Das Opfer hingegen erwartet vom Zuschauer, dass er die Last des Schmerzes mitträgt. Das Opfer verlangt Handeln, Engagement und Erinnerungsfähigkeit. (2003, S. 17)

Traumasensitive Praxis verlangt uns in dieser Hinsicht eine Menge ab. Sie ist kein Häkchen, das wir irgendwo setzen können, sondern eine grundlegende Ausrichtung auf die Arbeit mit systemischem Leid.

Im Kontext der Achtsamkeit kann die so attraktiv erscheinende Haltung der neutralen Tatenlosigkeit zum Problem werden. Achtsamkeit kann manchmal als neutral erscheinen, weil sie erfordert, dass wir die Dinge so betrachten, wie sie sind. Wie Bhante Gunaratana in dem Klassiker Die Praxis der Achtsamkeit – Eine Einführung in die Vipassana-Meditation schreibt: „Achtsamkeit ist eine unparteiliche Wachsamkeit. Sie ergreift nicht Partei.“ (1996, S. 151) Wir müssen hier aber zwischen Achtsamkeit als Geisteszustand und achtsamem Handeln in der Welt unterscheiden. Im Kontext von Trauma können wir uns der Verantwortung, uns für eine Seite entscheiden zu müssen, nicht einfach entledigen, nur weil wir Achtsamkeit praktizieren.

Und deshalb müssen wir uns, wie auch beim Begriff „Trauma", fragen: Wie hat die Geschichte unser Verständnis von Achtsamkeit geprägt?

ACHTSAMKEIT UND BUDDHISMUS

Die Geschichte der Achtsamkeit im Westen verwebt zwei unabhängige Ansätze miteinander: eine 2500 Jahre alte historische Tradition des Buddhismus und eine viel jüngere, 25-jährige Tradition moderner Wissenschaft.[87] Beide sind für traumasensitive Achtsamkeit von Bedeutung.

Häufig als das Herz buddhistischer Meditation bezeichnet, ist Achtsamkeit eine der Lehren des Siddhartha Gautama, auch bekannt als der Buddha, von dem angenommen wird, dass er im 4. Jahrhundert v. Chr. in den östlichen Teilen Indiens lehrte.[88] Um die Kultivierung von Achtsamkeit zu unterstützen, bot der Buddha eine Meditationstechnik an, die als „Vipassana" bekannt ist an, was oft mit „Einsicht" übersetzt wird. Vipassana beinhaltet Techniken, die Praktizierenden dabei helfen, ihre Aufmerksamkeit zu verfeinern. Der Buddha vertrat die Auffassung, dass die Kultivierung einer gerichteten, verfeinerten Konzentration – ein Zustand, in dessen Ausübung seine Zeitgenossen zutiefst versiert waren – nicht das Wichtigste in der kontemplativen Praxis war. Stattdessen ermutigte er Praktiker, eine empfängliche und beobachtende Aufmerksamkeitsqualität, auch bekannt als Achtsamkeit, zu entwickeln, um ihren Geist auf eine untersuchende Erfahrung des Augenblicks zu fokussieren. Innerhalb eines größeren diskursiven Rahmenwerks half diese Technik, ein Bewusstsein des wahren Wesens von Realität (Vergänglichkeit, Leid und Unzufriedenheit und die Realisierung des Nicht-Ichs) und letztendlich eine Erlösung vom Leid herbeizuführen.

Die buddhistischen Lehren der Achtsamkeit sind auch Teil eines ethischen Rahmenwerks. Obwohl Meditation oft als die zugrundeliegende Praxis des Buddhismus betrachtet wird, ist die Ethik darauf ausgerichtet, die Entwicklung von Weisheit und Mitgefühl zu unterstützen und wird von vielen als erster Schritt auf dem Weg zur Einsicht angesehen. Tatsächlich hat der Buddha über 200 Gebote oder Verhaltensregeln für das klösterliche Leben aufgestellt, nach denen sich Mönche, Nonnen und alle, die unter religiösem Gelübde leben, richten. Wenn Laien auf buddhistische Meditationsretreats gehen, folgen sie in der Regel fünf dieser 200 Gebote: der Verpflichtung, nicht zu schaden oder zu stehlen und dem Verzicht auf sexuelle Verfehlungen, auf unbedachtes Gerede und den Missbrauch von Rauschmitteln.

Die buddhistische Ethik bietet für traumasensitive Praktiker interessante Anwendungsmöglichkeiten. Die Gebote sind weniger strenge Regeln als vielmehr Standards, die eine Achtsamkeitspraxis und das Gewinnen von Sicherheit unterstützen können. Eine meiner Klientinnen, die sexuelle Traumata erlebt und sich in ein buddhistisches Meditationsretreat eingemietet hatte, machte die Erfahrung, dass ihr die Gebote Sicherheit und Stabilität gaben. Zu wissen, dass niemand Annäherungsversuche unternehmen würde, unterstützte letztlich ihren Heilungsprozess.

Moderne Interpretationen von Achtsamkeit stammen größtenteils aus dem *Satipatthana Sutta,* einer traditionellen buddhistischen Lehrrede, die Achtsamkeit als einen Weg zu Entdeckung der wahren Natur unserer Existenz beschreibt. Dort gibt es vier primäre Mittel, durch die man Achtsamkeit entwickeln kann, die als die vier Grundlagen bekannt sind:

- Körper (der Fluss vergänglicher physischer Empfindungen)
- Gefühle oder Empfindungen (vedanā: angenehme, unangenehme und neutrale sensorische Erfahrungen, zu denen auch mentale und emotionale Erfahrungen zählen)[89]
- Geist (citta: Emotionen und mentale Zustände; die eigene Denkweise oder der eigene Geisteszustand)
- Dharma (vereinfacht gesagt, die Wechselbeziehung aller Dinge; Muster im Zeitablauf)

Jede dieser Grundlagen kann ein Fokus von achtsamem Gewahrsein sein. Wir können beispielsweise unserem Atem gegenüber achtsam sein oder der Annehmlichkeit oder Unannehmlichkeit einer mentalen oder emotionalen Erfahrung. In buddhistischen Lehren stehen die Grundlagen 1 bis 3 dafür, zu bemerken, was ist – das Aufsteigen und Vergehen von Gedanken –, und zu lernen, dass weder Schmerz noch Vergnügen definiert, wer man ist. Die vierte Grundlage beinhaltet, sich die Grundlagen 1 bis 3 im Laufe der Zeit immer wieder anzusehen. „Die Kraft der Grundlagen 1 bis 3 besteht darin", schreibt der buddhistische Lehrer und Traumaspezialist Tempel Smith (2016), „den Mut zu haben, sich nicht einzumischen – in einer tiefen Akzeptanz und Nähe zum Leben, so wie es ist, Ruhe zu finden. Die Macht der vierten Grundlage ist, zu sehen, wie verschiedene Muster entstehen, wie sie sich verhalten, wie sie verschwinden, und zu lernen, wie man geschickt eingreifen kann." (persönliche Korrespondenz, 28. April 2017).

Als roter Faden dieses Buches sollen die ersten drei dieser Grundlagen der Achtsamkeit im Hinblick auf Traumaüberlebende dienen – Körper, Gefühle und Geist.[90] Die vierte Grundlage, Dharma, führt uns zu Aspekten buddhistischer Lehren, die den Horizont dieses Buches überschreiten.

EIN SÄKULARER ANSATZ

Meine Entscheidung, mich auf die ersten drei Grundlagen zu konzentrieren, entspringt teilweise einer persönlichen Einschränkung – ich bin kein Religionswissenschaftler –, aber darüber hinaus reflektiert sie auch eine Debatte über die Unterteilung zwischen religiösen und säkularen Ansätzen zur Achtsamkeit, die ein wichtiger Teil der zeitgenössischen Geschichte der Achtsamkeit ist.[91] Im Jahr 1975 (deutsch: 1978) veröffentlichte der Harvard-Professor Herbert Benson ein Buch mit dem Titel *Gesund im Stress: Eine Anleitung zur Entspannungsreaktion* – eine heruntergebrochene Version der Transzendentalen Meditation (TM), einer Technik, die der hinduistischen Yogatradition entsprang. TM wurde von dem berühmten Lehrer Maharishi Mahesh Yogi entwickelt, der im Westen vor allem dadurch bekannt wurde, dass er der Guru der Beatles war. Als Benson sich daranmachte, TM genauer zu untersuchen, fand er heraus, dass eine 20-minütige Meditation eine Senkung des Blutdrucks und Herzschlags sowie der Hormonproduktion bewirkte sowie Anspannung verringerte. Die Meditation kehrte effektiv die Kampf-oder-Flucht-Reaktion um.[92]

Zu diesem Zeitpunkt hatte Benson die Befürchtung, dass die östlichen Wurzeln von TM seinem wissenschaftlichen Ruf schaden könnten. Dies ist ein Beispiel dafür, dass Rassismus ein Bestandteil unseres kulturellen Erbes ist. Benson entschloss sich, das Wort „Meditation“ durch „Entspannung“ zu ersetzen – und entzog TM dadurch jeglicher potenziell religiösen Interpretation. Er erörterte ausschließlich den gesundheitlichen Nutzen fokussierter Aufmerksamkeit. Damit hatte er auch kommerziell Erfolg: Bis heute hat sich sein Buch mehr als vier Millionen Mal verkauft und liegt in englischer Sprache in der 64. Auflage vor.[93]

Vier Jahre später, 1979, entwickelte der bereits erwähnte Jon Kabat-Zinn ein Programm namens „Mindfulness Based Stress Reduction“ (MBSR, Achtsamkeitsbasierte Stressreduktion). MBSR wurde am University of Massachusetts Medical Center entwickelt. Das Programm besteht aus einer Kombination von Achtsamkeitsmeditation, Körpergewahrseinsübungen und einfachen Yoga-Positionen. Die Einführung in MBSR ist als achtwöchtiger Intensivkurs angelegt. Er umfasst wöchentliche Kurseinheiten, 45-minütige Meditationen zu Hause mit Audio-Anleitung und ein Ganztagesretreat, das in der sechsten Woche des Kurses stattfindet. Wie Benson präsentierte Kabat-Zinn eine traditionelle östliche Meditationstechnik – diesmal weitestgehend von der buddhistischen Vipassana-Tradition abgeleitet – als weltliche Gesundheitsintervention. Und genau wie TM war MBSR ein großer Erfolg: Es wurde erfolgreich bei der Behandlung einer Vielzahl verschiedener Krankheiten eingesetzt, unter anderem Krebs, HIV/AIDS, Herzkrankheiten, Parkinson, Depressionen und chronischer Schmerz.[94] Heute wird dieses Programm in über 30 Ländern von mehr als 1000 zertifizierten MBSR-Lehrenden in 720 medizinischen Einrichtungen unterrichtet.

MBSR spielte eine wichtige Rolle dabei, Achtsamkeit zu einem Mainstreamerfolg zu verhelfen. 1993 erschien Kabat-Zinn in Bill Moyers Emmy-prämierter Serie *Healing and the Mind* und verlagerte den Fokus dabei von der Behandlung bestimmter Krankheiten auf den allgemeineren

Gesundheitsnutzen. Achtsamkeit steht nun im Mittelpunkt einer Vielzahl psychotherapeutischer Ansätze[95], und achtsamkeitsbasierte Programme wurden in das Curriculum von Grund- und weiterführenden Schulen sowie Forschungs- und Lehrzentren in bedeutenden US-amerikanischen Universitäten übernommen. Wichtige Unternehmen wie etwa Apple, General Motors und IBM bieten ihren Mitarbeitern Achtsamkeitsprogramme an, und sogar in Gefängnissen wird zunehmend Achtsamkeit praktiziert.[96]

Achtsamkeit ist in dieser Hinsicht eine eigenständige Bewegung geworden. Eine Recherche auf Amazon weist 19 646 Bücher und eine schwindelerregende Anzahl achtsamkeits-verwandter Produkte aus, die diesen Trend ausnutzen.[97] Dass Achtsamkeit zu einem Teil des Mainstreams geworden ist, zeigt sich auch darin, dass Kabat-Zinn 2014 eine wesentliche Rolle in einer Titelgeschichte des Time Magazine spielte, die mit *The Mindful Revolution* („Die achtsame Revolution") überschrieben war. Der Artikel beschreibt den Aufstieg von Achtsamkeit zu einem Mainstreamansatz für Gesundheit und Wohlergehen.[98]

DIE SCHATTENSEITEN DER POPULARITÄT VON ACHTSAMKEIT

Aber diese Revolution hat sich als kompliziert erwiesen. Mit dem explosionsartigen Anstieg ihrer Popularität und der Abkoppelung von ihren buddhistischen Wurzeln lässt sich Achtsamkeit als eine risikofreie, einfach erlernbare Selbsthilfetechnik vermarkten. Wie die Herausgeberin Mary Sykes Wylie in einem Artikel mit dem Titel „The Mindfulness Explosion: The Perils of Mainstream Acceptance" („Die Achtsamkeitsexplosion: Die Gefahren einer Mainstreamakzeptanz") für den Psychotherapy Networker schrieb:

> Obwohl es nur wenig Kritik daran gibt, dass MBSR als Mittel zur Linderung von körperlichem oder geistigem Leiden genutzt wird, gibt es zahlreiche Kritiker, die es verstörend finden, wie sehr Meditation in Amerika individualisiert, zu Geld gemacht, zu einer

> Marke und Therapiemethode gemacht, vereinnahmt, abgeflacht und insgesamt jedweder Ähnlichkeit zu ihren noblen Ursprüngen in einer uralten spirituellen und moralischen Tradition beraubt wurde. (2015, S. 24)

Es ist in dieser Dynamik begründet, dass Achtsamkeit letztlich als eine Technik beschrieben wird, die einen jedes erwünschte Ziel erreichen lässt – sei es Entspannung, beruflicher Erfolg, sexuelles Selbstvertrauen oder allgemeine Lebenszufriedenheit.[99]

Dies beschreibt, was ich das *Patentrezept-Problem* nenne – die Tendenz, Achtsamkeit als ein Mittel zur Heilung aller erdenklichen Probleme zu betrachten. Angesichts der Tatsache, dass Achtsamkeit in verschiedenen Feldern zu großen Erfolgen geführt hat, ist diese Entwicklung nachvollziehbar. Darüber hinaus gibt es bis jetzt wenige Nachweise dazu, dass Achtsamkeit problematisch sein kann. Wie gefährlich kann Meditation schon sein?

Nichtsdestotrotz wird man sich der potenziellen Risiken von Meditation zunehmend bewusst. Eine wichtige Entwicklung auf diesem Feld ist das „Varieties of Contemplative Experience"-Projekt, das von Willoughby Britton, einer Assistenzprofessorin für Psychiatrie und Menschliches Verhalten an der Brown University, ins Leben gerufen wurde.[100] Das Projekt untersuchte die Bandbreite der problematischen Erfahrungen, die im Kontext buddhistischer Meditation auftreten können – Erfahrungen, die psychischer Dissoziation, Depersonalisation und der wiederholten Erfahrung traumatischer Erlebnisse gleichen können. In einer kürzlich erschienenen Studie, die das Spektrum an Problemen dokumentierte, denen westliche Praktiker buddhistischer Meditation sich gegenüber sahen[101], erfassten die Autoren 59 verschiedene kategorisierbare Erfahrungen, basierend auf Interviews mit fast 100 Meditationsschülern und -lehrern.[102] „Viele Effekte von Meditation sind wohlbekannt, wie gesteigertes Gewahrsein für Gedanken und Emotionen oder verstärkte Ruhe und Wohlergehen", sagte der führende Autor der Studie, Jared Lindahl. „Aber es gibt ein viel breiteres Spektrum möglicher Erfahrungen. Was genau diese Erfahrungen sind, wie sie Individuen beeinflussen und welche von ihnen sich als schwierig erweisen, hängt von einer Reihe persönlicher, zwischenmenschlicher und kontextualer Faktoren ab." (Orenstein, 2017, S. 1) Ohne die Vorzüge der Achtsamkeitsmeditation schmälern zu wollen, warnt die Studie vor der weitverbreiteten Tendenz, die möglichen Fallstricke einer Achtsamkeitspraxis als nichtig abzutun.

Margarets Sitzung mit Yvonne ist ein gutes Beispiel des Patentrezept-Problems. Als Margaret spürte, dass ihre Sitzung mit Yvonne nicht gut verlief, wollte sie etwas anbieten, das ihr eine „sichere Bank" zu sein schien. Alles, was sie über Achtsamkeit gehört hatte, war positiv gewesen, und sie konnte sich kein Szenario vorstellen, in dem etwas schieflaufen könnte. Aber wie sich herausstellte, war diese Annahme falsch. Auf der Basis eines begrenzten Verständnisses von Achtsamkeit bot Margaret sie als eine Entspannungsmethode an, was darauf hinauslief, dass sie Yvonnes Stress zu übertünchen versuchte. In Kombination mit Margarets Versäumnis, die potenziellen Auswirkungen von systemischem Rassismus zu erkennen, endete die Meditation damit, dass Yvonne die Sitzung desorientierter und angespannter verließ als bei ihrer Ankunft.

Dieses Beispiel illustriert eine Verpflichtung, die hinter der explosionsartigen Popularität von Achtsamkeit liegt. Weil die Medien so begeistert vom Nutzen der Achtsamkeitsmeditation seien, schreibt Wylie, „picken sie sich gezielt berichtenswerte wissenschaftliche Ergebnisse heraus und übergehen vorsichtig formulierte Untersuchungsresultate, die sie dann zu einer Ein-Satz-Nebensächlichkeit reduzieren". (2015, S. 44) Die Nachrichten übertreiben es mit den positiven Effekten. Wenn man von Achtsamkeitsmeditation begeistert ist, kann es verlockend sein, diese positiven Überschriften zu verinnerlichen, so dass sie letztlich unsere Meinung formen.

Eine trauma-kundige Praxis fordert von uns, dass wir diesen unterschwelligen Kräften Beachtung schenken. Ich will damit nicht sagen, dass jeder Achtsamkeitsvortrag mit expliziten Warnungen versehen sein muss, aber ich glaube, dass es wichtig ist, dass wir uns kontinuierlich über die möglichen Nebenwirkungen von Achtsamkeit und Meditation informieren. Trauma-kundige Achtsamkeit bedeutet, dass wir unseren Enthusiasmus in Schach halten.

DAS SCHMERZPARADOX

Es gibt in Buddhismus und MBSR eine weitere Vorstellung, die unser Verständnis von Achtsamkeit prägt: die Annahme, dass die Vermeidung unseres Leidens dieses verstärken kann. Die Achtsamkeitsexperten John Briere und Catherine Scott haben diesen Ansatz als *Schmerzparadox* bezeichnet – die Beobachtung, dass unsere natürliche Tendenz, vor Schmerz zu flüchten, ihn zu verleugnen oder uns ihm zu entziehen, diesen lediglich intensiviert oder unser Leiden verlängert.[103] „What we resist, persists", „Wogegen wir uns wehren, bleibt bestehen", sagt die Redensart.

Das Schmerzparadox war Kabat-Zinns Schlüssel, als er der medizinischen Gemeinschaft MBSR vorstellte. Als er anfangs mit der Idee, Patienten meditieren zu lassen, an Ärzte herantrat, sprach sich Kabat-Zinn für eine fundamental andere Herangehensweise an Schmerz aus – eine, die er aus seiner Unterweisung in buddhistischen Kerntraditionen kannte. „Aus Sicht der Achtsamkeit", so schrieb er, „muss nichts gerichtet werden. Nichts muss zum Aufhören gezwungen werden, sich verändern oder verschwinden".[104] Vielleicht war es nicht überraschend, dass diese Idee ein gewisses Stirnrunzeln verursachte. Westliche Medizin baute weitestgehend darauf auf, den Schmerz der Patienten zu lindern, indem man Interventionen wie Medikamente oder Operationen anbot. Achtsamkeit arbeitete jedoch komplett entgegengesetzt. Wie sollte Schmerz sich lindern lassen, wenn man ihm mehr Aufmerksamkeit schenkte?

Trotzdem waren Ärzte auch offen für die Idee. Jeder von ihnen hatte Patienten, die nicht geheilt werden konnten und sich als resistent gegenüber herkömmlichen Behandlungsmethoden erwiesen. Sowohl Ärzte als auch Patienten hatten wenig zu verlieren. Daher starteten die ersten MBSR-Studien mit jenen, die an chronischen Schmerzen litten. Kabat-Zinn wollte herausfinden, ob die Patienten ihre eigenen inneren Antworten auf das von ihnen erlebte Leid mobilisieren konnten. „Wir luden die Teilnehmer paradoxerweise dazu ein", sagte er, „den Empfindungen, die sie erlebten, gleich welcher Art sie auch sein mochten, den Teppich auszurollen, einfach, um zu sehen, ob sie sich ihnen von Moment zu Moment widmen und sich mit der Realität ihres Daseins, wenn auch nur kurz, ‚anfreunden' konnten."[105]

Die Resultate waren positiv. Patienten fanden, dass sich ihre Beziehung zum Schmerz positiv veränderte, wenn sie Achtsamkeit praktizierten. Manchmal verschwand ihr Schmerz sogar ganz. Die Probanden fanden auch heraus, dass ihre belastenden Empfindungen wandelbar und vergänglich waren.[106] Statt im Laufe des Tages konstant zu bleiben, veränderten sie sich. Das war eine sehr bedeutsame Erkenntnis für Menschen, deren Körper ihnen zu einer unaufhörlichen Belastung geworden war. Achtsamkeit ermöglichte es diesen Menschen, anders mit ihrem Schmerz in Beziehung zu treten. Erinnert man sich an die Tatsache, dass Vermeidung ein Symptom von posttraumatischem Stress ist, erscheint es logisch, anzunehmen, dass der Erfolg von MBSR auf Menschen übertragbar sein müsste, die posttraumatischen Stress erleben. Aber Trauma ist eine andere Form des Schmerzes. Die positiven empirischen Ergebnisse, die Achtsamkeit erbrachte, lassen sich nicht automatisch auf posttraumatischen Stress erweitern. Die Vermeidung von posttraumatischen Stimuli kann zwar die Leidenszeit verlängern, ist aber dennoch auch eine intelligente, überlebensnotwendige Reaktion, um mit ihnen zurechtzukommen. Von jemandem zu verlangen, seinem traumatischen Schmerz mehr Aufmerksamkeit zu schenken – ohne Nuancierung oder entsprechende Richtlinien –, könnte den betreffenden Menschen in einen Strudel stürzen, aus dem er nicht mehr entkommen kann.

Das war die zweite Falle, in die Margaret trat. Als sie bemerkte, dass Yvonnes Angespanntheit zunahm, unterstellte sie, dass es eine gute Sache sein müsse, wenn Yvonne ihrem Unbehagen mehr Aufmerksamkeit schenkte. Das war Margarets Erfahrung mit Achtsamkeit gewesen – warum sollte es also nicht auch bei Yvonne funktionieren? Leider ist es aber in Bezug auf traumatischen Stress äußerst unverantwortlich, Menschen dazu einzuladen, tiefer in ihren Schmerz hineinzugehen.

Ein Weg, wie wir unsere Fähigkeit, Trauma zu erkennen, verbessern können, besteht darin, zu lernen, wie das Gehirn und der Körper auf Trauma und Achtsamkeit reagieren – und dem werden wir uns nun zuwenden.

KAPITEL 4

Trauma und Achtsamkeit: die Auswirkungen auf Körper und Gehirn

Das Gehirn ist eine Welt für sich, bestehend aus einer Vielzahl unerforschter Kontinente und großen Landstrichen unbekannten Territoriums.

Santiago Ramon y Cajal

Wenn das menschliche Gehirn so einfach wäre, dass wir es verstehen könnten, wären auch wir zu einfach, um es zu verstehen.

Emerson M. Pugh

An einem kühlen Samstagnachmittag tat Tim, was er am liebsten machte: Er fotografierte. Als aufstrebender Fotograf war er von einer Tanzgruppe gebucht worden, um Werbeaufnahmen für eine bevorstehende Show zu machen. Das Licht in dem alten Lagerhausviertel, das sie als Hintergrund ausgewählt hatten, war perfekt, und Tim, der komplett in dem Moment aufging, bewegte sich um die Tänzer herum, um die einzigartige Schönheit ihrer Choreografie einzufangen.

Aber plötzlich stoppte die Bewegung. Durch seine Kameralinse konnte Tim sehen, wie sich der glückliche Ausdruck der Tänzer in Angst verwandelte. Eine Tänzerin zeigte hinter Tim und rief: „Pass auf!“ Langsam drehte sich Tim um und sah sich mit zwei Männern konfrontiert – einer von ihnen hielt ihm eine Pistole auf die Brust. Angsterfüllt hob er seine Hände über den Kopf. Ohne auch nur einen Anflug von Panik zu verraten, begann Tim mit einer tiefen, ruhigen Stimme zu sprechen, wurde aber schnell unterbrochen, als ihn einer der Männer anwies, in eine Gasse zu gehen. Für eine kurze Sekunde fühlte Tim einen plötzlichen, überwältigenden Drang, davonzurennen. Aber er gehorchte und schritt vorsichtig voran, als die beiden Männer ihn außer Sicht der Tänzer führten. Dort drückten die Männer ihn grob gegen eine Wand, griffen sich seine Kamera und flohen.

Tim schämte sich zutiefst, als er zu den Tänzern zurückkehrte. Sie versuchten, ihm gut zuzureden, aber er fühlte sich gedemütigt, weil er nicht versucht hatte, sich zu wehren. Als er nach Hause fuhr, empfand er innere Leere und Verwirrung und konnte gar nicht recht glauben, was da gerade geschehen war. Dieses Gefühl hielt sich bis in den nächsten Tag hinein, und er merkte, dass er das Geschehene nicht abschütteln konnte. Er fühlte sich wacklig auf den Beinen, als er durch seine Wohnung lief, und ständig schossen ihm Bilder des Überfalls durch den Kopf. Er hatte kaum geschlafen und seine Hände zitterten, als er versuchte, den Fragebogen seiner Versicherung, der er den Diebstahl melden wollte, online auszufüllen.

Auf der Suche nach Erleichterung entschied Tim sich, zu seiner wöchentlichen Achtsamkeits-Gruppenstunde zu gehen – eine Praxis, die er ein Jahr zuvor auf Empfehlung eines Freundes aufgenommen hatte. Er hoffte, dass es ihn auch an diesem Tag beruhigen würde, wie es in der Vergangenheit immer gewesen war. Aber nach der Hälfte der Sitzmeditation konnte er sich kaum noch auf seinem Kissen halten. Sein Geist fixierte sich auf Bilder vom Überfall, sein Herz raste und sein Mund war ungewöhnlich trocken. Als die Meditation vorbei war, bemerkte er, dass sein T-Shirt völlig durchschwitzt war. Kurz überlegte er, ob er seiner Lehrerin davon erzählen sollte, ließ es dann aber doch sein in der Meinung, dass er sich wahrscheinlich nur erkältet hatte.

Allerdings hatte Tim keinen Infekt. In den folgenden Wochen fühlte er sich ununterbrochen angespannt und desorientiert, und um mit diesen Gefühlen zurechtzukommen, bearbeitete er Fotos, trank mehr als sonst und wehrte jedes Gespräch über den Überfall ab. Er schwankte zwischen Zuständen innerer Distanziertheit und Angespanntheit und fing nach zehn Jahren der Abstinenz wieder mit dem Rauchen an. Wenn er, was selten geschah, seine Wohnung verließ, versteifte sein Körper sich reflexartig, sobald er zwei Männer gemeinsam die Straße entlanglaufen sah. Bei seinen Meditationsübungen zu Hause war sein Kopf mit Bildern vom Überfall gefüllt – Bilder, die ihn zutiefst verängstigten und verhinderten, dass er sich konzentrieren, geschweige denn einen tiefen Atemzug nehmen konnte. Die Übungen halfen ihm nicht dabei, sich zu entspannen – sie erhöhten lediglich seine Unruhe. In seiner Verzweiflung schickte er seiner Lehrerin eine E-Mail. Was hielt sie von dem, was da mit ihm geschah? Kam das häufiger vor? Machte er bei seinen Übungen etwas falsch? Und hatte sie irgendwelche Vorschläge, was er unternehmen könnte?

VERTEIDIGUNGSLINIEN

Für Praktiker traumasensitiver Achtsamkeit besteht die erste Herausforderung darin, Anzeichen für Trauma zu erkennen. Wenn ein Schüler wie Tim an uns herantritt, worauf sollten wir dann achten? Wie können wir erkennen, ob jemand an posttraumatischem Stress leidet?

Eine Antwort auf diese Fragen gibt die *Neurophysiologie* – ein Zweig der Neurowissenschaft, der sich mit der Funktion des Nervensystems beschäftigt. Zu verstehen, wie Körper und Gehirn sowohl auf Trauma wie auch auf Achtsamkeit reagieren, bietet einen wichtigen Kontext für traumasensitive Arbeit. Warum schwitzte Tim so stark, und warum war er kurzatmig? Warum konnte er sich nicht konzentrieren? Und wie könnte Achtsamkeit da helfen? Dieses Kapitel bietet einen kurzen Überblick darüber, was wir zurzeit über die Neurophysiologie von Traumata wissen und in welcher Beziehung dies zu traumasensitiver Achtsamkeit steht.

Lassen Sie uns zu dem Moment zurückkehren, als Tim realisierte, dass er bedroht wurde. Als er sich umdrehte und die Täter sah, wurde eine Sequenz an Überlebensstrategien ausgelöst. Allgemein als Kampf, Flucht und Erstarren bekannt, werden diese Reaktionen vom autonomen Nervensystem (ANS) ausgelöst – dem Teil des Nervensystems, der unwillkürliche körperliche Funktionen wie das Atmen oder die Herzfrequenz reguliert. Das ANS spielt eine fundamentale Rolle für unser Gefühl von Sicherheit wie auch unser Gefahrenempfinden und besteht aus zwei Hauptzweigen: dem sympathischen Nervensystem (SNS), das die Kampf-oder-Flucht-Reaktion auslöst, und dem parasympathischen Nervensystem, das Funktionen wie Ruhe und Verdauung unterstützt. Diese Zweige arbeiten zusammen wie bei einem Auto das Gas- (SNS) und das Bremspedal (PNS), um zu regulieren, wie wir Energie aufwenden oder sparen.

Dieses komplexe Zusammenspiel zwischen SNS und PNS ist eine wesentliche Grundlage, um Trauma verstehen zu können. In seinem Buch *Polyvagal Theory* beschreibt der Neurowissenschaftler Stephen Porges (2011) drei hierarchisch organisierte Untersysteme des ANS, die bei unseren unwillkürlichen Reaktionen auf Gefahr aktiv sind: den ventralen Vaguskomplex (VVK), das sympathische System und das dorsale vagale System. Diese drei Systeme sind effektive Verteidigungslinien, die sich im Laufe der Evolution entwickelt haben, wobei jeweils die primitiveren Systeme aktiviert werden, wenn die höher entwickelteren versagen.

In den Momenten vor dem Überfall war Tims VVC aktiv. Er war präsent, offen und fühlte sich mit sich selbst und der Tanzgruppe verbunden. Der VVC ist der Name für den (vorderen) ventralen Zweig des Vagusnervs, dem längsten Nerv des ANS, der das Gehirn mit dem Hals, dem Herzen und den Lungen verknüpft. Ebenso ist er der Teil des PNS, der die Entspannungsreaktion initiiert. Wenn der VVC aktiviert ist, haben wir Zugang zu dem System, das auf Kontakt und Kommunikation ausgerichtet ist (Social Engagement System) – eines der am höchsten entwickelten und evolutionär fortschrittlichsten Systeme in unserem Körper. Dieses System erlaubt uns, mit anderen zu kommunizieren, indem wir unsere sozialen Gesten regulieren. Es ist also dieses System, das uns zwinkern lässt, wenn wir beispielsweise mit jemandem scherzen, oder das uns unseren Kopf heben lässt, wenn ein Freund das Zimmer betritt. Es ist auch das System, das Tim erlaubte, so effektiv mit den Tänzern zu arbeiten, als er sich synchron zu ihren kunstvollen Bewegungsmustern bewegte und dabei ein Gefühl von Verbundenheit und Glück empfand.

Tim hatte noch immer Zugang zu seinem „Social Engagement System", als ihm die Räuber gegenüberstanden. Sogar im Angesicht möglicher Gefahr war er in der Lage, seinen Kopf langsam zu drehen, um zu vermeiden, dass sich die Angreifer erschreckten, und er konnte durch Kontrolle seines emotionalen Ausdrucks und seiner Stimmmuskulatur signalisieren, dass er keine Bedrohung war. Als aber klar wurde, dass Argumentieren bei diesen Männern zu nichts führen würde, verspürte er den überwältigenden Impuls, davonzulaufen. Er hatte einen neuen Grad an Gefahr wahrgenommen, was eine Kettenreaktion interner Vorgänge auslöste und sein SNS einen höheren Gang einlegen ließ: Epinephrin, auch Adrenalin genannt, wurde in seinem Körper gleichzeitig mit dem Stresshormon Cortisol ausgeschüttet. Tims „Social Engagement System" hatte der Kampf-oder-Flucht-Reaktion Platz gemacht – die nächste Verteidigungslinie seines Körpers war aktiviert worden. Die Kraft, die durch Überlebensreaktionen des Sympathikus ausgelöst wird, ist nicht zu unterschätzen. Sie ist es, die uns andernfalls unmögliche Anstrengungen vollbringen lässt, wie zum Beispiel, ein Auto von einem verunglückten Kind herunterzuheben. Um einen schnellen Energieschub zu ermöglichen, erhöhte sich der Blutfluss zu Tims Muskeln. Die Durchblutung von in diesem Moment unwichtigen Teilen seines Körpers, wie etwa dem Verdauungstrakt, wurde zu diesem Zweck gedrosselt. Tims Herzfrequenz und sein Blutdruck schnellten in die Höhe, um seine Muskeln kurzzeitig mit zusätzlicher Energie zu versorgen und Schnelligkeit und Stärke zu ermöglichen. Alle Prozesse, die nicht direkt mit Tims Überlebensfunktionen zusammenhingen, waren währenddessen blockiert, wie zum Beispiel sein Gehör, sein Speichelfluss und die Fähigkeit zu weinen.

Wenn Tim in der Lage gewesen wäre, sich in Sicherheit zu bringen, hätte er, nachdem die Gefahr vorüber war, relativ schnell wieder in einen Gleichgewichtszustand zurückfinden können. Sein Körper hätte die ausgeschütteten angstbasierten Neurochemikalien abbauen können, und ein Sprint hätte seine Erregung reduziert – was seinem Nervensystem erlaubt hätte, zum Gleichgewicht zurückzukehren. Aber Rennen war in diesem Fall keine Option. Auf Tims Brust war eine Pistole gerichtet, und jede schnelle Bewegung hätte zur Folge haben können, dass einer der Männer schoss.

DIE ERSTARRUNGSREAKTION

Tim erstarrte, als er in der Gasse stand. Er wehrte sich nicht, als die Männer ihn gegen die Wand drückten und sich seine Kamera griffen. Seine letzte Verteidigungslinie, das primitivste der drei ANS-Untersysteme – das dorsale vagale System – wurde aktiviert. Dieser Rückenzweig (dorsal) des Vagusnervs erstreckt sich bis in den Magen und Unterleib. Das Herz „rutscht" einem in die Hose, da die Herzfrequenz plötzlich absackt; wir können nicht mehr tief atmen und uns nicht mehr bewegen oder verlieren das Bewusstsein.

Erstarren hat tiefe evolutionäre Wurzeln. Formal als tonische Immobilität bezeichnet[107] ist es eine adaptive Überlebensfunktion bei Säugetieren. Während bestimmte Raubtiere instinktiv ein sich bewegendes Lebewesen angreifen, kann die Erstarrungsreaktion diese Aggression zunichtemachen und dem Angreifer vortäuschen, dass die Beute bereits tot und möglicherweise verrottet ist. Wenn ein Raubtier seine Beute zum späteren Verzehr an einen sicheren Ort verschleppt, eröffnet Erstarren ein Zeitfenster zur Flucht. Und wenn alles versagt, wird bei der Erstarrungsreaktion eine Welle an Endorphinen ausgeschüttet, die den Schmerz blockieren. Wenn wir nicht flüchten können, ermöglicht uns Dissoziation, uns innerlich vom Ort des Geschehens zu entfernen und „macht das Unerträgliche erträglicher". (Levine, 2012, S. 75)

Als Tim seiner Achtsamkeitslehrerin eine E-Mail schickte, konnte er nicht länger leugnen, dass etwas nicht stimmte. Er schwankte zwischen Teilnahmslosigkeit und Agitation, hatte Schwierigkeiten, die einfachsten Projekte abzuschließen und war von überwältigender Scham erfüllt. Er mied die Gegend, in der das Fotoshooting stattgefunden hatte, und reagierte nicht auf Anrufe von der Tanzgruppe. Da war auch ein durchdringender Schmerz in seinen Beinen, den Dehnübungen nicht zu lindern vermochten – eine zitternde Nervosität, die tief in seinen Knochen saß.

Tim erlebte posttraumatischen Stress. Obwohl ihn seine Reaktion während des Überfalls geschützt hatte, war er in einem dysregulierten Zustand gefangen. Das dynamische Wechselspiel zwischen seinem SNS und PNS war aus dem Gleichgewicht geraten. Weil sein SNS überaktiviert war, schwitzte er häufiger, war sein Mund trocken und seine Herzfrequenz erhöht. Er hatte den traumatischen Vorfall nicht vollkommen integriert. Er erlebte ihn durch innere Bilder während seiner Meditation wieder, vermied aktiv externe Erinnerungsauslöser an den Überfall, wurde von negativen Selbstgesprächen überschwemmt und litt unter chronisch erhöhten Erregungszuständen. Die Diebe mochten sich davongemacht haben, aber Tim war im Moment des Überfalls hängengeblieben.

WENN INTEGRATION VERSAGT

Tims Reaktion auf den Überfall führt uns zurück zum zentralen Konzept von Integration. Wie in Kapitel 1 besprochen, bedeutet Integration, dass verschiedene Teile ineinander wirken, um ein harmonisches Ganzes zu bilden. Posttraumatischer Stress ist das Versagen dieser Integration. Ein einzelnes Ereignis oder eine Reihe von Vorkommnissen erweisen sich als zu viel für uns, um sie verarbeiten zu können. Sehen wir durch die Linse der Integration, müssen wir uns die Intensität der Überlebensreaktion vor Augen führen, die unintegriert in Tims Körper ablief. Als die Männer ihn verbal angegriffen hatten, waren seine Beine mit Energie durchströmt worden, um ihn aufs Rennen vorzubereiten. Aber angesichts der Pistole auf seiner Brust war er erstarrt. Sein Organismus hatte sich auf schnelles

Davonlaufen eingestellt, aber dazu war es nicht gekommen. Tim hatte die Energie seines physiologischen Fluchtdrangs nicht abbauen können, und sein Körper verhakte sich in einer Immobilitätsreaktion.

Peter Levine – auf den ich mich in Kapitel 6 konzentrieren werde – hat die möglicherweise negativen Folgen länger andauernder Immobilität untersucht.[108] Levine beobachtete Tiere in freier Wildbahn, um zu verstehen, wie Säugetiere lebensgefährliche Vorfälle verarbeiten. Was er sah, war, dass Tiere eine Erstarrungsreaktion häufig durch eine physische Aktion wie Zittern oder Beben entladen. Wir Menschen machen das häufig auch so – wir weinen, schwitzen, beben oder zittern als Nachwirkung eines beängstigenden Vorfalls. Diese Reaktion hilft uns dabei, den Vorfall zu integrieren und in einen Gleichgewichtszustand zurückzukehren.

Eine meiner Lehrerinnen, die ich zuvor bereits erwähnt habe, Staci Haines, hat mir erzählt, wie sie diesen Prozess einmal direkt miterlebt hat. Eines Nachmittags in San Francisco hatte sie gesehen, wie sich eine Mutter mit fünf Kindern einer Kreuzung näherte. Als sie bereits weit in die Straße hineingelaufen waren, überfuhr ein Auto die rote Ampel, und die Frau und ihre Kinder mussten um ihr Leben rennen, um nicht überfahren zu werden. Insbesondere ein kleiner Junge musste einen regelrechten Hechtsprung auf den Gehweg machen, um zu überleben. Die Mutter sammelte alle Kinder auf der gegenüberliegenden Straßenseite wieder ein, und der kleine Junge fing an zu weinen. Er wimmerte und zitterte. Die Mutter nahm ihn daraufhin bei den Schultern und verlangte, dass er aufhörte. Staci sah, dass der Junge seinen Kiefer festhielt, die Luft anhielt und seine kleine Brust versteifte, um mit dem Schluchzen aufhören zu können.

Diese Beschreibung soll kein Vorwurf an die Mutter sein. Staci konnte sehen, dass sie selbst zutiefst erschrocken war und ihr Ärger ein Weg war, um ihrer Angst Luft zu machen. Aber ich möchte auf zwei Dinge aufmerksam machen: erstens die Tatsache, dass das Ausbremsen der Energie aus einer Überlebensreaktion – entweder, weil wir nicht fortlaufen konnten oder danach nicht weinen und zittern durften – Langzeitkomplikationen hervorrufen kann. Wenn wir die sympathische Reaktion nicht freisetzen können, bleibt die Energie, die dazu gedacht war, uns bei Kampf oder Flucht zu helfen, in uns gefangen. Das Trauma, das außerhalb unseres Körpers seinen Anfang nahm, setzt sich in uns fest und erzeugt Symptome von posttraumatischem Stress. Zweitens: Überlebensnotwendige Energie, die durch Emotionen ihren Ausdruck findet, kann sozialen Konventionen entgegengesetzt sein. Einigen von uns hat man beigebracht, in der Öffentlichkeit niemals intensive emotionale Reaktionen wie Schreien oder Weinen zu zeigen. Wenn die Mutter ihren Sohn an dieser Kreuzung ausschimpfte, geschah das aus ihrer eigenen Angst heraus. Sie wusste nicht, dass es ihrem Sohn bei der Integration dieses Erlebnisses geholfen hätte, wenn sie ihm erlaubt hätte, seinen Schock und seine Angst zu entladen. Als traumasensitive Praktiker müssen wir die Energie, die unter einem Trauma verborgen ist, erkennen und respektieren. Traumatischer Stress ist nicht einfach nur eine negative emotionale Erfahrung. Es ist eine unvollständig gebliebene Überlebensreaktion. Dies alles führt uns zur Grundfrage von Trauma zurück: Warum stecken wir darin fest? Warum bewegen wir uns nicht einfach durch traumatische Vorfälle hindurch und finden wieder in unser Gleichgewicht zurück?

EIN GENAUERER BLICK AUF DAS GEHIRN

Während Tim posttraumatischen Stress erlebte, fühlte er sich aufgewühlt und unsicher. Er hatte ständig das Gefühl, als stünde die nächste Attacke unmittelbar bevor. Auch wenn er sich umsah und feststellte, dass er in Sicherheit war, würde ein Teil von ihm etwas anderes vermelden. Und das entsprach der Wahrheit: ein Teil von Tim war dabei, ihm kontinuierlich Gefahr zu signalisieren – in diesem Fall ein bestimmter Bereich seines Gehirns. Aus der Perspektive der Neurophysiologie können wir verstehen, was mit Tims Körper und Geist während (und nach) dem Überfall geschah. Wir verstehen auch, weshalb sein Trauma anhielt – und wir können erkennen, in welcher Weise Achtsamkeit hier helfen kann.

Das Gehirn kann man in drei Teile unterteilen: den Neocortex, das limbische System und das Reptiliengehirn. Diese Unterteilung – genannt dreieiniges Gehirn – stammt aus der Arbeit von Paul D. MacLean (1990), dem inzwischen verstorbenen Neurowissenschaftler, der für seine Arbeit einen evolutionären Ansatz wählte. MacLean betonte, dass unser Gehirn von unten nach oben aufgebaut ist. Der am tiefsten sitzende Teil unseres Gehirns – dort, wo unser Rückenmark in den Schädel eintritt – ist das *Reptiliengehirn*, der primitivste Teil des Gehirns, den wir mit Schildkröten, Echsen und Krokodilen teilen. Dieser Teil des Gehirns ist für all die Dinge verantwortlich, die wir bereits können, wenn wir auf die Welt kommen: schlafen, essen, weinen, atmen, urinieren und defäkieren. Direkt über dem Reptiliengehirn liegt das höher entwickelte *limbische System* oder *Säugetierhirn* – der Teil des Gehirns, den wir mit Tieren teilen, die gemeinschaftlich leben und ihre Jungtiere aufziehen. Das limbische System unterstützt eine Vielzahl von Funktionen, zum Beispiel das Langzeitgedächtnis und unsere Emotionen. Es initiiert auch Schutzreaktionen wie Kampf, Flucht und Erstarren.

Zusammengenommen bilden das Reptiliengehirn und das limbische System das, was der Neurowissenschaftler Joseph LeDoux (1998) das *emotionale Gehirn* genannt hat – den Teil unseres Gehirns, der vor allem für unser Überleben und unser allgemeines Wohlbefinden verantwortlich ist. Das emotionale Gehirn spürt in unserem Umfeld sowohl Gefahr als auch Gelegenheiten auf: So mag es uns beispielsweise in die Richtung einer Person nötigen, die wir attraktiv finden oder dafür sorgen, dass wir uns von Essen abwenden, das verdorben riecht. Das emotionale Gehirn arbeitet mit Generalisierungen, um schnelle Überlebensreaktionen zu ermöglichen, und es hat das erste Wort, wenn es um die Interpretation von hereinkommenden Stimuli geht. LeDoux nennt hier als Beispiel, was geschieht, wenn man etwas sieht, das wie eine Schlange aussieht: Man schreckt zurück – nur um im nächsten Moment zu realisieren, dass das Gesehene lediglich ein Ast ist. Das emotionale Gehirn initiiert schnelle, vorprogrammierte Schutzreaktionen, lange bevor wir die Chance haben, darüber nachzudenken.

Über dem emotionalen Gehirn finden wir den jüngsten und am höchsten entwickelten Teil unseres Gehirns – den *Neocortex* oder das *rationale Gehirn.* Dieser Teil des Gehirns ermöglicht uns, Sprache zu nutzen, abstrakt zu denken, mit anderen mitzufühlen und abwägende Entscheidungen zu treffen. Verglichen mit anderen Säugetieren, entwickeln Menschen ab ihrem zweiten Lebensjahr in diesem Teil des Gehirns sehr schnell Frontallappen. Unsere präfrontalen Lappen sind es auch, die uns Kontrolle über unseren Körper, unser Verhalten und unsere Emotionen geben – der Schlüssel, um lernen zu können, wie man sich durch eine differenzierte soziale Umgebung navigiert. Wir lernen, dass wir nicht jedes Mal schreien müssen, wenn wir auf jemanden wütend sind oder mit dem Auto sofort an den Straßenrand fahren müssen, wenn unsere Blase voll ist. Wir können größere Zusammenhänge sehen und Entscheidungen fällen, die kurz- und langfristigen Zielen dienen.

Normalerweise arbeiten unser rationales und unser emotionales Gehirn zusammen. In dem Moment vor dem Überfall fühlte sich Tim, während er Fotos machte, mit anderen Menschen verbunden, im Fluss und zufrieden (sein emotionales Gehirn), während er gleichzeitig abschätzte, welcher Winkel für seine Fotos am besten funktionieren würde (sein rationales Gehirn). Er nahm ein leichtes Hungergefühl wahr (emotionales Gehirn), aber er wusste, dass er in einer Stunde etwas essen würde und konnte das Hungergefühl kontrollieren, um weiterarbeiten zu können (rationales Gehirn). Dies sind Allgemeinplätze, die aber ein Gefühl dafür geben, wie sich unser emotionales und rationales Gehirn kontinuierlich miteinander abstimmen.

Durch posttraumatischen Stress gerät diese Koordination aus dem Gleichgewicht. Während es eine Sache ist, mit einem Hungergefühl umzugehen, ist es etwas komplett anderes, sich durch die intensiven vegetativen Empfindungen zu navigieren, die traumatischen Stress begleiten – wie zum Beispiel Agitation, Schmerzen oder die Übelkeit, die Tim in seinem Magen verspürte. Sein rationales Gehirn sagte ihm, dass der Überfall vorbei war, aber es konnte die Impulse des emotionalen Gehirns nicht unterdrücken. Etwas in ihm hörte nicht auf, Alarm zu schlagen. Aber was war der Grund dafür? Warum konnte Tims rationales Gehirn die Ordnung nicht wiederherstellen?

Wissenschaftliche Untersuchungen, die mithilfe der Magnetresonanztomografie angestellt wurden, haben gezeigt, dass intensive emotionale Zustände wie Angst oder Wut die Aktivität in einigen Teilen des rationalen Gehirns reduzieren. Wenn dies geschieht, ist unsere Fähigkeit, unsere emotionalen Reaktionen zu regulieren oder zu hemmen, eingeschränkt. „Wenn die Alarmglocke des emotionalen Gehirns immer wieder eine Gefahr signalisiert“, schreibt van der Kolk, „bringt keine noch so tiefe Einsicht sie zum Verstummen.“ (2015, S. 80) Denkt man darüber näher nach, macht diese Dynamik evolutionär betrachtet Sinn. Wenn ein Auto direkt auf uns zurast, ist es uns nicht dienlich, rational darüber nachzudenken. Wir müssen handeln. Doch wenn wir den in uns schrillenden Alarm nicht deaktivieren oder dämpfen können, sobald die Gefahr gebannt ist, müssen wir uns auf Langzeitfolgen gefasst machen. Wir reagieren weiterhin auf Gefahr, als ob sie tatsächlich stattfände, auch wenn wir „wissen“, dass es ein falscher Alarm ist. In uns findet gewissermaßen ein quälendes Tauziehen verschiedener Gehirnanteile statt.

Um zu verstehen, warum das geschieht – und was es mit Achtsamkeit zu tun hat –, müssen wir uns drei kleinere, spezialisiertere Gehirnregionen ansehen: die Amygdala, den Hippocampus und den präfrontalen Cortex.

DIE „LOW ROAD“ UND DIE „HIGH ROAD“

Die *Amygdala* ist ein paarig angelegtes Gebiet des Gehirns, das sich im limbischen Bereich des emotionalen Gehirns befindet. Von van der Kolk als „Rauchmelder“ bezeichnet, besteht die zentrale Funktion der Amygdala darin, sensorischen Informationen entsprechende emotionale Interpretationen zuzuordnen und so zu identifizieren, was für unsere Sicherheit und unser Überleben am bedeutsamsten ist. Für die Amygdala ist Geschwindigkeit von entscheidender Bedeutung: Wir können auf Stimuli reagieren, bevor wir bewusst erkennen, worum es sich handelt. Zum Beispiel kann es passieren, dass wir, wenn wir die Stimme eines engen Freundes am Telefon hören, schon einige Millisekunden bevor wir wissen, wer angerufen hat, anfangen zu lächeln und uns zu entspannen. Oder, um zu dem Beispiel mit der Schlange und dem Ast zurückzukehren, die Amygdala interpretiert umgehend die Form des Astes als mögliche Gefahr und sendet eine sofortige Nachricht den Gehirnstamm hinunter, um Stresshormone auszuschütten (zum Beispiel Adrenalin) und so eine Ganzkörperreaktion zu aktivieren – und all das, bevor wir überhaupt bemerken, dass es sich lediglich um einen Ast handelt.

Eine weitere Struktur im limbischen System, der *Hippocampus*, spielt eine wichtige Rolle bei Erinnerungen. Er ist unter anderem dafür zuständig, die zeitliche Abfolge eines Ereignisses zu registrieren, ihm Anfang, Mitte und Ende zuzuteilen und das rationale Gehirn darüber zu informieren. Denken Sie beispielsweise an ein Erlebnis, das Sie gestern hatten – eine Besorgung, die Sie machen mussten, oder ein Gespräch, das Sie geführt haben. Die Tatsache, dass Sie wissen, dass es sich um eine Erinnerung handelt, zeigt Ihnen, dass Ihr Hippocampus seine Arbeit richtig macht.

Ein drittes Gebiet, das wichtig für das Verständnis von Trauma ist, ist der *präfrontale Cortex*, der sich im rationalen Gehirn, direkt über unseren Augen befindet. Der präfrontale Cortex gibt uns einen Blick „von oben" und hilft uns, zu verstehen, was vorgeht, und zu entscheiden, wie wir damit am besten umgehen. Beispielsweise lebe ich in einem Erdbebengebiet, und laute, grummelnde Geräusche lassen mich normalerweise automatisch aufschrecken. Einige Millisekunden später hilft mir mein präfrontaler Cortex dabei, die Situation zu bewerten. Muss ich aus meiner Wohnung rennen oder soll ich auf meinem Smartphone nachsehen, ob es Erdbebenwarnungen gibt? Ungleich der Amygdala, die Schnellschussbewertungen vornimmt, bevor sich das rationale Gehirn einschalten kann, kann der präfrontale Cortex eine Situation abwägen und uns helfen, uns zu beruhigen – besonders, wenn die Amygdalareaktion ein falscher Alarm war. Das hilft uns dabei, das emotionale Gehirn unter Kontrolle zu halten und nicht jedes Mal panisch zu reagieren, wenn irgendeine Form von Gefahr wahrgenommen wird.

Bei posttraumatischem Stress läuft dieser integrative Prozess zwischen den drei Gehirnregionen nicht mehr richtig ab. Wir reagieren weiter so, als ob die Gefahr noch immer bestünde. Eine Möglichkeit, dies zu verstehen, ist LeDoux' Vorstellung von zwei neuronalen Routen bzw. Verarbeitungsweisen[109]: die sogenannte „low road" (eine schnellere Route, auf der die Nachrichten der Amygdala das rationale Gehirn umgehen) und die „high road" (eine zweite, langsamere Route, auf der Informationen an das rationale Gehirn geschickt werden, damit es diese sortieren kann). Wenn Trauma unintegriert bleibt, zirkulieren die Stresshormone weiterhin im Körper, was dazu führt, dass emotionale Überlebensreaktionen sich wieder und wieder abspielen. Das ist der Grund dafür, dass Tim in den Wochen nach dem Unfall Angstausbrüche und Hypervigilanz erfuhr: seine Amygdala hörte nicht auf, auf dem Weg der „low road" Alarm zu schlagen.

Idealerweise wäre das der Punkt, an dem die „high road" die Kontrolle übernimmt. Wenn der präfrontale Cortex vom Hippocampus die Information erhält, dass ein Ereignis stattgefunden hat, kann er die emotionalen Reaktionen der Amygdala hemmen und den Körper zurück ins Gleichgewicht bringen. Ist jedoch ein hoher Stresslevel erreicht, setzen die Stresshormone, die in unserem Körper ausgeschüttet werden, den Hippocampus außer Gefecht. Das bedeutet, dass die zeitliche Abfolge eines traumatischen Erlebnisses nicht akkurat erfasst werden kann und dem Vorfall somit die Zuordnung von Anfang, Mitte und Ende fehlt. Das rationale Gehirn erhält daher nie die Meldung, dass das traumatische Erlebnis vorbei ist und versäumt deshalb, die Amygdala zu blockieren.

Dies ist als *hippocampales Versagen* bekannt. An dem Tag von Tims Überfall waren hochwirksame Stresshormone (Adrenalin, Cortisol) in seinem Körper freigesetzt worden und hatten zeitweise seinen Hippocampus außer Kraft gesetzt. Sein präfrontaler Cortex bekam deshalb nie die Meldung, dass der Überfall vorüber war. Tims Amygdala schlug weiterhin Alarm und verursachte Probleme. Wie Neurowissenschaftler Rick Hanson (2010) in seinem Buch *Das Gehirn eines Buddha: die angewandte Neurowissenschaft von Glück, Liebe und Weisheit* schreibt: „Es ist eine schlechte Kombination, wenn die Amygdala übersensibilisiert und der Hippocampus beeinträchtigt ist: Schmerzvolle Erfahrungen können im impliziten

Gedächtnis gespeichert werden – mit all den Verzerrungen und der Turboaufladung einer im Schnellgang operierenden Amygdala – ohne dass es eine exakte explizite Erinnerung an sie gibt.“ (S. 76).

Auch das macht evolutionär betrachtet Sinn. Wenn wir uns mit einer gefährlichen Erfahrung konfrontiert sehen, ist es unabdingbar, dass wir in der Lage sind, schnell und instinktiv zu handeln (die „low road“), statt die aktuelle Erfahrung erst mit vergangenen Vorfällen in Beziehung zu setzen und rational zu durchdenken (die „high road“). Doch dieses hippocampale Versagen sollte eigentlich nur temporär auftreten. Der Hippocampus sollte nach einem traumatischen Ereignis wieder aktiv werden und das rationale Gehirn über den zeitlichen Ablauf des Ereignisses informieren – ganz besonders über sein Ende. Das rationale Gehirn kann dann die Amygdala instruieren, den Alarm abzustellen, damit der Körper wieder in seinen natürlichen Gleichgewichtszustand zurückkehren kann. Aber wenn ein Vorkommnis unsere Kapazität zur Integration überschreitet, kann es vorkommen, dass Traumaüberlebende in einem Abgrund gefangen sind, in dem ihr emotionales Gehirn reagiert, als würde das Trauma noch immer stattfinden.

Es ist dringend notwendig, diese Zusammenhänge im Hinterkopf zu haben, wenn wir andere Menschen zur Achtsamkeit anleiten. Traumaüberlebende haben häufig mit nicht integrierten Gedanken, Emotionen, Bildern und körperlichen Empfindungen zu kämpfen, die mit einem traumatischen Ereignis in Verbindung stehen. Es ist leicht, diese Reaktionen auszulösen. Tatsächlich kann schon die bloße Bitte, achtsam mit den traumatischen Stimuli umzugehen, diese verstärken – was einer der Gründe dafür ist, dass Traumaüberlebende eine besondere Form von Unterstützung brauchen.

EINEN TRAUMASPEZIALISTEN HINZUZIEHEN

Das erste Mal, dass Tim und ich uns gegenübersaßen, war einen Monat nach dem eingangs des Kapitels beschriebenen Überfall. Er war von seiner Meditationslehrerin an mich verwiesen worden, und als er sich hinsetzte, schien er in einem erregten SNS-Zustand zu sein: seine Muskeln waren angespannt, seine Pupillen erweitert, sein Gesicht war blass. Nachdem ich ihn aufgefordert hatte, einige tiefe Atemzüge zu nehmen, kehrte seine Gesichtsfarbe langsam zurück. Er nahm häufiger Augenkontakt auf, während wir miteinander sprachen – was signalisierte, dass sein „Social Engagement System" aktiv war –, so dass ich anfangen konnte, ihm Fragen zu stellen: Was hatte er in der Meditation erlebt? Was hatte er daraufhin unternommen? Und hatten diese Symptome mit etwas zu tun, das in seinem Leben geschehen war?

Tim stiegen Tränen in die Augen. Er hatte seit dem Überfall versucht, sich zusammenzureißen und war dankbar, endlich mit jemandem über das, was vorging, reden zu können. Er erzählte mir von dem Überfall und den Symptomen, die er seitdem erlebte. Da Meditation offensichtlich die Angelegenheit verschlimmerte, empfahl ich ihm, sie vorerst auszusetzen, bis wir seinem Nervensystem hinreichend helfen konnten, genug von dem Trauma zu verarbeiten, damit er auf sichere Weise wieder zu seiner Meditationspraxis zurückkehren konnte.

Unsere ersten Sitzungen konzentrierten sich teilweise auf Psychoedukation – ein Prozess, bei dem man dem Klienten sowohl Informationen als auch Unterstützung bietet. Vielen Klienten hilft es, wenn sie verstehen, was in ihrem Gehirn und Körper vor sich geht, und so realisieren, dass ihre Reaktionen normal sind. Es kann auch die Selbstvorwürfe reduzieren, ein wichtiger Faktor für Tim und viele andere Traumaüberlebende. „Wenn ich ein echter Mann wäre", sagte Tim in unserer ersten Sitzung, „hätte ich diesen Arschlöchern ins Gesicht geschlagen." Er verurteilte sich selbst dafür, ein Feigling zu sein und noch immer nicht „darüber hinweg" zu sein. Als er verstand, was in seinem Nervensystem vor sich ging, war er in der Lage, sich selbst mit mehr Mitgefühl zu begegnen.

Als er Fortschritte machte, suchte ich nach Anzeichen dafür, dass Tim nun auf sichere Weise zu seiner Meditationspraxis zurückkehren konnte. Als ich ihn fragte, ob er den Vorgängen seines Körpers gegenüber achtsam sein könne, konnte er sein Angstgefühl im Bauch und die

Nervosität in seinen Beinen spüren, ohne von ihnen überwältigt zu werden. Wir verständigten uns darauf, dass Tim anfangen würde, zu Hause mit Achtsamkeitsübungen zu experimentieren – zeitlich auf fünf bis zehn Minuten begrenzt. Die Absprache war, dass jede Art von Praxis Tims Symptome verbessern sollte, statt sie zu verstärken. Tatsächlich wollte ich, dass Tim zu seiner Meditationsgruppe zurückkehren konnte. Wir waren uns einig, dass sich dies positiv auf ihn auswirken würde. Meine einzige Auflage war, dass er nach jeder Gruppenstunde mit seiner Lehrerin Rücksprache halten müsse.

Das Traumagewahrsein von Tims Lehrerin spielte bei Tims Genesung eine zentrale Rolle. Sie hatte erkannt, dass er für die Verarbeitung seines Traumas auf individuelle Unterstützung angewiesen war – und nicht einfach mehr Meditationsanleitung benötigte. Ein anderer Lehrer, der zwar wohlmeinend, aber nicht trauma-bedacht war, hätte Tims Erfahrung als „Ego Dissolution" interpretieren können, als Verlust der Identität mit sich selbst, und damit als etwas, was beim Meditieren natürlicherweise vorkommen kann. Vielleicht hätte solch ein Lehrer Tim sogar versichert, dass seine Erfahrungen ein Fortschritt auf seinem Heilungsweg waren, und ihn ermutigt, weiterzumachen – und dadurch möglicherweise weiter traumatisiert. Oder ein Meditationslehrer hätte Tim wegen seiner Konzentrationsschwierigkeiten empfohlen, häufiger zu üben, um seinen Geist zu stabilisieren. Glücklicherweise besaß Tims Lehrerin das Geistesgegenwart und die Neugierde, sich tiefergehend mit Tims Erfahrung zu befassen und verfügte über ein Netzwerk von Traumaspezialisten, an die sie Tim verweisen konnte.

ACHTSAMKEIT UND DAS GEHIRN

Wie kann es nach allem, was wir gehört haben, aus neurophysiologischer Perspektive sein, dass Achtsamkeit zur Ressource für Traumaüberlebende werden kann? Was kann uns die Neurowissenschaft über die Beziehung zwischen Achtsamkeit, Trauma und dem Gehirn sagen? Unser Verständnis davon, wie sich Achtsamkeit auf Traumaüberlebende auswirkt, steht immer noch in seinen Anfängen; jedoch liefern uns neueste Erkenntnisse einige Antworten, speziell im Bereich der bereits besprochenen drei Gehirnregionen: der Amygdala, des Hippocampus und des präfrontalen Cortex.

Eine der bekannteren Erkenntnisse ist, dass Achtsamkeitsmeditation mit dickeren mittleren präfrontalen Gebieten im Gehirn zu tun hat. In einer häufig zitierten Studie haben die Harvard-Professorin Sarah Lazar und ihre Kollegen (2005) die funktionelle Magnetresonanztomografie genutzt, um herauszufinden, dass Menschen, die Achtsamkeitsmeditation praktizieren, höhere Aktivierungen im präfrontalen Cortex aufweisen.[110] In Anbetracht dessen, dass der präfrontale Cortex uns dabei hilft, unsere Erfahrungen zu beobachten – und exekutive Kontrolle über Befehle des emotionalen Gehirns ausübt –, macht die Beziehung zur Achtsamkeitsmeditation Sinn: Achtsamkeit erlaubt uns, Zeuge unserer Gedanken, Empfindungen und Emotionen zu werden, ohne uns mit ihnen zu identifizieren. Wir können unsere Situation betrachten, statt reflexartig auf sie zu reagieren. Auch wenn es sehr viel mehr Forschung bedarf, ist es denkbar, dass Achtsamkeitsmeditation, über längere Zeit praktiziert, zu erhöhten neuronalen Funktionen in exekutiven Arealen des Gehirns führen kann.

Achtsamkeitspraxis wurde auch mit einer reduzierten Menge grauer Zellen in der Amygdala in Verbindung gebracht[111], was die Reaktivität auf trauma-relevante Trigger reduziert.[112] In einer achtwöchigen Studie wurde berichtet, dass diejenigen Probanden, die an einem achtsamkeitsbasierten Programm teilnahmen, signifikant weniger wahrgenommenen Stress und eine Dichtereduktion der grauen Zellen in der Amygdala zeigten. In anderen Studien zeigten Meditierende eine verminderte physiologische Reaktivität, wenn sie Stressoren ausgesetzt wurden[113] und eine schwächere Amygdala-Reaktion auf emotionale Stimulation, während sie meditierten.[114] Dieser Forschungslinie folgend, fand man bei der achtwöchigen Studie auch heraus, dass diese Veränderungen auch auf nichtmeditative Zustände übertragen wurden – dass also die Reduktion der Amygdala-Aktivität auch nach der Meditation auftrat.[115]

Allgemeiner gesprochen, konnte nachgewiesen werden, dass Achtsamkeitsmeditation Areale des präfrontalen Cortex, der an der emotionalen Regulation beteiligt ist, aktiviert.[116] Es gibt zahlreiche Theorien dazu, weshalb Achtsamkeit die Amygdala-Aktivität herabsetzt und die emotionale Regulation verbessert, wie zum Beispiel die Idee, dass unsere erhöhte Fähigkeit, Aufmerksamkeit zu regulieren, eine wichtige Ressource ist, wenn wir mit belastenden Ereignissen konfrontiert sind. Wenn wir eine gewisse Kontrolle darüber haben, worauf wir uns konzentrieren, können wir effektiver mit unseren Emotionen und unserem Verhalten umgehen. Die oben genannten Erkenntnisse geben uns einige Hinweise darauf, weshalb Achtsamkeit Stress und emotionale Reaktivität reduziert und das Allgemeinbefinden verbessert. Es bleibt auf diesem Gebiet jedoch noch einiges zu erforschen.

TRAUMA INTEGRIEREN

Nachdem wir sechs Wochen lang miteinander gearbeitet hatten, erlebten Tim und ich eine besonders intensive Sitzung. Er kam in die Sitzung und fühlte sich offen, zentriert und bereit, die schrecklichen Empfindungen, die er in seinem Magen gespürt hatte, zu erforschen. Ich forderte ihn auf, in sich hineinzuspüren, und Tim begann die Form und Textur des Knotens in seinem Magen zu fühlen und dabei so gut es ging wertfrei zu bleiben. Er begann zu spüren, wie er sich gefühlt hatte, als er mit den Männern, die ihm die Kamera vom Hals rissen, in der Gasse gewesen war – angststarr und hilflos.

„Es war fürchterlich", sagte er, vergrub sein Gesicht in den Händen und begann zu weinen.

„Das stimmt", sagte ich. „Es war fürchterlich. Und es ist etwas, das in der Vergangenheit liegt. Schau, ob du wahrnehmen kannst, dass du in meiner Praxis bist. Spüre deine Füße auf dem Boden. Versuch wahrzunehmen, dass du in Sicherheit bist, hier und jetzt." Tim konnte nicht länger an sich halten. Er begann zu schluchzen und zu zittern. Bilder und Erinnerungen brachen während der nächsten halben Stunde in Wellen über ihn herein, und jede dieser Wellen brachte eine neue Emotion zur Entladung. Während dieser Phase blieb ich aufmerksam, nahm Augenkontakt auf, wenn Tim es brauchte, um ihm dabei zu helfen, sein „Social Engagement System" zu aktivieren. Ich half, indem ich ihm einen beruhigenden und rückversichernden Ort bot, damit er sich dem widmen konnte, was in seinem Körper geschah. Er spürte, wie seine Beine vor Angst zitterten, und obwohl es sich schrecklich anfühlte, ließ er das Zittern geschehen. Meine Präsenz, mein Eingehen auf seine Bedürfnisse (Containment) und meine Ermutigung unterstützten ihn dabei. Tim dabei zu helfen, sich nicht allein zu fühlen, machte es sicherer für ihn, die überwältigenden Gefühle, die nach dem Überfall in ihm aufgekommen waren, zu erleben.

Nach einer Weile sah Tim sich im Zimmer um. Er war nassgeschwitzt und hatte eine halbe Schachtel Kleenex-Tücher verbraucht. Dennoch fühlte er sich lebendig, erleichtert und in der Lage, es mit dem Leben aufzunehmen. Er begann zu lachen und seufzte dann tief. In seinem Körper stellte sich ein Gleichgewicht ein, das sich zunächst noch ungewohnt anfühlte. Es war, als wäre der Überfall vorbei – als wäre etwas zum Abschluss gekommen.

In vielerlei Hinsicht war dem auch so. Im Beisein von jemandem, dem er vertraute, war die Erfahrung, deren Verarbeitung für Tim bislang zu viel gewesen war, nun aushaltbar geworden. Er konnte nun mit der Verarbeitung der Überlebensreaktionen, der Erinnerungen und Emotionen beginnen, die er abgespalten hatte und mit denen er sich nun präsent fühlte. Das Gefühl der Entfremdung, das er in sich gespürt hatte, wurde weggespült, als die Überlebensreaktionen ihren Lauf nehmen und sich durch Zittern, Schwitzen und Weinen entladen konnten. Auch wenn Tim noch immer schwierige Erinnerungen an den Überfall hatte, hatten sie nun nicht mehr solche Macht über ihn. Sie waren mehr in sein Bewusstsein integriert. Er konnte sich vorstellen, dass weitere Wellen von Emotionen über ihn kommen würden, aber er hatte jetzt auch das Gefühl, wieder in seinen Normalzustand zurückfinden zu können.

Unter den richtigen Umständen kann Trauma integriert werden. Dies ist kein explizites Ziel traumasensitiver Achtsamkeit, aber es ist wichtig, dieses Potenzial zu erkennen. Dies führt uns zur Ausgangsfrage zurück: Welche Modifikationen der Achtsamkeitspraxis können wir vornehmen, um sicherzustellen, dass Achtsamkeit für Traumaüberlebende hilfreich – und nicht schädlich – ist? Mit anderen Worten, was sind die „richtigen Umstände", die herbeizuführen sind?

In Teil II werde ich einfache Prinzipien und spezielle Praktiken vorstellen, die unseren Achtsamkeitsansatz trauma-bewusst werden lassen.

TEIL II

Die fünf Prinzipien traumasensitiver Achtsamkeit

KAPITEL 5

Innerhalb des Toleranzfensters bleiben: die Rolle von Arousal

Was das rechte Maß überschreitet, ist schädlich.

Seneca

Im Alter von 29 Jahren verzichtete Prinz Siddhartha – später als der Buddha bekannt – auf seinen materiellen Wohlstand. In ein Leben der Fülle hineingeboren und in ihm aufgezogen, verließ Siddhartha den Palast seiner Familie und folgte dem Pfad der Askese, indem er strengste Selbstdisziplin praktizierte und – wie uns die traditionelle Überlieferung berichtet – seine Ernährung auf ein Reiskorn am Tag reduzierte. Sechs Jahre später änderte sich all das jedoch.

Als Siddharta eines Tages am Ufer eines Flusses meditierte, hörte er zufällig mit an, wie ein Musiker einem Schüler beibrachte, wie man eine Sitar stimmte. „Spanne die Saiten zu stark", sagte der Lehrer, „und sie werden reißen. Lass sie zu locker, und sie werden aufhören zu klingen."

Als er dies hörte, hatte Siddhartha eine Offenbarung. Er hatte die Extreme von sinnlichen Genüssen einerseits und Abstinenz andererseits erlebt, aber keines von beidem hatte ihm zu irgendeiner Form andauernden inneren Friedens verholfen. In diesem Moment beschloss er, fortan einen moderateren Weg zu beschreiten – einen, der den Mittelweg zwischen Luxus und Entsagung darstellte. In buddhistischen Lehren ist dieser Pfad als der Mittlere Weg bekannt.[117]

Der Mittlere Weg ist für traumasensitive Achtsamkeit von größter Relevanz. Wie wir gelernt haben, verursacht traumatischer Stress extreme mentale, emotionale und körperliche Zustände. Eine Kampf-oder-Flucht-Reaktion mobilisiert einen kraftvollen Schub von Überlebensenergie, während die Erstarrungsreaktion diese außerordentliche Kraft ausbremst und gefangenhält. Bei posttraumatischem Stress bleibt diese Energie unintegriert, was eine Vielzahl an Komplikationen verursacht. Jemand, der einen schrecklichen Angriff erlebt hat, könnte beispielsweise chronisch hypervigilant werden und nicht in der Lage sein, seine Emotionen zu regulieren. Ein Mensch, der in seiner Kindheit Missbrauch erlebt hat, könnte chronisch dissoziieren und unfähig werden, körperliche Empfindungen wahrzunehmen. Traumaüberlebende können gefährliche Schwankungen zwischen Zuständen intensiver Agitation und kompletter innerer Taubheit erleben.

Das Ziel traumasensitiver Achtsamkeit ist, Menschen dabei zu helfen, eine Praxis zu entwickeln, die diese Extreme vermeidet. Wir möchten sicherstellen, dass Traumaüberlebende die Bandbreite ihrer Erfahrung auf sichere Weise beobachten und aushalten können. Ein Weg, das zu tun, besteht darin, Kursteilnehmern und Klienten beizubringen, im *Toleranzfenster* zu bleiben – ein Begriff, der von Daniel Siegel geprägt wurde.[118] Das Toleranzfenster ist für Traumaüberlebende ein innerer Bereich der Unterstützung und ein Ausgangspunkt für jede trauma-bedachte Praxis. Es ist ein Weg, sicherzustellen, dass Menschen das Maß dessen, was sie aushalten können, nicht überschreiten. Wenn Menschen innerhalb ihres Toleranzfensters sind, ist die Wahrscheinlichkeit größer, dass sie sich stabil, präsent und reguliert fühlen. Befinden sie sich außerhalb dieser Zone, kann es sein, dass sie sich getriggert, nicht unter Kontrolle und dysreguliert fühlen. Wenn Traumaüberlebende während ihrer Meditation nicht innerhalb dieses Fensters bleiben können, könnte dies schlicht darauf hinauslaufen, dass sie traumatische Zustände wiederbeleben.

Das bringt uns zum ersten Prinzip traumasensitiver Achtsamkeit: *Innerhalb des Toleranzfensters bleiben.* Als traumasensitive Praktiker wollen wir zumindest sicherstellen, dass Traumaüberlebende in einer sicheren und stabilen Weise praktizieren. Das bedeutet, Menschen dabei zu helfen, sich selbst zu regulieren, statt außer Kontrolle zu geraten. Das Toleranzfenster bietet ein Rahmenwerk dafür und kann unsere Arbeit mit Kursteilnehmern und Klienten positiv beeinflussen. Wir können lernen, welche Anzeichen auftreten, wenn jemand aus seinem Toleranzfenster heraustritt, und wir können in diesem Fall Modifikationen anbieten, die auf gesundem Menschenverstand basieren. Ich werde diese Modifikationen am Ende dieses Kapitels beschreiben. Auf diese Weise sorgen wir dafür, dass Menschen sich bei ihrer Meditationspraxis wohlfühlen und sich darin weiterentwickeln können. Und wir stellen sicher, dass eine Retraumatisierung vermieden wird.

BROOKES GESCHICHTE

15 Minuten, nachdem unsere erste Therapiesitzung begonnen hatte, realisierte Brooke, dass sie ihre Jacke noch nicht abgelegt hatte. Wir hatten uns bis dahin noch nie gesehen, und sie hatte sich in ihre Geschichte gestürzt, sobald sie Platz genommen hatte. Sie hielt inne, atmete tief durch und ein entschuldigendes Lächeln huschte über ihr Gesicht. Es war ein schwieriges Jahr für sie gewesen. Vor vier Monaten hatte Brooke ihre sieben Monate alte Tochter durch Plötzlichen Kindstod verloren. Als sie an jenem schrecklichen Morgen aufwachte, spürte sie sofort, dass etwas nicht stimmte. Sie streckte ihre Hand nach ihrer Tochter in das neben ihrem Bett stehende Gitterbettchen aus, und als sie sie heraushob, spürte sie keine Reaktion. Als sie nach ihrem Mann schrie, damit er den Krankenwagen rief, fühlte sich Brooke hilflos, zerrissen zwischen dem Impuls, mit ihrer Tochter zum Krankenhaus zu rennen und dem,

auf die Ankunft der Sanitäter zu warten. Letztlich brach sie auf dem Boden zusammen und wiegte ihre Tochter in ihren Armen, bis sie endlich das Martinshorn näherkommen hörte.

In den Wochen danach kam Brooke einigermaßen zurecht. Sie hatte sich von ihrer Arbeit als Krankenschwester freistellen lassen, um für einige Wochen bei ihren Eltern zu sein. An manchen Tagen fühlte sie sich manisch und begann, sobald sie morgens die Augen aufschlug, Erledigungen für ihre Eltern zu machen, bis sie abends erschöpft ins Bett fiel. An anderen Tagen fühlte sie sich hoffnungslos, depressiv und von der Welt abgeschnitten. „Ich lebte das Leben einer anderen Person", erzählte sie von diesen Tagen, in denen sie versuchte, ihren Kopf über Wasser zu halten und hoffte, dass der Schmerz irgendwann abebben würde. Zwei Monate nach dem Tod ihrer Tochter kehrte sie an ihren Arbeitsplatz zurück und nahm die bisherige Struktur ihres Lebens wieder auf. Sie dachte sogar darüber nach, ein weiteres Kind zu bekommen.

Zu diesem Zeitpunkt, ermutigt durch ihren Ehemann, beschloss Brooke, an einem Wochenend-Meditationsretreat teilzunehmen. Sie hatte seit Jahren immer wieder meditiert, und sie und ihr Mann dachten, dass es für sie erholsam und heilsam sein könnte, wenn sie einige Zeit fort war. Am Anfang des Retreats war Brooke dankbar für die Stille und die Meditationspraxis, denn sie konnte sich nicht erinnern, wann sie sich das letzte Mal entspannt gefühlt hatte. Aber gegen Ende des ersten Tages begannen verstörende Erinnerungen sich um sie zu legen. Wenn sie ihre Augen schloss, sah sie das blasse Gesicht ihrer Tochter an dem Morgen vor sich, an dem sie gestorben war. In anderen Momenten hätte sie schwören können, in der Ferne Krankenwagensirenen zu hören. Sie versuchte dann, ihre Aufmerksamkeit zurück zu ihrem Atem zu lenken, doch diese Bilder und Geräusche waren wie ein schwarzes Loch, das ihre Aufmerksamkeit anzog. Statt die Entgrenzung zu spüren, die sie in der Vergangenheit beim Meditieren erlebt hatte, fühlte Brooke sich, als säße sie in der Falle.

Während der nächsten Stunde – sowohl bei der Sitz- als auch bei der Gehmeditation – schwankte Brooke unkontrollierbar zwischen Anspannung und Dissoziation. Wenn sie saß, strömten ihr Tränen über die

Wangen. Auch wenn ihr die Trauer angemessen erschien, war sie hier, alleine auf dem Retreat, nicht auszuhalten. Brooke fühlte sich isoliert, und der Mangel an Kontakt zu anderen war quälend. „Alles, was ich wollte, war, die Arme meines Mannes um mich zu spüren", sagte sie. „Also schlang ich meine eigenen Arme um mich, um seine Berührung zu imitieren, aber ich konnte ihn nicht spüren. Es war so schrecklich." Lediglich die Hinterköpfe der anderen im Meditationsraum zu sehen, machte ihr Gefühl noch schlimmer. Sie war umgeben von Mitmeditierenden, aber komplett alleine mit ihrem tiefen Schmerz. Am ersten Abend unterhielt sie sich mit einem der Kursleiter, der ihr mitfühlend zuhörte und Brooke ermutigte, weiter achtsam gegenüber den Bildern zu sein und zu bemerken, wenn sie sich veränderten. Aber Brooke fühlte sich hoffnungslos, als sie am nächsten Morgen aufwachte, und beschloss, das Retreat früher als geplant zu verlassen. Sie hinterließ den Lehrern eine Nachricht, dass sie eine Grippe habe.

In den vier Wochen seit dem Retreat hatte Brooke eine intensive emotionale Achterbahnfahrt durchgemacht. „Die kleinsten Geräusche lassen mich aufschrecken", berichtete sie. „Ich habe Schwierigkeiten, mich bei der Arbeit zu konzentrieren, und ich kann kaum schlafen." In einem Moment war sie von Angst getrieben und hypervigilant – mit weit aufgerissenen Augen, geweiteten Pupillen und hastigem Sprechen –, und im nächsten war sie lustlos, taub und hatte glasige Augen. Brooke fühlte sich von ihrem Mann entfremdet und hatte das Interesse verloren, abends mit ihm zu reden. Das Martinshorn der Rettungswagen um das Krankenhaus, in dem sie arbeitete, brachte sie zurück zu dem Morgen, an dem sie ihre Tochter verloren hatte. Ihr Herz raste, der Schweiß brach ihr aus, und immer wieder hatte sie das Bedürfnis, sich auf dem Boden zu einem Knäuel zusammenzurollen. Die Sirenen hatten ihr vor dem Retreat bereits zugesetzt, aber jetzt waren sie eine echte Qual. Brooke schwankte zwischen Hoffnungslosigkeit und Grauen und fragte sich, ob sie weiter als Krankenschwester arbeiten konnte – und ob sie jemals von ihrem Kummer erlöst würde.

DYSREGULATIVES AROUSAL

Warum erlebte Brooke solch intensive Schwankungen zwischen Paralyse und Panik? Auf welche Weise, wenn überhaupt, wurde dieser Zustand durch Achtsamkeit verschlimmert? Und wie können wir als Achtsamkeitspraktiker, wenn wir jemandem wie Brooke begegnen, mit dieser Person auf traumasensitive Weise arbeiten?

Um diese Fragen angehen zu können, müssen wir uns ein wenig in die Theorie des Toleranzfensters vertiefen. Ein erstes Konzept zum Verständnis des Toleranzfensters hat mit der Idee eines Mittelweges zwischen zwei Extremen zu tun. Beispiele für diese Dynamik sind überall zu finden. Während Sie beispielsweise diesen Text lesen, ist Ihr Körper mit der komplexen Aufgabe beschäftigt, Ihre Körpertemperatur in einem sicheren Bereich um die 36°C zu halten – ein Bereich zwischen extremer Hitze und Kälte. Es gibt auch so etwas wie eine „Zone der proximalen Entwicklung“, die das Lernen unterstützt.[119] Wenn ich Sie mit Informationen bombardierte, würden Sie von dieser Materialfülle überwältigt werden; bei zu wenigen Informationen hingegen würden Sie sich langweilen.

Siegels (2010, deutsch 2013) Bild für diese optimale Zone der Achtsamkeit ist ein Gewässer, das inmitten zweier Ufer dahinfließt (siehe Abb. 5.1) Am oberen Ufer finden wir Chaos – das Leben ist turbulent und instabil, und wir habend das Gefühl, die Dinge nicht unter Kontrolle zu haben. Am unteren Ufer herrscht Starre. Das Leben stagniert, ist unbeweglich, und wir fühlen uns, als säßen wir fest. Zwischen diesen zwei Ufern befindet sich ein Fluss, der eine Balance zwischen diesen beiden Extremen herstellt. Dort finden wir Harmonie und Gleichgewicht, und unser Leben kann frei fließen. Siegel beschreibt dies als den *Fluss der Integration* (siehe Abb. 5.1) – ein Bereich zwischen Chaos und Starre, der, wie ich Ihnen gleich zeigen werde, direkt mit dem Toleranzfenster in Verbindung steht.

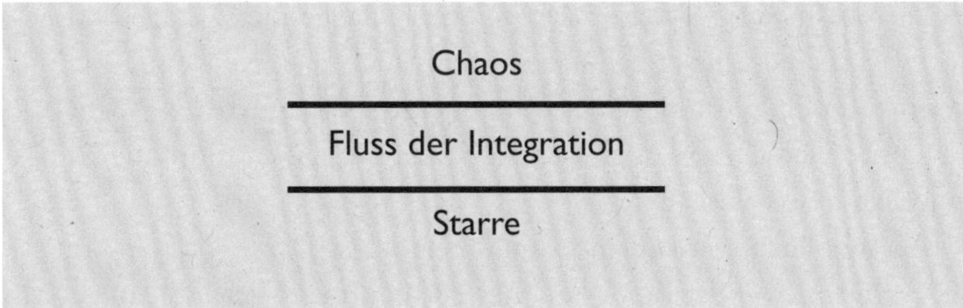

Abbildung 5.1: Der Fluss der Integration

Die Variable, an der wir in Bezug auf traumasensitive Achtsamkeit interessiert sind, ist Arousal – definiert als unsere grundsätzliche Bereitschaft zum Leben. Arousal hat seinen Ursprung im Gehirnstamm, aktiviert unser ANS und hilft uns, auf die Anforderungen des Lebens zu reagieren. Wenn wir Energie brauchen, um etwas zu tun, wie etwa, morgens aus dem Bett zu steigen oder ein Kind hochzuheben, erhöht sich unser Arousal; wenn wir ruhen, nimmt es ab. Trauma verursacht akutes Arousal. Mit der Kampf-oder-Flucht-Reaktion tritt unser Körper gewissermaßen das Gaspedal durch. Wir erleben einen Schub äußersten Arousals. Wenn wir dann erstarren, macht unser Körper eine Vollbremsung. Bei posttraumatischem Stress kann das Arousal wild zwischen diesen beiden Extremen schwanken. Beide Pedale werden dann gleichzeitig durchgetreten.

Dies ist als *dysregulatives Arousal* bekannt – ein Zustand, in dem unsere Fähigkeit zur Selbstregulation ernsthaft eingeschränkt ist. Durch unsere übermäßige Sensibilisierung für traumatische Trigger kommt es dazu, dass wir zu viel Arousal (*Hyperarousal*) oder zu wenig Arousal *(Hypoarousal)* erleben oder unkontrollierbar zwischen diesen beiden Zuständen hin- und herschwanken.

Das ist ein prekärer Zustand und eine der brutalen Belastungen von Trauma. Wenn wir im Zustand des Hyperarousals sind, ist zu viel Energie im System: Wir werden von quälenden Gedanken geplagt, sind angespannt und schnell überfordert, und es fällt uns schwer, uns zu entspannen oder zu konzentrieren. Das ist das obere Ufer in Siegels Schaubild. Wenn wir im Zusand des Hypoarousals sind, erleben wir einen Mangel an Energie, was zu emotionaler Taubheit, einem Mangel an Konzentration und einem Gefühl der Immobilität führen kann – das untere Ufer. Von dort berichten Menschen, dass sie sich passiv, desinteressiert, unmotiviert und innerlich taub fühlen.

Als Brooke in meine Praxis kam, beschrieb sie dysregulatives Arousal. „Ich fühle mich außer Kontolle", sagte sie in unserer ersten Sitzung, während sie ihren Kopf auf die Hände stützte und sich mit den Fingern langsam durchs Haar fuhr. „Es fühlt sich an, als würde mein Körper einfach nicht mehr mir gehören." Brooke wusste nie, in welchem Zustand sie sich morgens beim Aufwachen vorfinden würde. An einem Tag konnte sie hypervigilant sein und am nächsten innerlich taub, abwesend und zurückgezogen. Sie war entweder in einem Zustand des Chaos oder der Starre, und das setzte ihr zu. „Ich fühle mich, als ob ich nicht mehr zur Arbeit gehen oder meine Ehe führen kann", sagte sie mit zitternder Stimme. „Irgendetwas scheint dauerhaft von mir Besitz ergriffen zu haben, und wie es aussieht, gibt es kein Mittel dagegen."

Wie Brooke auf dem Retreat erfuhr, können Achtsamkeit und Meditation eine große Herausforderung für jemanden mit dysregulativem Arousal darstellen. Obwohl Achtsamkeit die Selbstregulation erhöhen kann, wie ich in Kapitel 2 besprochen habe, kann die Meditationspraxis Dysregulation auch verstärken. Indem Brooke ihren traumatischen Bildern und Erinnerungen erhöhte Aufmerksamkeit zukommen ließ, verstärkte sie letztendlich ihr Arousal, was sich als wenig hilfreich erwies. Immer und immer wieder das Gesicht ihrer Tochter zu sehen, machte sie beklommen, und die Tatsache, dass sie alleine an einem fremden Ort war, machte diese Erfahrung brutal und schmerzhaft. Sie konnte sich nicht auf den beruhigenden, regulierenden Kontakt mit ihrem Mann oder die vertrauten Anblicke, Geräusche und Gerüche ihres Zuhauses verlassen. Das Meditationsretreat hatte ihre Traumasymptome verschlimmert und sie in einen Bereich außerhalb ihres Toleranzfensters geschubst.

DAS TOLERANZFENSTER LEHREN

Das bringt uns zum Toleranzfenster – einem Bereich, der zwischen den zwei Extremen von Hyper- und Hypoarousal liegt (siehe Abb. 5.2) Wenn wir im Hyperarousal sind, neigen wir dazu, übersensibel gegenüber Empfindungen oder Geräuschen, hypervigilant gegenüber unserer Umwelt zu sein und eine hohe emotionale Reaktivität zu erleben. Das Leben dort ist chaotisch. Wenn wir im Hypoarousal sind, empfinden wir möglicherweise gar nichts. Die Dinge sind wie erstarrt. Befinden wir uns jedoch innerhalb unseres Toleranzfensters, sind wir besser dafür ausgestattet, das volle Spektrum unserer Erfahrung auszuhalten. Unsere Erregung steigt und ebbt dann auf natürliche Weise wieder ab, und es ist wahrscheinlicher, dass wir uns munter und entspannt fühlen und das Gefühl von Teilhabe am Leben haben.

Das Toleranzfenster ist an die kognitive Verarbeitung gebunden. Mit Hyperarousal neigt unsere kognitive Verarbeitung dazu, desorganisiert und in Unordnung zu sein. Es gibt zu viel Stimulation, und oft wird es schwierig, sich zu konzentrieren. Mit Hypoarousal wird unsere kognitive Verarbeitung jedoch lahmgelegt. Es ist schwer, klar zu denken, und Betroffene berichten häufig, sich desorientiert und entrückt zu fühlen und Konzentrationsprobleme zu haben. Dies ist ein Grund, weshalb Traumaüberlebende Schwierigkeiten haben, im täglichen Leben zu funktionieren: eine desorganisierte und eingeschränkte kognitive Verarbeitung macht das Erledigen alltäglicher Aufgaben schwierig, besonders solcher, die ausführende Fähigkeiten wie Planen, Entscheidungen fällen und die Organisation täglicher Aktivitäten umfassen. Ich habe mit Klienten gearbeitet, die während der Nachbeben eines traumatischen Ereignisses das Gefühl hatten, sie hätten die Fähigkeit verloren, ihren Geist und ihr Leben zu kontrollieren.

Hyperarousalzone	Erhöhte Empfindsamkeit Emotionale Reaktivität Hypervigilanz Bedrängende Bilder Desorganisierte kognitive Verarbeitung
Toleranzfenster **Optimale Arousalzone**	
Hypoarousalzone	Relatives Fehlen von Empfindungen Betäubte Emotionen Behinderte kognitive Verarbeitung Reduzierte körperliche Bewegung

Abbildung 5.2: Das Toleranzfenster (Ogden, Minton,& Pain, 2006, S. 27)

Das ist der primäre Grund dafür, dass Traumaüberlebende Probleme mit Achtsamkeitsmeditation bekommen können. Wie ich in Kapitel 4 beschrieben habe, führt posttraumatischer Stress in bestimmten Regionen des emotionalen Gehirns dazu, dass fortwährend Gefahr signalisiert wird. Das rationale Gehirn kann die Ordnung nicht wiederherstellen. Wenn ein Traumaüberlebender außerhalb seines Toleranzfensters ist (was bei dysregulativem Arousal geschieht), ist es mühsam – wenn nicht unmöglich – achtsame Aufmerksamkeit zu praktizieren. Egal wie sehr sie sich auch anstrengen mögen – es kann Traumaüberlebenden passieren, dass sie selbst bei den einfachsten Meditationsanleitungen nicht in der Lage sind, ihre Aufmerksamkeit zu regulieren. Es ist eine frustrierende Angelegenheit für diejenigen, die mit posttraumatischem Stress zu kämpfen haben.

Als ich anfing, mit Brooke zu arbeiten, begann ich damit, dass ich ihr das Toleranzfenster vorstellte. Ich zeichnete ihr das Fenster auf einem Blatt Papier auf und erklärte ihr, dass die Erregungsschwankungen, die sie erlebte, als Folge eines so tragischen Erlebnisses, wie sie es durchmachen musste, normal waren. Wir sprachen darüber, wie Trauma dysregulatives Arousal verursachte und auf welche bestimmte Weise es in ihrem Leben Chaos anrichtete. Ich wollte Brooke in die Lage versetzen, zu verstehen, wie sie mit ihrem Körper und Geist arbeiten konnte, denn nach meiner Erfahrung hilft dieses Wissen Klienten oft, ihre Erfahrungen zu normalisieren und sich rasch wieder regulierter zu fühlen.

Sobald ich Brooke mit dem Toleranzfenster vertraut gemacht hatte, fingen wir an, Signale zu identifizieren, die ihr anzeigten, ob sie sich innerhalb oder außerhalb ihres Fensters befand. Wenn sie sich benebelt, lustlos und innerlich taub fühlte, war es wahrscheinlich, dass sie Hypoarousal erlebte. Wenn sie sich hypervigilant und angespannt fühlte und bemerkte, dass ihr Herz raste, dann handelte es sich vermutlich um Hyperarousal. Innerhalb dieser beiden Zonen lag ihr Toleranzfenster – eine Zone, in der sie klar sehen, tief atmen und ihre Füße auf dem Boden spüren konnte. Ich wollte, dass Brooke in der Lage war, zu bemerken, wann sie ihr Fenster verließ und letztendlich die Fähigkeit erlernte, sich wieder in ihr Fenster zurückzubewegen. Bevor wir andere Punkte in Angriff nahmen, war es unumgänglich, dass sie ein Gefühl der Kontrolle zurückerlangte – das Gefühl, dass sie die Macht und die Fähigkeit hatte, eine gewisse Kontrolle über ihr Nervensystem auszuüben. Falls ihr dies nicht gelang, bestand das Risiko, dass die fortschreitende Arbeit ihr Trauma eher verfestigen statt lösen würde.

„Das ist eine Erleichterung", sagte sie, während sich ihr Blick entspannte. „Als ich hereinkam", fügte sie hinzu, „dachte ich, ich müsste den ganzen Horror nochmal erleben."

Ich höre Äußerungen wie diese recht häufig. Menschen nehmen an, dass sie, um von ihrem Trauma geheilt werden zu können, einen Kopfsprung zurück ins Trauma machen müssen. Aber das stimmt nicht. Emotionale Katharsis – eine intensive emotionale Reinigung – bedeutet nicht unbedingt, dass jemand sein Trauma auch integriert. Oft kann es lediglich dazu führen, dass jemand aus seinem Toleranzfenster gestoßen wird. Um Stabilität zu finden, können Traumaüberlebende anfangen, darauf zu achten, wann sie sich innerhalb ihres Fensters befinden und wann nicht, damit sie sich selbst regulieren können. Sie müssen lernen, womit sie präsent sein können und was sie, im Umkehrschluss, nicht aushalten können.

Es ist wichtig, anzuerkennen, dass das Toleranzfenster von Mensch zu Mensch variiert. Manchmal ist es weit, was bedeutet, dass jemand starke Schübe von Arousal tolerieren und mit ihm präsent sein kann. Ein anderes Mal ist ein Fenster schmaler, was bedeutet, dass es nicht viel braucht, um eine Reaktion auszulösen. Bevor Brooke ihre Tochter verloren hatte, war sie in der Lage gewesen, die meisten stressigen Situation mit Leichtigkeit zu ertragen, nicht zuletzt auch wegen ihrer Ausbildung als Krankenschwester. In dem Krankenhaus, wo sie arbeitete, war sie dafür bekannt, in Krisensituationen gefasst zu bleiben. Seit dem Tod ihrer Tochter brauchte es jedoch nicht viel, um sie aus der Ruhe zu bringen. Das kleinste bisschen Stress konnte sie in die Knie zwingen oder plötzlich dazu führen, dass sie sich vollkommen inkompetent fühlte. An vielen Tagen, sagte sie, war es schwer, es ohne zu Weinen bis zur Mittagspause zu schaffen.

Die Weite unseres Toleranzfensters ist auch an unsere *Reaktionsschwelle* gebunden – die Menge an Stimulation, die erforderlich ist, um Arousal hervorzurufen.[120] Wenn unsere Schwelle niedrig ist, entsteht Arousal mit minimalem Input – es benötigt also nicht viel, um eine Reaktion auszulösen. Ist unsere Schwelle hoch, braucht es mehr Input, um eine Reaktion auszulösen. Menschen, die unter posttraumatischem Stress leiden, haben häufig extrem hohe oder extrem niedrige Reaktionsschwellen. Brooke hatte eine besonders niedrige Schwelle, so dass schon das kleinste Geräusch sie aufschrecken ließ. Selbst wenn sie sich allein zu Hause und in einer ruhigen Umgebung befand, war sie hypergewahr. Ein anderer meiner Klienten hatte eine hohe Reaktionsschwelle. Als sich ein schwerer Autounfall vor seinem Haus ereignete, reagierte er kaum. Seine Nachbarn riefen nach Hilfe, aber er blieb leise, still und ruhig.

Schwellen gelten auch in Bezug auf *Trigger* – Stimuli, die Erinnerungen oder Flashbacks an ein traumatisches Ereignis auslösen können. Trigger können Menschen, Orte, Dinge, Situationen und innere Erfahrungen sein. Jeder ist einzigartig. Egal wie sehr wir versuchen, eine trigger-freie

Umgebung zu schaffen, es wird schwierig werden, dies zu erreichen. Ein Geruch, eine Erinnerung, eine zwischenmenschliche Dynamik – jeder einzelne dieser Punkte kann einen Traumaüberlebenden in den Bereich außerhalb seines Toleranzfensters stoßen. Brooke reagierte beispielsweise besonders sensibel auf das Geräusch von Sirenen und fühlte sich dann häufig schwach oder hypervigilant. Manchmal wurde sie mit Erinnerungen an den Moment bombardiert, in dem ihre Tochter gestorben war, während sie in anderen Fällen keine bewusste Erinnerung mit dem Gefühl assoziierte – nur eine unfassbare Verunsicherung, die ihr das Gefühl gab, noch mehr die Kontrolle zu verlieren.

Als traumasensitive Achtsamkeitspraktiker können wir das Toleranzfenster von Menschen so gut wie möglich ermitteln. Jeder der Traumaüberlebenden, mit denen wir arbeiten, wird ganz unverkennbare Reaktionsschwellen, individuelle Trigger und ein unterschiedlich weites Toleranzfenster haben. Wenn jemand, mit dem Sie arbeiten, deutlich außerhalb seines Toleranzfensters ist, werden einfache Achtsamkeitsanleitungen möglicherweise nicht ausreichen, um ihn wieder in sein Fenster zurückzubringen. Wir müssen wachsam sein, sensibel für das Toleranzfenster und dem Wohlergehen von Menschen verpflichtet.

AROUSALZONEN UND DIE POLYVAGALE HIERARCHIE

Wenn Sie sich Kapitel 4 noch einmal ansehen, können Sie die Umrisse des Konzepts traumasensitiver Achtsamkeit erkennen. Die drei Zonen des Arousals – Hyperarousal, Hypoarousal und das Toleranzfenster – korrespondieren direkt mit den drei Subsystemen der polyvagalen Hierarchie, die wir im letzten Kapitel besprochen haben (siehe Abb. 5.3). Wie wir bei Tim, dem Fotografen, der überfallen wurde, gesehen haben, dienen diese Systeme – der VVC (ventraler Vaguskomplex), das sympathische System und das dorsale vagale System – als unsere primären Verteidigungslinien bei traumatischen Erfahrungen.

Hier ein Beispiel, um uns daran zu erinnern, wie diese Systeme miteinander interagieren: Stellen Sie sich vor, Sie würden mit dem Fahrrad die Straße entlangfahren und von einem nahegelegenen Hof einen Hund laut bellen hören. Sie sind bereits vorbeigefahren, als Sie hören, wie ein Tor aufschlägt. Sie schauen sich um und sehen, dass Sie von dem Hund gejagt werden. Er ist groß und wütend, und Sie hören niemanden, der ihn zurückruft. In dieser Situation möchten Sie, dass Ihr Blut in Ihre Extremitäten fließt statt zu Ihrem Gehirn. Sie müssen nicht wissen, auf welche Worte oder Signale der Hund reagieren mag (der VVC). Sie müssen lediglich so schnell wie möglich in die Pedale treten können (das sympathische System). Wenn Sie es schaffen, zu flüchten, wird Ihr Körper idealerweise in eine optimale Erregungszone zurückkehren, sobald Sie realisieren, dass Sie dem Hund entkommen sind. Sie werden die Energie, die durch die sympathische Reaktion erzeugt wurde, verbrennen und in Ihr Toleranzfenster zurückkehren. Ihr „Social Engagement System" – das vom VVC gesteuert wird – wird wieder eingeschaltet, und Sie können die Erfahrung integrieren, indem Sie mit einem Freund darüber sprechen.

Bei posttraumatischem Stress verlieren Traumaüberlebende oft den Zugang zu ihrem „Social Engagement System". Sie fühlen sich weiterhin in Gefahr und stecken nach wie vor in einer sympathischen oder Immobilisierungsreaktion – außerhalb des Toleranzfensters – fest.

Was es besonders schwierig macht, ist, dass das „Social Engagement System" dabei hilft, das ANS zu regulieren. Wenn sich ein Traumaüberlebender außerhalb seines Toleranzfensters befindet, wird es schwieriger werden, ihn wieder hineinzubringen.

Warum ist das so?

Wenn wir wahrnehmen, dass wir in Sicherheit sind, hat unser PNS die Führung übernommen. Es bremst unsere Herzfrequenz und reduziert die Produktion des Stresshormons Cortisol. Wenn wir uns umschauen und feststellen, dass wir dem Hund entwischt sind, können wir uns abregen und erholen. Wenn wir etwas als gefährlich einstufen, betätigt unser primitiveres sympathisches System das Gaspedal. Bleibt unser sympathisches System weit über den bedrohlichen Vorfall hinaus aktiv – wie es bei posttraumatischem Stress geschieht –, verlieren wir unsere Fähigkeit zur Selbstregulation. Wir können nicht unbedingt wieder in einen

Hyperarousalzone	Sympathische Kampf-oder-Flucht-Reaktion
Toleranzfenster Optimale Arousalzone	Ventrale vagale „Social Engagement"-Reaktion
Hypoarousalzone	Dorsal-vagale Immobilisierungsreaktion

Abbildung 5.3: Die drei Arousalzonen und ihre polyvagale Hierarchie (Ogden, Minton & Pain, 2006, S.32)

entspannten Zustand zurückkehren. Wir enden mit Flashbacks über den Hund und können uns nicht beruhigen. Wie Levine schrieb: „Zudem ist das Social Engagement System oder ventrales Vagussystem als solches beruhigend für uns und deswegen ein eingebauter Schutz dagegen, dass unser Organismus vom sympathischen Erregungssystem ‚überfallen' wird und/oder sich dem primitiveren Notfallsystem der Abschaltung unterwirft." (2012, S. 128)

Inwiefern beeinflusst das, wie wir Achtsamkeit in einer traumasensitiven Weise unterrichten? Bedenken wir nochmals die möglichen Komplikationen, die entstehen, wenn wir jemanden mit dysregulativem Arousal darum bitten, Achtsamkeit zu praktizieren. Wenn dieser Mensch übererregt ist, könnte er mit aufdringlichen Bildern, traumatischen Empfindungen und desorganisierter kognitiver Verarbeitung konfrontiert werden. Ist er untererregt, könnte er eine Abwesenheit von Gefühl, Dissoziation und eine eingeschränkte kognitive Verarbeitung erleben. Egal wie aufrichtig dieser Mensch versuchen mag, Achtsamkeit zu praktizieren – die Praxis selbst kann eine Vorlage für weiteres Elend sein.

Meine Klientin Brooke zum Beispiel verlor auf ihrem Meditationsretreat ihre Fähigkeit zur Selbstregulation. Sie hatte sich den Großteil des ersten Tages stabil gefühlt und begann dann, intensive Schwankungen ihres Arousals zu erleben. Die aufdringlichen Bilder, die ihr zu schaffen machten, wurden schlimmer, und sie fühlte sich abwechselnd überstimuliert oder benommen. Brooke befand sich außerhalb ihres Toleranzfensters. Weil das Meditieren in der Gruppe ihr so wenig soziale Unterstützung bot, wurde die Selbstregulation zusätzlich erschwert. Brooke geriet außer Kontrolle und war nicht fähig, sich selbst wieder in ihr Fenster zurückzubringen.

DIE BEZIEHUNG ZU SICH SELBST UND ZU ANDEREN

Den Zugang zu unserem „Social Engagement System" zu verlieren, hat Einfluss auf unsere Beziehungen zu anderen und zu uns selbst. Für Angehörige und Freunde von Traumaüberlebenden ist die drastische Veränderung der Persönlichkeit nach einem traumatischen Ereignis herzzerreißend. Da fängt ein Mensch plötzlich an, seinen Partner unkontrolliert zu attackieren, ein Freund wirkt nur noch abwesend und zurückgezogen oder ein Familienmitglied beginnt Drogen zu nehmen oder sich fahrlässig zu verhalten. In den Monaten, die ihrem Meditationsretreat folgten, empfand Brooke ihrem Mann gegenüber eine große innere Distanz und hatte kein Interesse an körperlicher oder emotionaler Nähe. „Die meiste Zeit möchte ich ihn nicht anfassen oder von ihm angefasst werden", erzählte sie mir während unserer zweiten Sitzung. „Es ist wirklich nicht so, als würde ich ihn nicht lieben – aber ich fühle mich in mir drin einfach nicht richtig. Wenn ich ihm, bevor ich ins Bett gehe, in die Augen schaue, dann empfinde ich nichts. Es ist schrecklich."

Für Achtsamkeitspraktiker ist es sehr wichtig, zu wissen, dass zwischenmenschliche Beziehungen schwierig für Menschen sein können, die traumatischen Stress erleben. Unter der Oberfläche kämpft ein Traumaüberlebender vermutlich mit dem Kontrollverlust – dem Gefühl, dass das Trauma jederzeit wieder über ihn hereinbrechen kann. Beim Versuch, mit diesem unaufhörlichen Terror und der entsprechenden inneren Instabilität umzugehen, werden Beziehungen schwierig. Ganz besonders diejenigen Menschen, die ein Trauma erlebt haben, das aus Unterdrückung und zwischenmenschlicher Gewalt resultierte, kämpfen mit einer noch tieferen Verletzung ihres Sicherheitsgefühls. In Kapitel 8 werde ich mehr über die zentrale Rolle von Beziehungen im Kontext trauma-bedachter Praxis reden, und ich möchte bis dahin betonen, dass ein Trauma die Fähigkeit beeinträchtigt, sich durch die Verbindung zu einem anderen Menschen sicher und erfüllt zu fühlen.

Ein Trauma kann sich auch auf unsere Beziehung zu *uns selbst* auswirken, inklusive der Fähigkeit, Achtsamkeit zu kultivieren. In seinem Buch *Das achtsame Gehirn* (2014) untersucht Siegel diese Verbindung durch die Brille seelischer Bindung – er widmet sich also der Frage, wie zwischenmenschliche Beziehungen unsere soziale, emotionale und kognitive Entwicklung formen. Siegel stellt die These auf, dass Achtsamkeit denselben neuronalen Schaltkreis nutzt wie das „Social Engagement System". Das würde bedeuten, dass wir das „Social Engagement System" nicht nur für Beziehungen mit anderen Menschen nutzen, sondern auch für die Beziehung zu uns selbst. Wie Daniel Hughes, ein Psychologe, der sich auf Kindheitstraumata spezialisiert hat, vorschlug: „Das ‚Social Engagement System' könnte ebenso gut als *Mindful Engagement System* bezeichnet werden, sei es, dass das Engagement sozialer Art ist oder sich auf eine Blume, das Verkehrsgeräusch oder unseren eigenen Atem bezieht." (2013, S. 21)

Achtsamkeit in dieser Hinsicht zu kultivieren, ist sehr viel schwieriger, wenn wir uns außerhalb unseres Toleranzfensters befinden. Wenn unser Zugang zum „Social Engagement System" eingeschränkt ist, haben wir größere Schwierigkeiten, uns mit dem Augenblick zu *verbinden* – ob es nun unser Atem, unsere Gedanken oder ein anderes Objekt unseres Gewahrseins ist. Bei genauerem Hinsehen basiert das alles auf dem guten alten gesunden Menschenverstand: Innerhalb ihres Toleranzfensters ist es wahrscheinlicher, dass Traumaüberlebende aufmerksam und zugleich entspannt sind und sich in einem Zustand befinden, der Achtsamkeit unterstützt. Wenn sie mit Kampf, Flucht oder Erstarrung beschäftigt sind, sind die Gehirnzentren, die Achtsamkeit unterstützen, stillgelegt.

Wie können wir dann Traumaüberlebenden dabei helfen, innerhalb ihres Toleranzfensters zu bleiben, während sie Achtsamkeit praktizieren? Für den Rest dieses Kapitels werde ich Ihnen acht Vorschläge für eine einfache Achtsamkeitspraxis machen, die dazu entwickelt wurden, im Toleranzfenster zu bleiben. Bitte behalten Sie im Hinterkopf, dass diese Vorschläge keine bindenden Regeln sind, die in jedem einzelnen Fall auf gleiche Weise angewandt werden sollen. Sie sind stattdessen Modifikationen der Achtsamkeitspraxis, die auf die individuellen Personen, mit denen Sie arbeiten, zugeschnitten werden können. Betrachten Sie sie als Werkzeuge, die Sie – und Ihre Kursteilnehmer und Klienten – so, wie Sie es für richtig halten, adaptieren können.

INNERHALB DES TOLERANZFENSTERS BLEIBEN: TRAUMASENSITIVE MODIFIKATIONEN

1 Auf dysregulatives Arousal achten

Bevor wir mit Trauma arbeiten können, müssen wir es zuallererst einmal erkennen. Manchmal mag uns ein Teilnehmer seine Traumahistorie in einem Gespräch offenlegen, oder die Information mag auf einem Anmeldeformular erscheinen. Jene von uns, die Achtsamkeitsmeditation unterrichten, sollten aber auch nonverbale Hinweise darauf erkennen, dass jemand die Grenzen seines Toleranzfensters erreicht oder gar überschreitet.

Wegen der Art, wie Achtsamkeitsmeditation allgemein praktiziert wird, stellt sich uns eine einzigartige Herausforderung. Wenn Sie ein Meditationslehrer sind, der einen wöchentlichen Termin für eine Gruppe anbietet, wie können Sie dann das Arousal jedes einzelnen Menschen im Raum nachvollziehen? Profis auf dem Gebiet der seelischen Gesundheit können die Erregung einer Person im direkten Gespräch durch das Lesen von Gesichtsausdrücken und nonverbalen Hinweisen bestimmen, aber Schweige-Meditation schränkt diese Form des Kontakts stark ein.

Jene von Ihnen, die Achtsamkeit für Gruppen unterrichten, werden sich vor allem auf ihre Beobachtungsgabe verlassen müssen. Im Folgenden nenne ich ein paar gut erkennbare innere und äußere Signale, die darauf hindeuten, dass sich jemand außerhalb seines Toleranzfensters befindet. Sie sind nicht zwingend Anzeichen dafür, dass ein Teilnehmer oder Klient traumatischen Stress erlebt, aber sie zeigen an, dass irgendeine Form von Intervention erfolgen sollte:

- Muskelspannung ist extrem schwach (zusammengesunken, erkennbar flacher Affekt)
- Muskelspannung ist extrem hoch, körperlich starr
- Hyperventilation
- übertriebene Schreckhaftigkeit
- starkes Schwitzen
- erkennbare Dissoziation (die Person scheint zutiefst von ihrem Körper abgespalten zu sein)
- erkennbar blasse Haut
- starke Stimmungsschwankungen (in Rage, exzessives Weinen, schreckliche Angst)

In Gesprächen oder Interviews:

- ungeordnetes oder undeutliches Sprechen
- Die betroffene Person klagt über verschwommenes Sehen.
- Er oder sie ist unfähig, während des Gesprächs/Interviews Augenkontakt aufzunehmen.
- Er oder sie berichtet von Flashbacks, Albträumen oder quälenden Gedanken.

In Kapitel 8 werde ich darüber sprechen, wie man Interviews und Anmeldeformulare zur Bestimmung von Traumasymptomen nutzen kann. Für den Moment können die oben genannten Symptome jedoch als Grundlage dienen, einen Kursteilnehmer oder Klienten um ein Gespräch zu bitten. Wir könnten zum Beispiel sagen, „Ich habe während der Meditation bemerkt, dass Sie stark geschwitzt haben, und es schien mir, als ob es Ihnen schwerfiel, nach der Sitzung aufzustehen. Können wir darüber sprechen?" Oder: „In unserem Gruppengespräch schien es, als hätten Sie Probleme gehabt, sich zu konzentrieren und wären etwas abgedriftet. Könnten wir uns zusammensetzen und darüber sprechen, wie die Übungen für Sie funktionieren?"

2 Auf Stabilisierung und Sicherheit fokussieren: ein phasenorientierter Ansatz

Als frisch gebackener Therapeut ermutigte ich Klienten manchmal, tiefer in intensive Emotionen hineinzugehen, in der Annahme, dass nur Gutes dabei herauskommen könne. Wann immer sie schluchzten oder auf ein Kissen schlugen, nahm ich an, dass sie irgendeine Form von Durchbruch erlebten. Aber Katharsis bedeutet nicht notwendigerweise, dass der Traumaüberlebende sein Trauma integriert. Oft erlebte ich, dass der betreffende Klient eine Woche später in ähnlichen Symptomen feststeckte. Es war ein wenig, als würde man am Strand ein Loch in den Sand graben, nur damit der Ozean allen Fortschritt wieder hinwegspülen konnte.

Wie ich bei Brooke beschrieben habe, besteht eine der ersten Aufgaben trauma-kundiger Arbeit darin, ein Gefühl der Stabilität und Sicherheit aufzubauen. Ich begann die erste Sitzung mit Brooke nicht damit, dass ich sie darum bat, mir jedes noch so kleine Detail des Morgens zu erzählen, an dem sie ihre Tochter verloren hatte. Ich war mehr daran interessiert, ihr dabei zu helfen, ihre Fähigkeit, präsent zu sein, weiterzuentwickeln. Eine traumasensitive Herangehensweise an Achtsamkeit geht ähnlich vor. Unsere oberste Priorität als Achtsamkeitspraktiker ist es, sicherzustellen, dass Menschen ihr Vermögen, im Leben präsent zu sein – und nicht nur durch Zyklen dysregulativen Arousals zu gehen –, auf sichere Weise stärken können. Wie wir in Kapitel 4 gesehen haben, kann das Wiedergeben und Wiedererleben eines Traumas die Alarmsysteme im emotionalen Gehirn reaktivieren und verstärken. Wenn wir erfahren, dass jemand, mit dem wir arbeiten, ein Trauma erlebt hat – oder aktiv Traumasymptome erlebt –, ist unser oberstes Anliegen, dafür zu sorgen, dass diese Person stabil und sicher bleibt. Unsere oberste Priorität ist nicht, den Betroffenen dabei zu helfen, Traumaerinnerungen wiederzugeben und zu integrieren, sondern sicherzustellen, dass sie sich nicht selbst während ihrer Praxis retraumatisieren. Mit der Zeit kann Achtsamkeit Menschen dabei helfen, ihre Kapazität, mit traumarelevanten Stimuli präsent zu bleiben, zu erhöhen und somit den Boden für die Auflösung des Traumas bereiten.

Diese Betonung von Stabilisierung und Sicherheit reflektiert etwas, das in der Traumabehandlung als *phasenorientierter Ansatz* bekannt ist. Dieses Konzept stammt von Pierre Janet, dem französischen Psychologen, von dem ich bereits in Kapitel 3 gesprochen habe. In einer Abhandlung, die 1898 veröffentlicht wurde, unterbreitete er die Idee, dass es in der Traumaheilung drei grundsätzliche Phasen gibt:

- Phase I: Stabilisation und Sicherheit
- Phase II: sich an traumatische Erinnerungen erinnern und sie verarbeiten
- Phase III: Integration mit Familie, Kultur und normalem täglichen Leben

Phase I dieses Rahmenwerks zielt darauf ab, Traumaüberlebenden dabei zu helfen, ein Gefühl der Stabilität und Sicherheit sowohl intern als auch in Bezug auf ihre Umgebung zu etablieren. Die Arbeit in Phase II beinhaltet, traumatische Erinnerungen aktiver zu verarbeiten. Rückblicke und Neubewertungen des traumatischen Vorfalls können ein Teil dieser Phase sein. In Phase III steht Integration im Fokus: Man stellt sicher, dass der Heilungsprozess in die verschiedenen Bereiche des Lebens eines Traumaüberlebenden – also Körper, Geist, Familie und Gemeinschaft – hineinwirken kann.

Rothschild ist der Ansicht, dass Janets Rahmenwerk ein *auf gesundem Menschenverstand basierender Ansatz* zur Traumaheilungsarbeit ist.[121] Wenn wir sicherstellen, dass Individuen eine Spur Kontrolle über ihre Symptome haben, bevor wir versuchen, traumatische Erinnerungen zu verarbeiten, ist es wahrscheinlicher, dass sie in einer Geschwindigkeit voranschreiten, die ihren Heilungsprozess insgesamt unterstützt – auch wenn dieser Fortschritt langsamer sein kann, als sie es sich wünschen. Weil die Arbeit mit Trauma eine destabilisierende Erfahrung sein kann, müssen Traumaüberlebende lernen, wie sie mit sich selbst präsent bleiben können, bevor sie in möglicherweise destabilisierenden Zuständen verbleiben. Oder anders ausgedrückt, sie müssen innerhalb ihres Toleranzfensters bleiben. Alles andere kann zur Vorlage für Scheitern und gesteigerten Schmerz werden.

Darum ist die Vorrangstellung des Toleranzfensters in trauma-kundiger Achtsamkeit so wichtig. Der Fokus auf Stabilisierung und Sicherheit erhöht die Wahrscheinlichkeit, dass die Achtsamkeitspraxis von Traumaüberlebenden sicher, nachhaltig und erfolgreich sein wird. Auch wenn es verlockend sein mag, Klienten schnell in Phase II und III zu bringen, sollte nicht unterschätzt werden, wie wichtig es ist, in Phase I Sicherheit und Stabilität herzustellen.

3 Sprechen Sie mit Ihren Kursteilnehmern und Klienten über das Toleranzfenster

Wie wir im Fall von Brooke gesehen haben, kann das Toleranzfenster als Wegweiser dienen, wenn man mit Gruppen und Klienten arbeitet. Wenn wir feststellen, dass ein Meditationsschüler im Zustand des Hyperarousals ist, könnte es sinnvoll sein, ihn dazu zu ermutigen, mit seiner Meditationspraxis eine Weile zu pausieren. Oder wir könnten ihn um ein Gespräch bitten und mit ihm darüber sprechen, was in seiner Meditationspraxis vorgefallen ist und wie wir seine Stabilität unterstützen können.

Wir müssen dabei aus dem Toleranzfenster kein Geheimnis machen, sondern können mit unseren Kursteilnehmern und Klienten darüber sprechen: Wie weit oder eng ist ihr Toleranzfenster, und wie können sie geschickt damit arbeiten? Eine traumasensitive Praxis kann demnach also Sitzungen beinhalten, in denen Sie die Bedeutung des Fensters erklären. Das stellt sicher, dass alle Meditierenden – besonders aber diejenigen, die neu in dieser Tradition sind – ein grundsätzliches Verständnis über die Beziehung von Trauma und Arousal entwickeln und informiert darüber entscheiden können, auf welche Weise sie ihre Praxis ausüben möchten. Wie ich bereits erwähnt habe, zeichnete ich am Anfang der Zusammenarbeit zwischen Brooke und mir das Toleranzfenster für sie auf ein Stück Papier. Obwohl ich mit ihr in diesem Fall als Therapeut in einer Einzelsitzung arbeitete, hätte ich dies auch als ihr Achtsamkeitslehrer tun können.

Kursteilnehmern und Klienten mehr über das Toleranzfenster beizubringen, hat das Ziel, sie zu ermächtigen. Es bricht mit der Vorstellung, dass wir als Achtsamkeitslehrer und Experten für seelische Gesundheit automatisch wissen, was richtig ist. Wir möchten, dass alle Praktizierenden Vertrauen zu ihrem Geist und Körper entwickeln. Mit der Zeit können Traumaüberlebende dann anfangen, Signale, wie ich sie bereits in der ersten Modifikation beschrieben habe, zu bemerken: dass sie übererregt sind (zum Beispiel anhand eines angespannten Kiefers oder sich wiederholender Gedanken), untererregt (zum Beispiel anhand von innerer Taubheit und Gleichgültigkeit), oder dass sie sich tatsächlich innerhalb ihres Toleranzfensters befinden (zum Beispiel anhand von vollen, tiefen Atemzügen, Konzentrationsfähigkeit). Das kann ihnen dabei helfen, sich selbst effektiver zu beobachten, mit der Achtsamkeitspraxis aufzuhören oder aber fortzufahren, kurz: Justierungen vorzunehmen, um innerhalb des Toleranzfensters zu bleiben und eine Retraumatisierung zu vermeiden.

4 Achtsame Marker finden

Kursteilnehmer mit einem theoretischen Verständnis über traumasensitive Praxis auszustatten, ist eine Sache, aber wir möchten ihnen auch praktische Werkzeuge mit an die Hand geben. Eines davon sind die achtsamen Marker – ein Weg, die eigene Reaktion auf verschiedene Stimuli in jedem Augenblick einzuschätzen. Als ein Begriff, der von Rothschild geprägt wurde[122], können achtsame Marker Traumaüberlebenden dabei helfen, Kontrolle und Selbstregulation während der Nachwirkungen eines Traumas wiederherzustellen.

Achtsame Marker können zum Beispiel Körperempfindungen, Stimmungen, Gefühle oder Gedanken beinhalten. Bei meiner Arbeit mit Brooke habe ich ihr diese Bereiche beschrieben und sie gefragt, welche Marker am wirksamsten und am zugänglichsten für sie waren. Nach einigem Experimentieren fand sie heraus, dass das Achten auf ihren Atem – besonders darauf, ob er tief oder flach war – ihr stärkster Marker war. Brooke fing daraufhin an, ihrem Atem über den Tag hinweg Aufmerksamkeit zu schenken. Wenn ihr Mann sie fragte, ob sie Lust auf einen Spaziergang hatte, checkte sie zunächst ihren Atem. Wenn sich ihr Brustkorb geweitet anfühlte und sie leicht atmen konnte, war das ein Signal, dass ein Spaziergang für sie positiv sein würde. Fühlte sie sich im Brustbereich hingegen eingeschnürt, nahm sie das als ein Zeichen wahr, dass sie etwas anderes tun musste. Durch das Arbeiten mit dieser Art von Entscheidungen, die ein nur geringes Risiko beinhalteten, begann Brooke ein Gefühl innerer Handlungsfähigkeit zurückzuerlangen, das ihr in der Zeit nach dem Tod ihrer Tochter abhanden gekommen war. Ihr Marker half ihr dabei, sich selbst zu regulieren.

Achtsame Marker haben ihren Ursprung in *somatischen Markern*, einem Konzept, das vom Neurowissenschaftler Antonio Damasio[123] entwickelt wurde. Als er untersuchte, wie Menschen mit Schäden am präfrontalen Cortex die Welt erfahren, fand Damasio heraus, dass sie wenig oder überhaupt kein Gewahrsein körperlicher Empfindungen hatten – insbesondere innerer Empfindungen. Sie hatten Schwierigkeiten, zu fühlen, was in ihnen vor sich ging. Dementsprechend hatten sie Probleme, ihre Emotionen zu identifizieren und Entscheidungen zu fällen. Ohne Emotionen als Wegweiser waren sie oft unschlüssig bezüglich ihrer Stimmung und welchen Weg es am besten einzuschlagen galt. Dies führte Damasio zu dem Schluss, dass das eigene körperliche und emotionale Gewahrsein essentiell für die Entscheidungsfindung ist.

Er behauptete, dass Erfahrungen, denen wir begegnen, „angenehme oder unangenehme Spuren in unsere Körper eingravieren – somatische Marker –, die uns bei künftigen Entscheidungsprozessen helfen". (Rothschild, 2011, S.13) Das bedeutet, dass wir eine Erfahrung nicht tatsächlich durchleben müssen, um beurteilen zu können, ob sie die beste Option für uns ist. Wir können die „angenehmen und unangenehmen Spuren" wahrnehmen, die eine Entscheidung hervorruft, und der Spur dieser Empfindung folgen.

Achtsame Marker können Traumaüberlebenden dabei helfen, Entscheidungen zu finden, die die Selbstregulation fördern. In Bezug auf Meditation können sie sie anwenden, um herauszufinden, ob eine bestimmte Praxis richtig für sie ist. Das kann zum Beispiel die Entscheidung sein, auf ein Schweige-Retreat zu gehen oder einen Spaziergang alleine zu bevorzugen, während der Rest der Gruppe meditiert. Für Traumaüberlebende, die infolge ihres Traumas diese Fähigkeit verloren haben, kann das Finden eines ganz persönlichen Markers ein Weg zurück zur Selbstregulation sein.

5 Erkennen, wann es Zeit ist, die Bremse zu ziehen

Kursteilnehmer und Klienten müssen wissen, dass sie mit Trauma schrittweise und in einer Geschwindigkeit, die für sie funktioniert, arbeiten können. *Die Bremse zu ziehen* ist ein Mittel, um innerhalb des eigenen Toleranzfensters zu bleiben, damit sich Achtsamkeit nicht retraumatisierend auswirkt. Im Sinne Rothschilds[124] bedeutet die Bremse zu ziehen, dass Traumaüberlebende absichtlich den Fortschritt ihrer Achtsamkeitspraxis reduzieren, um sich sicher und stabil fühlen zu können. In Anbetracht der Tatsache, dass Traumaüberlebende oft das Gefühl haben, keine Kontrolle zu haben, ist es wichtig, dass sie mit Strategien ausgestattet werden, um sich angesichts traumatischer Stimuli selbst zu regulieren – also zu „bremsen", wenn sie zu schnell unterwegs sind. Zumindest wollen wir sicherstellen, dass Traumaüberlebende ihre Erfahrung von dysregulativem Arousal während der Meditation nicht verschlimmern.

Es gibt viele Wege, die Bremse zu ziehen:

- die Augen während der Meditation zu öffnen
- strukturierte Pausen von den Achtsamkeitsübungen zu nehmen (zum Beispiel Gehen, Dehnen, unstrukturierte Zeit)
- einige langsame, tiefe Atemzüge zu nehmen
- sich auf eine tröstende Weise selbst zu berühren (zum Beispiel die Hand aufs Herz legen)
- die Aufmerksamkeit auf einen wohltuenden externen Gegenstand zu fokussieren (mehr dazu in Kapitel 6)
- Übungsperioden zu verkürzen

Von den genannten Vorschlägen wird bei jeder Person, mit der wir arbeiten, etwas jeweils anderes hilfreich sein – schließlich kann etwas, das dem einen guttut, für den anderen ein Trigger sein. Unsere Aufgabe ist hier, für die individuellen Bedürfnisse der Menschen, mit denen wir arbeiten, empfänglich zu bleiben und sie zu ermutigen, die Bremse zu ziehen, wenn die Dinge sie überfordern.

Diese Strategien sollen nicht im Sinne eines „Alles geht"-Ansatzes in Sachen Achtsamkeitsmeditation verstanden werden. Jeder von Ihnen wird seine eigenen Strukturen und Traditionen haben, innerhalb derer Sie arbeiten, und wir wollen uns für eine gewisse Struktur in der Achtsamkeitspraxis aussprechen und sicherstellen, dass Menschen sich ihren eigenen Ansprüchen verpflichten. Aber wie ich durch viele Beispiele deutlich gemacht habe, bedarf es bei Trauma eines besonders geschickten und vorsichtigen Vorgehens. Eine streng strukturierte Achtsamkeitspraxis mag manchen zum Vorteil gereichen, aber sie erhöht das Risiko, Menschen, die posttraumatischen Stress erleben, zu dysregulieren. Unsere Aufgabe ist, Kursteilnehmern und Klienten das nötige Rüstzeug zu verschaffen, um ihr eigenes Toleranzfenster zu erkennen und ihren gesunden Menschenverstand zu nutzen.

6 Den Atem nutzen

Wie Ogden (2015) in ihrem Handbuch zur Arbeit mit Trauma herausstellt, kann eine Atemintervention eine wertvolle Ressource für Menschen sein, die mit Trauma arbeiten. Sie bietet Traumaüberlebenden ein Mittel, um ihr Arousal zu erhöhen oder zu senken, je nachdem, was ihr Toleranzfester zur Unterstützung gerade braucht. Auch wenn Atemarbeit keine allgemeingültige Lösung für dysregulatives Arousal ist, ist sie doch ein praktisches Werkzeug, das Lehrer und Experten jemandem anbieten können, der mit Hyper- und Hypoarousal zu kämpfen hat.

Die grundlegenden Richtlinien für die Nutzung des Atems sind relativ unkompliziert: Wenn jemand übererregt ist, kann er oder sie langsamere, tiefere Atemzüge nehmen, um zu sehen, ob dies die Selbstregulation unterstützt. Wenn jemand untererregt ist, kann er oder sie langsam die Geschwindigkeit oder Intensität des Atems erhöhen, um das Toleranzfenster zu unterstützen. Als Brooke sich durch unsere Arbeit in Phase I stabilisierte, fragte sie mich, ob sie ihre Meditationspraxis zu Hause wieder aufnehmen könne. In Anbetracht der Tatsache, dass sie während ihrer Praxis zum Hyperarousal neigte, riet ich ihr, dass sie versuchen solle, vier bis sechs tiefe, lange Atemzüge zu nehmen, bevor sie ihre Übungen begann oder jedes Mal, wenn ihre Maßstäbe ihr signalisierten, dass sie übererregt war. Ich wollte nicht, dass sie ihren Atem streng kontrollierte, sondern dass sie ihre Atmung verlangsamte, um ihr Arousal zu reduzieren und ihrer Meditationspraxis so Auftrieb zu verschaffen.

An dieser Stelle einige Warnungen: Erstens, es ist wichtig, dass Menschen ihre Atmung nicht zu sehr verändern, sie also beispielsweise nicht so sehr beschleunigen, dass es zur Hyperventilation kommt, oder sie so weit absenken, dass sie eigentlich kaum noch atmen. Diese Form von Veränderung kann sich als Einladung zur Katharsis erweisen, dadurch Menschen aus ihrem Toleranzfenster herausstoßen und ihr Bemühen um Stabilität untergraben. Einer meiner Klienten, der chronisch untererregt war, ging mit der Anregung, seine Atmung zu erhöhen, einen Schritt zu weit: Eines Nachts lag er auf dem Boden und nahm zehn Minuten lang lange, tiefe Atemzüge. Während dies definitiv eine emotionale

Veränderung verursachte – es erfüllte ihn mit einem Gefühl der Lebendigkeit –, führte es auch dazu, dass er sich außerhalb seines Toleranzfensters bewegte und machte ihn für den Rest der Nacht dysreguliert und hocherregt. Zweitens: Nicht jeder wird von dieser Modifikation profitieren. Wie Ogden und Fisher schreiben: „Probleme wie Herzbeschwerden, Asthma, Emphyseme, Diabetes, Migräne und Aggressionsbewältigung können allesamt Gegenanzeigen zur Atemarbeit sein". (2015, S. 370) Ateminterventionen sind kein Patentrezept, sondern müssen immer auf die individuelle Person und den konkreten Moment zugeschnitten sein.

7 Arousalskalen nutzen

Wie in diesem Kapitel bereits besprochen, hat das Toleranzfenster eines jeden Menschen bestimmte Ausmaße. Manche habe ein weites Toleranzfenster, was bedeutet, dass sie viele Stimuli aushalten können, während andere ein eher schmales Fenster haben und es weniger Input bedarf, um dysregulatives Arousal zu erzeugen. Wenn Menschen wissen, ob sie innerhalb oder außerhalb ihres Toleranzfensters sind, können sie sich erfolgreicher selbst regulieren und informiertere Entscheidungen über ihr Leben fällen.

Ein Werkzeug, das Kursteilnehmer und Klienten zur Beobachtung ihres Arousals nutzen können – und das damit natürlich auch Ihnen als ihrem Achtsamkeitspraktiker eine Rückmeldung verschafft –, ist eine Arousalskala von 0 bis 10.

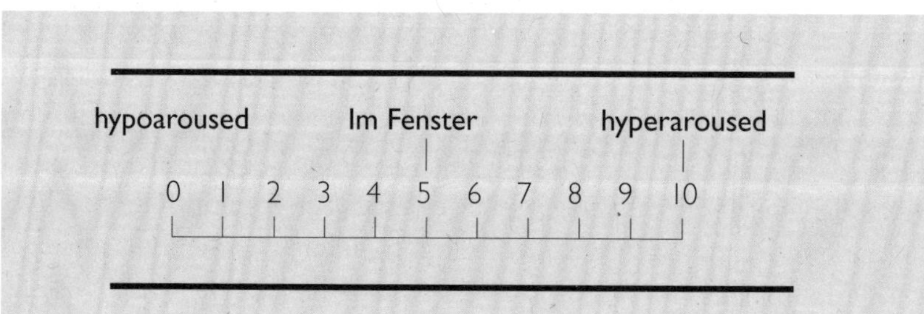

Abbildung 5.4: Eine Arousalskala zur Bestimmung der Reichweite von Arousal

Am unteren Ende der Skala können Menschen extreme Müdigkeit, Lethargie und sogar Immobilität erleben (Hypoarousal). Am oberen Ende können sie extreme Agitation und erhöhte emotionale Reaktivität erfahren (Hyperarousal). Auch wenn die Zahlen auf der Skala, bei denen Kursteilnehmer und Klienten sich einstufen, etwas willkürlich sein mögen, erlaubt ihnen die Nutzung der Skala, ihre Erregung nachzuvollziehen und ihren Erregungsgrad zu bestimmen. Sie gibt ihnen kontinuierliche Referenzpunkte über die Ausmaße ihres Erregungsspektrums und befähigt sie, selbstständig Rückmeldung an Lehrer und Therapeuten bezüglich des Grades ihres inneren Arousals zu geben. Arousalskalen können auf viele verschiedene Weisen genutzt werden. Ein Meditationslehrer kann beispielsweise seine Schüler darum bitten, vor und nach der Sitzung eine „Arousalzahl“ zu nennen. Das gibt dem Schüler zweimal die Möglichkeit, seinen Zustand zu überprüfen und versorgt den Lehrer mit Informationen darüber, wie der Schüler auf die Übungen reagiert. Diese kurzen Rückmeldungen sind auch eine Gelegenheit, darüber zu sprechen, wie man das eigene Toleranzfenster während der Meditationspraxis aufrechterhalten kann.

8 Als Lehrer oder Therapeut innerhalb des eigenen Toleranzfensters bleiben

Stellen Sie sich einen Schüler vor, der nach einer Meditationssitzung an seinen Lehrer herantritt und ihm seine Traumahistorie offenlegt. Wenn sich der Lehrer selbst innerhalb seines Toleranzfensters befindet, ist es wahrscheinlicher, dass er einen besseren Zugang zu seinem „Social Engagement System“ hat, effektiver kommuniziert und so als regulierende Kraft dienen kann. Wenn der Lehrer sich jedoch außerhalb des Toleranzfensters bewegt, ist es wahrscheinlicher, dass er von den traumatischen Inhalten getriggert wird, weniger Geduld hat und möglicherweise seine Fähigkeit verliert, klar und effektiv zu kommunizieren.

Sie haben Einfluss auf Ihre Kursteilnehmer und Klienten. Bedenken Sie also, dass die Weite Ihres eigenen Toleranzfensters die Qualität Ihrer

Beziehung zu ihnen beeinflusst. Der Grad unserer eigenen emotionalen und physischen Aktivierung bestimmt darüber, welche Informationen Klienten auf sichere Weise über sich geben und untersuchen können und welche Inhalte wiederum von uns vermutlich eher abgewiegelt werden. Effiziente Lehrer und Therapeuten verfügen häufig über ein weites Toleranzfenster. Sie haben die Fähigkeit, mit einer großen Bandbreite an Stimuli in ihrer internen und externen Umgebung präsent zu sein. Diejenigen, die auf der Suche nach Heilung und Führung sind, nehmen diese Fähigkeit oft intuitiv wahr.

Eine Freundin von mir, die einen einwöchigen Einführungskurs für Meditation besucht hatte, erzählte mir eine Geschichte, die die Bedeutung dieser achten Modifikation unterstreicht. In ihrer dritten Stunde trat sie an eine der Lehrerinnen heran, um zu fragen, wie sie mit Erinnerungen an sexuellen Missbrauch umgehen konnte, die während der Übungen aufkamen. Die erste Lehrerin, die sie ansprach, wirkte irritiert und stellte einige unangebrachte Fragen, die bei meiner Freundin ein Gefühl der Scham hervorriefen (zum Beispiel „Wo genau hat Sie diese Person berührt? Warum gab es niemanden in Ihrem Umfeld, der Sie beschützt hat?"). In dem Gefühl, dass die Lehrerin getriggert – und vermutlich außerhalb ihres Toleranzfensters – war, brach meine Freundin das Gespräch wohlweislich so schnell wie möglich ab. Später ging sie auf die andere Lehrerin im Raum zu und spürte einen merklichen Unterschied: Diese Lehrerin hielt einen angenehmen Augenkontakt, dankte meiner Freundin dafür, ihr Bescheid gesagt zu haben und sagte, dass es ihrer Erfahrung nach normal sei, wenn solche Erinnerungen während der Meditation auftauchen. Meine Freundin fühlte sich verstanden und verließ das Gespräch mit einigen praktischen Ratschlägen – und einer neuen Verbündeten.

Um ein weites Toleranzfenster aufrechtzuerhalten, können wir einige selbstfürsorgliche Praktiken anwenden – gezielte Interventionen, die unser Allgemeinbefinden unterstützen und unsere Fähigkeit stärken, effektive und kompetente Betreuung anzubieten.

Diese Praktiken können zum Beispiel sein:

- unser eigenes Erregungsspektrum mithilfe der Skala von 0 bis 10 zu beobachten, um den Grad unserer inneren Ressourcen zu bewerten
- persönliche Aktivitäten, die Wohlbefinden und Resilienz unterstützen (zum Beispiel Sport, Zeit in der Natur und gesellschaftliches Engagement)
- sich regelmäßig mit anderen Kollegen treffen, um sich gegenseitig zu unterstützen, Ideen auszutauschen und Probleme zu besprechen

Wenn man mit Trauma arbeitet, ist es auch wichtig, sich daran zu erinnern, dass, wenn man sich auf den Schmerz eines anderen Menschen einlässt, dies nicht bedeutet, dass dieser Schmerz zum eigenen Schmerz wird. Die Aktivistin und Sozialarbeiterin Laura van Dernoot Lipsky (2009) beschreibt dies als Trauma-Stewardship – eine Praxis, bei der man sich willentlich der Not eines anderen Menschen öffnet, während man dessen Schmerz nicht als den eigenen übernimmt. Ob wir Achtsamkeitslehrende, Psychotherapeuten oder Meditierende sind – wir können in Bezug auf Trauma eine Qualität von Präsenz entwickeln, die es uns erlaubt, berührt und betroffen zu sein, aber nicht überwältigt zu werden.

Die Modifikationen, die ich hier vorgeschlagen habe, sind aus dem Bemühen entstanden, Achtsamkeit praktizierende Traumaüberlebende zu beschützen und zu unterstützen. Menschen die Mittel an die Hand zu geben, mit deren Hilfe sie die Intensität ihrer Achtsamkeitspraxis modulieren können, ist ein Weg, sie in ihrer Praxis zu ermächtigen. Die Adaption eines moderaten Ansatzes – immer wieder konsequent zum Mittelweg zurückzukehren – ist ein Grundlage traumasensitiver Praxis, auf dem die verbleibenden vier Prinzipien aufbauen.

KAPITEL 6

Aufmerksamkeit verlagern, um Stabilität zu unterstützen: den Angst-/Immobilitätskreislauf vermeiden

Unbegrenzte Achtsamkeit gegenüber allem und jedem kann bei Menschen mit PTBS verstörende Einbrüche und überforderndes Arousal verursachen. Als Reaktion erfolgen dann oft Bestürzung, Wertung, Selbstkritik und weitere Dysregulation.

Pat Ogden

In seinem Buch *Sprache ohne Worte: Wie unser Körper Trauma verarbeitet und in die innere Balance zurückführt* geht Peter Levine auf den Mythos der Medusa ein, um die Beziehung zwischen Trauma, dem Körper und der Aufmerksamkeit zu illustrieren.[125] In der Sage wird Medusa als furchterregendes Monster dargestellt – eine geflügelte Kreatur, die statt Haar lebendige Giftschlangen auf dem Kopf trug. Jene, die ihr ins Gesicht sahen, konnten sich nicht mehr bewegen und versteinerten. Perseus, ein griechischer Held, dessen Aufgabe der Sieg über die Medusa war, wandte sich an Athene, die Göttin der Weisheit, um sie um Rat zu fragen. Athene schlug Perseus vor, Medusa nie direkt anzusehen, sondern seinen Schild zu benutzen, um ihren Blick zu reflektieren. Perseus übernahm diese Strategie, betrat Medusas Höhle und tötete das Monster.[126]

Levine nutzt die Sage der Medusa sehr treffend als Analogie für Trauma. Erinnern wir uns daran, dass Immobilität ein zentraler Punkt bei traumatischem Stress ist: Wenn wir nicht in der Lage sind, zu flüchten oder zu kämpfen, erstarren wir und werden – zumindest metaphorisch – zu Stein. Bei posttraumatischem Stress zwingt uns dieses Erstarren, nicht integrierte Traumaelemente immer wieder zu erleben. Vielleicht liegen wir nachts im Bett, verfolgt von quälenden Gedanken, oder leiden unter dem Gewicht erdrückender Empfindungen in unserer Brust, die uns signalisieren, dass wir in Gefahr sind. Bei einem Trauma wird der Horror, der außerhalb unseres Körpers begonnen hat, in uns eingeschlossen.

Dies bringt Traumaüberlebende, die Achtsamkeit praktizieren, in ein Dilemma. Durch das Befolgen einfacher Meditationsanleitungen werden sie unweigerlich traumatischen Stimuli begegnen – den aufdringlichen Gedanken oder zermürbenden Empfindungen, die nie wegzugehen scheinen. Während einer der Schlüsselaspekte bei der Heilung ist, zu lernen, diese Stimuli zu beobachten und auszuhalten, kann zu viel Aufmerksamkeit dazu führen, dass die Traumasymptome intensiviert werden. Andauernde Aufmerksamkeit auf die Stimuli – aus Gründen, die ich in diesem Kapitel behandeln werde – kann Dysregulation, erneutes Triggern von traumatischem Stress und das Verlassen des Toleranzfensters verursachen. Weil ihnen der Rat fehlt, den Athene Perseus gab, kann es dazu kommen, dass Traumaüberlebende sich immer wieder auf traumatische Stimuli fixieren – Stimuli, zu deren Heilung es mehr bedarf als achtsamer Aufmerksamkeit.

Das bringt uns zum zweiten Prinzip von traumasensitiver Achtsamkeit: *Die Aufmerksamkeit verlagern, um Stabilität zu unterstützen.* Um in ihrem Toleranzfenster zu bleiben, müssen Traumaüberlebende lernen, dass sie ihren Fokus während der Achtsamkeitsübungen von den traumatischen

Stimuli weglenken können. Vielleicht öffnen sie ihre Augen, um ihrer Umgebung Aufmerksamkeit zu schenken – zum Beispiel einem Baum vor dem Fenster oder einem Objekt im Raum. Oder statt die Meditation damit zu beginnen, auf den Atem zu achten, können Traumaüberlebende sich dafür entscheiden, sich Aufmerksamkeitsanker zu suchen, die stabilisierender für sie sind, wie zum Beispiel das Gefühl der Füße auf dem Boden. Wir möchten, dass unsere Kursteilnehmer und Klienten selbstempfänglich sind und ihre Aufmerksamkeit auf eine Weise lenken, die ihr Toleranzfenster unterstützt. Wenn jemand dazu verleitet wird, der Medusa in die Augen zu schauen, wollen wir, dass dieser Mensch weiß, wie er seinen Blick gezielt abwenden kann.

DYLANS GESCHICHTE

Als wir mit unserer ersten Sitzung halb durch waren, fing Dylan an, sich bezüglich seiner traumatischen Vergangenheit zu öffnen. Aus North Carolina stammend, war Dylan ein klein gewachsener junger Mann mit sanfter Stimme, der sich als Transgender identifizierte – ein wichtiger Teil seiner Geschichte. „Ich habe nie in Schubladen gepasst“, sagte er, als wir uns das erste Mal trafen und er sich seine Brille auf der Nase und seine Baseballkappe zurechtrückte. „Ich bin als Mädchen aufgewachsen, passte aber nie wirklich irgendwo rein. Als ich anfing, mir die Haare zu schneiden und mich anders zu kleiden, wussten die Leute nicht, was sie tun sollten.“

Im Alter von 15 Jahren hatte Dylan seine Lehrer und Klassenkameraden darum gebeten, sein Personalpronomen zu ändern – sich mit „er“ statt mit „sie“ auf ihn zu beziehen. Das, sagte er, war der Punkt, an dem die Schikane wirklich begann. Während der letzten zwei Jahre an der Highschool machte ihm eine kleine Gruppe von Schülern das Leben zur Hölle. Sie trollten ihn in sozialen Netzwerken, buhten ihn aus und drohten ihm körperlich, wenn er mit eingezogenem Kopf die Flure entlanglief. „Am Ende der Schulwoche“, erzählte er mit leiser, brüchiger Stimme, „konnte ich es kaum mehr aushalten. Manchmal wusste ich nicht, ob ich durchhalten würde.“

Glücklicherweise hielt er durch. Er war vor vier Jahren aus seiner Heimatstadt weggezogen und liebte sein jetziges Leben. Er hatte sich eine unterstützende Gemeinschaft aufgebaut und einen Hund zugelegt, Milo, der ihm ein unerschütterlicher Gefährte war. Aber einige verstörende Aspekte seiner Vergangenheit waren Dylan aus seiner Heimatstadt gefolgt. Er hatte chronische Albträume über Mobbing und Flashbacks, wenn er an einer Highschool vorbeilief. Sogar wenn er in seinem sicheren Zuhause war, verspürte er im Bauch ein Gefühl der Bedrohung. Besonders, seitdem North Carolina eine „Bathroom Bill", verabschiedet hatte – ein Gesetz, das Menschen, deren gelebtes Geschlecht nicht mit dem biologischen Geschlecht in ihrer Geburtsurkunde übereinstimmt, die Nutzung öffentlicher Toiletten verbietet –, waren diese Symptome deutlicher geworden.[127] Wochenlang hatte Dylan wie besessen jeden Fernsehbericht zu diesem Thema angeschaut, und jedes Mal sank ihm das Herz, wenn er diese Geschichten aus seiner Heimat sah. Er wusste, dass sein Vater dieses Gesetz unterstützte, und immer wieder hörte er einige der verletzenden, abfälligen Dinge, die sein Vater zu ihm gesagt hatte, in seinem Kopf. Wenn er nachts zum Schlafen seine Augen schloss, wurde er von den Stimmen seines Vaters, seiner Klassenkameraden oder der Nachrichten-Journalisten überflutet.

Am schwersten fiel es Dylan, seine Aufmerksamkeit zu kontrollieren. Er meditierte regelmäßig – der Grund, weshalb er Kontakt zu mir aufgenommen hatte –, und es war ihm unmöglich, seine Aufmerksamkeit zu steuern. Schon immer, sagte er, hatte er sich nicht wohl in seiner Haut gefühlt – es war das Gefühl, dass er in einen Körper hineingeboren worden war, der nicht mit seinem Geschlecht übereinstimmte. Aber jetzt hatte er beim Meditieren fortwährend das Gefühl, als würde es ihm den Magen umdrehen, und bei anderen Gelegenheiten fühlte er ein Kribbeln in seinem Nacken – eine Empfindung, die ihm das Gefühl gab, als würde ihm jeden Augenblick jemand einen Schlag verpassen. Er öffnete dann seine Augen und sah, dass niemand da war, fühlte sich aber trotzdem bedroht. Manchmal erstarrte er während dieser intensiven Episoden körperlich und konnte sich nicht mehr bewegen. Wenn er seinen angespannten Muskeln während der Meditation Aufmerksamkeit schenkte, schien ihn das nur noch mehr zu verängstigen. Außerhalb der Meditation hatte Dylan angefangen, zwanghaft nach einem bestimmten Blauton Ausschau zu halten – das gleiche Blau, das einer seiner Angreifer aus Schultagen getragen hatte, wenn er ihn schikanierte. Dylan konnte nicht aufhören, danach zu suchen und wurde jedes Mal, wenn er die Farbe sah, von Angst überflutet.

„Ich bin so wütend, dass diese Scheißkerle immer noch in meinem Kopf herumspuken", sagte Dylan mit zusammengebissenen Zähnen und frustriertem Blick. „Ich bin umgezogen, um all dem zu entkommen, aber es ist alles immer noch da. Ich fühle mich, als wäre ein Teil von mir weggenommen worden, und ich will ihn zurückhaben."

DIE ORIENTIERUNGSREAKTION

Das englische Wort „attention", deutsch „Aufmerksamkeit", stammt von dem lateinischen Wort „attendere, attendo", das wörtlich „hinstrecken" bedeutet – und steht in einem Zusammenhang mit dem altfranzösischen Wort „atendre", das mit „den Geist oder Energie auf etwas richten" übersetzt werden kann. Eine grundlegende Prämisse ist hier, dass Energie der Aufmerksamkeit folgt. Während Sie diese Worte hier lesen, investieren Sie beispielsweise Energie in das Thema traumasensitive Achtsamkeit. Alternativ könnten Sie Ihre Aufmerksamkeit auf einen Körperteil verlagern und nachspüren, welche Qualität der Kontakt hat, den dieser Körperteil mit seiner Umgebung hat. Oder Sie könnten Ihre Aufmerksamkeit auf eine Person richten, die Sie lieben, und sich auf ihre Vorzüge konzentrieren. Wie wir unsere Aufmerksamkeit fokussieren, prägt unsere Stimmung und bestimmt, wofür wir unsere Energie einsetzen.

Jeder von uns hat, was unsere Aufmerksamkeit angeht, fest verdrahtete, automatische Impulse. Wir steuern sie in vorhersehbarer Weise. Stellen Sie sich vor, dass Sie, während Sie dies hier lesen, ein lautes Geräusch hören. Schnell würde eine ganze Reihe von Ereignissen ablaufen: Ihr Kopf und Körper würden sich sehr wahrscheinlich in Richtung des Geräusches drehen, Ihre Pupillen würden sich weiten und die elektrische Leitfähigkeit Ihrer Haut würde sich, als Reaktion auf die leicht erhöhte Erregung, verändern. Ihre Aufmerksamkeit würde in Richtung der Geräuschquelle genötigt. Dies alles sind keine Abläufe, über die Sie nachdenken müssten – sie würden instinktiv, als Teil eines automatischen Prozesses geschehen.

Das eben Beschriebene ist als *Orientierungsreaktion* bekannt – ein reflexartiges Sich-Verengen unseres Bewusstseins, das uns dabei hilft, Informationen über einen neuen Stimulus zu sammeln. Orientierung geschieht sowohl auf für das Auge sichtbare als auch auf unsichtbare Weise. Als Reaktion auf ein Geräusch nehmen wir beispielsweise externe körperliche Veränderungen vor, die uns helfen, die Situation zu bewerten: Wir kneifen etwa unsere Augen zu, verlangsamen unsere Bewegungen und heben den Kopf, damit wir besser hören können. Wir können ebenso innere, mentale Verlagerungen vornehmen, die schwieriger zu sehen sind: Wir können mit unserer Aufmerksamkeit zwischen dem, was außerhalb unseres Körpers geschieht – dem Bereich, in dem das Geräusch seinen Ursprung hat – und inneren Gefühlen wie zum Beispiel der Anspannung in unserem Gesicht hin und her wechseln. Das ist als offene (sichtbare) und verdeckte (unsichtbare) Orientierungsreaktion bekannt.

Was hat das mit traumasensitiver Achtsamkeit zu tun? Menschen, die mit einem Trauma zu kämpfen haben, werden dazu tendieren, sich *reflexartig in Richtung traumarelevanter Stimuli zu orientieren.* Das können externe Stimuli, wie zum Beispiel bestimmte Geräusche oder Bilder, oder interne Stimuli sein, wie etwa Empfindungen, die mit traumatischen Erlebnissen assoziiert werden. Oft aber wird es eine Kombination von beidem sein. In Dylans Fall war es, dass er angefangen hatte, zwanghaft in seiner Umgebung nach einer bestimmten blauen Farbe zu suchen, und andererseits das Kribbeln in seinem Nacken. Beim Meditieren wurde deutlich, dass er nicht in der Lage war, seine Aufmerksamkeit zu regulieren, und er fühlte sich unruhig und entnervt.

Dylans reflexartige Orientierung auf traumarelevante Stimuli war jedoch eine intelligente Überlebensstrategie. Auch wenn es sich für ihn als überaus anstrengend erwies, war die Konzentration seiner Aufmerksamkeit auf wahrgenommene Bedrohungen ein Versuch, Sicherheit herzustellen. Er hielt nach Gefahren Ausschau, um potenzielle Bedrohungen abwehren zu können. Abgesehen von seinen traumatischen Erfahrungen zu Schulzeiten, hatte Dylan guten Grund, um seine Unversehrtheit besorgt zu sein: als Transgender-Person war er tatsächlich körperlich mehr in Gefahr als Nicht-Transgender-Personen. In den Vereinigten Staaten beginnt Gewalt gegenüber Transgender-Personen in einem frühen Alter, und sie sind einem höheren Risiko zahlreicher Formen traumatischer Gewalt ausgesetzt.[128] Wie ich bereits erwähnt habe, ist ein fortwährendes Gefühl der Bedrohung für Menschen, die von unterdrückenden Systemen zur Zielscheibe erklärt wurden, sehr real. Allerdings verhinderte Dylans reflexhafte Reaktion auf bestimmte Reize, dass er die Sicherheit seiner jeweiligen Umgebung zutreffend beurteilen konnte. Gefangen in einem Körper, der den gegenwärtigen Moment durch die Linse einer traumatischen Vergangenheit erlebte, hyperfokussierte er auf Hinweise, die – obwohl früher einmal extrem wichtig für seine Sicherheit – nicht mehr in der gleichen Weise relevant waren. In Dylans Fall waren die Mobbing-Täter nicht mehr präsent, und sein Vater lebte viele Zeitzonen entfernt. Aber Dylans emotionales Gehirn schlug weiterhin Alarm, und Dylan orientierte sich zwanghaft an traumatischen Stimuli – so wurde das innere Gefühl der Bedrohung aufrechterhalten.[129]

Dylan und ich arbeiteten in unseren gemeinsamen Sitzungen mit seiner Aufmerksamkeit, um ein inneres Gefühl der Sicherheit und Stabilität zu etablieren. Ich fing damit an, dass ich seine Aufmerksamkeit auf Bereiche seines Körpers lenkte, die ihm angenehm waren und durch die er sich geerdet fühlte. Manchmal war es das Gefühl, wie sich sein Rücken und Gesäß gegen das Sofa drückten, besonders aber, wie er sein komplettes Gewicht an diesem Ort ruhen lassen konnte. Ein anderes Mal fokussierte er sich auf Blumen in meiner Praxis, gefolgt von der Empfindung, wie sich sein Brustkorb bei deren Anblick weitete. Für ihn war das nicht nur ein Weg, den Schmerz zu meiden und sich abzulenken. Letztendlich ging es ja darum, mit seinem nicht integrierten Trauma zu arbeiten. Aber im Dienste des Toleranzfensters wollte ich, dass Dylan die Erfahrung machte, dass er seine Aufmerksamkeit durch Selbstregulation positiv beeinflussen konnte. Er musste die Kontrolle über sein Leben zurückgewinnen.

DER ANGST-/IMMOBILITÄTSKREISLAUF

In seiner Studie über traumatischen Stress beobachtete Levine, dass wildlebende Tiere selten für längere Zeit in der Erstarrungsreaktion verharren.[130] Erinnern wir uns, dass Erstarren die Überlebenswahrscheinlichkeit für Säugetiere erhöht: Es kann den Tötungsreflex eines Angreifers hemmen, Zeit zur Flucht verschaffen oder einen Betäubungszustand erzeugen, der gegen extremen Schmerz oder unerträgliche Angst schützt. Levine beobachtete, dass Tiere nach einem lebensgefährlichen Erlebnis eine Erstarrung normalerweise durch Zittern oder Rennen entladen. Sie setzen die Überlebensenergie frei, die in ihnen mobilisiert wurde. Wie Robert Sapolsky (1996, deutsch 1998) in seinem Buch *Warum Zebras keine Migräne kriegen. Wie Stress den Menschen krank macht* beschreibt, sind wildlebende Tiere geschickt darin, extrem belastende Erfahrungen zu integrieren.

Ein erstaunliches Beispiel dafür findet sich in Filmmaterial, das zeigt, wie ein in freier Wildbahn lebender Eisbär eingefangen wird. In dem Video kann man sehen, wie Wissenschaftler in einem Helikopter einen Eisbär verfolgen, auf den sie zuvor mit einem Betäubungspfeil geschossen hatten – was eine Art künstlicher Erstarrung hervorruft.[131] Als der Eisbär wieder zu Bewusstsein kommt, fängt sein Körper an zu zittern und die Energie aus der Überlebensreaktion, die während der Verfolgungsjagd aktiviert worden war, zu entladen. In der Zeitlupe kann man tatsächlich sehen, wie die Beine des Eisbärs die Bewegungen des Rennens vollführen – die Strategie, die er genutzt hätte, um zu entkommen. Nach dem Schüttelanfall nimmt der Bär einige tiefe, regulierende Atemzüge, entlädt Energie aus der Überlebensreaktion und gewinnt sein Gleichgewicht zurück.

Den Zustand der Bewegungslosigkeit wieder zu verlassen, ist, wie ich am Ende von Kapitel 1 besprochen habe, für Menschen viel schwieriger. Emotionen wie Angst oder Scham können uns davon abhalten,

Überlebensenergie zu entladen und die traumatische Erfahrung zu integrieren. Ein zusätzlicher Fokus von Levine ist hier die Verbindung zwischen Immobilität und extremer Angst. Wenn wir einer traumatischen Erfahrung ausgesetzt sind, können wir beides simultan erleben, sind also „angsterstarrt". Wenn dies geschieht, so Levines Hypothese, werden Empfindungen, die mit Immobilität in Verbindung stehen, mit solchen verknüpft, die sich auf akute Angst und Hilflosigkeit beziehen. Wie Pawlows Hunde, die anfingen, den Klang einer Glocke mit Futter zu verbinden, werden wir dahingehend konditioniert, Empfindungen, die mit Immobilität zu tun haben, mit extremer Angst zu assoziieren und umgekehrt. Levine bezeichnet dies als den *Angst-/Immobilitätskreislauf* – eine konditionierte Sequenz, die durch die Erfahrung eines Stimulus erzeugt wird und dann den anderen verfestigt.[132] Wenn wir beispielsweise fühlen, wie sich unsere Lungen verengen –, ein Teil der Immobilitätsreaktion – beginnen wir intensive Angst zu verspüren. Diese Angst verstärkt sich, und unsere Lungen verengen sich weiter, was wiederum mehr Angst erzeugt. Ein Teufelskreis.

Der Angst-/Immobilitätskreislauf macht deutlich, dass, wenn man traumatischen Stimuli Aufmerksamkeit schenkt, diese den traumatischen Zustand erneut triggern können. Durch das Empfinden von Angst können wir also eine Erstarrung triggern – und vertiefen. Dylan bot dafür ein Beispiel: Wenn er in Meditation saß, bemerkte er in seinem Magen ein flaues Gefühl. Wenn er diesem Gefühl dann achtsame Aufmerksamkeit schenkte, geriet er hin und wieder in einen leicht erstarrten Zustand. Es fiel ihm dann schwer, sich zu bewegen oder zu atmen. Diese Empfindungen waren für Dylan nicht nur unangenehm, sondern ängstigten ihn auch. Er hatte seinen Körper nicht unter Kontrolle. Durch die erhöhte Aufmerksamkeit, die er seiner Augenblickserfahrung schenkte, intensivierte er letztendlich die Symptome, die er zu lindern versuchte. Das bringt uns zu dem, was ich als *Medusa-Problem* bezeichne – die Tendenz, den traumatischen Stimuli in der Meditation zu viel Aufmerksamkeit entgegenzubringen. Indem wir Traumaüberlebende auffordern, ihren Erfahrungen nähere und ausdauernde Aufmerksamkeit zu schenken, laden wir sie zum Kontakt mit nicht integrierten Überresten ihres Traumas ein, wie beispielsweise der Empfindung, nicht atmen zu können, oder einem in größter Angst zusammengebissenen Kiefer. Das wiederum kann maßgeblich den Angst-/Immobilitätskreislauf auslösen. Traumaüberlebende können so in einer Wiederholungsschleife gefangen sein, in der sie sich immer hilfloser, isolierter und alarmierter fühlen. Durch das Befolgen einfacher Meditationsanleitungen sehen sie starr ins Gesicht der Medusa und können sich nicht mehr bewegen – sie versteinern gewissermaßen.

Das Wissen um die Tatsache, dass Aufmerksamkeit traumatische Zustände triggern kann, ist für uns als traumasensitive Praktiker essentiell. Wenn wir dies – und den Angst-/Immobilitätskreislauf – verstehen, können wir Menschen besser davon abhalten, sich während ihrer Meditationspraxis selbst zu retraumatisieren. Anstatt eine Achtsamkeits-Stunde mit einem Gefühl der Demütigung zu verlassen, weil sich ihre Symptome verschlimmert haben, können sie mit unserer Hilfe lernen, dass sich diese Erfahrung normalisieren lässt. Wie Athene für Perseus können wir praktische, bodenständige Vorschläge machen, um Traumaüberlebenden dabei zu helfen, im Rahmen ihrer Meditationspraxis Schritte zur Integration ihres Traumas zu unternehmen.

AUFMERKSAMKEIT VERLAGERN, UM STABILITÄT ZU UNTERSTÜTZEN: TRAUMASENSITIVE MODIFIKATIONEN

1 Erzählen Sie Ihren Kursteilnehmern und Klienten von Medusa

Kursteilnehmern und Klienten grundlegendes psychoedukatives Wissen über die Rolle der Aufmerksamkeit anzubieten, kann sie in ihrer Meditationspraxis stärken. Wir möchten, dass Traumaüberlebende über die möglichen Tücken des Übens von Achtsamkeit informiert sind. Wie das Toleranzfenster ist auch die Medusa ein gut verständlicher theoretischer Rahmen, den wir Menschen anbieten können, um sie durch ihre Praxis zu begleiten.

In meiner zweiten Sitzung mit Dylan sprach ich deshalb mit ihm über das Medusa-Problem. Er war frustriert, weil seine Meditationspraxis – die ihn jahrelang geerdet und vitalisiert hatte – die Sache verschlimmerte. In unserem ersten Gespräch war mein Ziel gewesen, mich in Dylan einzufühlen und seine Erfahrung zu normalisieren. Er hatte etwas Traumatisches durchgemacht, und sein Geist und Körper reagierten auf eine Weise, die darauf abzielte, ihn in Sicherheit zu bringen. Ich wollte, dass Dylan wusste, wie viel Respekt ich für die Teile von ihm hatte, die versuchten, ihn zu beschützen, obwohl ich wusste, dass sie ihm Kummer bereiteten.

„So hatte ich es noch nicht gesehen", sagte Dylan in unserem Gespräch, überrascht von dem, was ich ihm erklärt hatte. „Ich dachte, ich müsse über dieses Problem hinwegkommen, statt es wertzuschätzen." In den folgenden Wochen entwickelte Dylan Mitgefühl dafür, wie er kontinuierlich nach Gefahr Ausschau hielt. Wir sprachen darüber, was es für ihn bedeutete, Transgender zu sein und weshalb es angesichts seiner Erfahrungen verständlich war, dass er zwanghaft nach Sicherheit suchte. Er begann auch zu verstehen, weshalb er beim Meditieren vorsichtig vorgehen musste und weshalb es ihn dysregulieren konnte, wenn er sich außerhalb seines Toleranzfensters bewegte.

Mit Kursteilnehmern und Klienten über Medusa zu sprechen, kann schwierig sein. Wir wollen sie mit diesem Blick in ihre innere Welt nicht noch mehr verängstigen, als sie es ohnehin schon sind. Aber wir möchten auch, dass sie wissen, was mit ihnen vorgeht, und Strategien zur Verfügung haben, die sie individuell anpassen können. Wir möchten, dass sie verstehen, weshalb sie etwas tun, statt einfach irgendwelche „Tricks" anzuwenden. Es bildet und stärkt die Menschen, mit denen wir arbeiten, wenn wir ihnen erklären, was hinter unseren Vorschlägen und Interventionen steckt, statt sie darüber im Unklaren zu lassen.

2 Stabile Aufmerksamkeitsanker etablieren

Achtsamkeitsmeditation beinhaltet typischerweise etwas, das als *Aufmerksamkeitsanker* bekannt ist – ein neutraler Bezugspunkt, der uns dabei hilft, mentale Stabilität aufrechtzuerhalten. Ein Anker kann die Empfindung unseres ein- und ausströmenden Atems in unseren Nasenlöchern sein oder das Heben und Senken unserer Bauchdecke. Wenn wir uns während unserer Meditationspraxis in unseren Gedanken verlieren, können wir zu unserem Anker zurückkehren, indem wir unsere Aufmerksamkeit auf den Stimulus unserer Wahl fixieren.

Aber auch Aufmerksamkeitsanker können ein Trauma intensivieren. Der Atem beispielsweise ist für viele Traumaüberlebende bei weitem nichts Neutrales. Er kann mit Anspannung verbunden sein und mit überwältigenden, lebensbedrohlichen Erfahrungen. Wenn Dylan dem Heben und Senken seiner Bauchdecke Aufmerksamkeit schenkte, wurde er von Erinnerungen an die spöttischen Gesichter seiner Mitschüler überflutet. Bei anderen Gelegenheiten verspürte er eine Verengung seines Brustkorbes – einen Widerhall der Immobilität, was wiederum ein traumatischer Erinnerungstrigger war. Für Dylan war Atem kein neutraler Anker.

In solchen Fällen ermutigen wir Traumaüberlebende, *stabilisierende Aufmerksamkeitsanker zu etablieren.* Das bedeutet, einen Fokus der Aufmerksamkeit zu finden, der das eigene Toleranzfenster unterstützt – also Stabilität im Nervensystem herstellt, statt es zu dysregulieren. Jeder Mensch wird seinen individuellen Anker haben: Für manche mag es das Gefühl ihrer auf den Oberschenkeln ruhenden Hände oder ihres Gesäßes auf dem Kissen sein. Andere stabilisierende Anker können völlig andere Sinne ansprechen, wie zum Beispiel Gehör oder Sehsinn. Dylan brauchte eine Weile, um einen Teil seines Körpers zu finden, der ihn nicht unruhiger machte. Letztendlich fand er heraus, dass sein Gehör ein neutraler Anker war. In meiner Praxis lauschte er draußen, nach dem Gesang der Vögel oder Verkehrsgeräuschen, die er als stabilisierend empfand.

„Es ist nichts, was sich besonders aufdrängt", sagte er, als er seine Augen öffnete und sich den Nacken mit der Hand rieb. „Aber es ist sehr viel weniger aufgeladen. Ich werde dadurch weniger gereizt, es ist eine riesige Erleichterung."

In unseren gemeinsamen Sitzungen war Dylans Anker ein Punkt, auf dem er seine Aufmerksamkeit am Anfang der Sitzung verweilen ließ, oder ein Ort an den er zurückkehren konnte, wenn ihn Dinge überforderten. Wenn er zu Hause meditierte – ich empfahl ihm kurze Einheiten, sofern er innerhalb seines Toleranzfensters bleiben konnte –, nutzte er sein Gehör als Anker, oder seine „home base" (seinen Heimatstandort), wie er es nannte.

„Ich habe endlich das Gefühl, dass ich Zugang zu einer Art von Zufluchtsort habe", sagte er leise, als er sich seine Hand auf den Bauch legte. „Mein Körper hat sich so lange nicht sicher angefühlt. Es ist eine solche Erleichterung, endlich das Gefühl zu haben, dass ich wieder lerne, hier drin zu sein."

Aufmerksamkeitsanker, die Sie Ihren Teilnehmern und Klienten, die Achtsamkeit praktizieren, anbieten können – neben der Empfindung des Atems in ihrem Bauch oder in den Nasenlöchern –, beinhalten verschiedene physische Empfindungen (Füße, Gesäß, Rücken, Hände) und andere Sinne (sehen, riechen, hören). Ein anderer Anker, den eine meiner Klientinnen nutzte, war eine weiche Decke, über die sie langsam strich. Für einen anderen Klienten fungierte eine Kerze als Anker. Für manche ist eine Gehmeditation ein guter Weg, um stabilere Aufmerksamkeitsanker zu entwickeln, wie zum Beispiel das Gefühl der eigenen Füße auf dem Boden. Was auch immer es ist, das das eigene Toleranzfenster unterstützt, Stabilität und Experimentieren sind hier der Schlüssel zum Erfolg. Subtilere Anker zu benutzen, hat seine Vor-und Nachteile. Ein Vorteil, wenn man den Atem als Anker benutzt, ist, dass er dynamisch ist und unsere Aufmerksamkeit gut halten kann. Wenn wir mit einem weniger taktilen Sinn arbeiten – wie zum Beispiel dem Gehör –, neigen wir dazu, eher in die Ablenkung abzudriften. Je spürbarer der Anker ist, desto einfacher ist es, zu ihm zurückzukehren, wenn unsere Aufmerksamkeit auf Wanderschaft geht.

3 Die Aufmerksamkeit neu ausrichten

Eine weitere Möglichkeit, das Toleranzfenster zu unterstützen – und das Medusa Problem zu vermeiden –, besteht darin, die Aufmerksamkeit während der Übungen neu auszurichten. Wenn es jemanden zu unruhig macht, seine Aufmerksamkeit auf den Atem zu richten, möchten wir, dass klar ist, dass man die Augen öffnen und sich etwas anderem zuwenden kann. Es ist für Traumaüberlebende weder nötig noch ratsam, dass sie sich selbst dazu zwingen, ihren Fokus achtsam auf einen bestimmten Stimulus zu richten. Wir möchten, dass Menschen selbstempfänglich bleiben und lernen, ihre Aufmerksamkeit zu verlagern, wenn sie merken, dass sie dysregulieren. Aber die Aufmerksamkeit von traumatischen Stimuli wegzulenken ist nicht immer einfach. Es kann der Überlebensreaktion entgegenlaufen. In unserer dritten Sitzung bot ich Dylan an, mit einer angeleiteten Achtsamkeitsübung zu beginnen. Plötzlich verspannte sich sein Gesicht, und es fühlte sich an, als wäre er weit weg. „Ich kann nichts spüren", sagte Dylan. „Ich kann nicht mal dich hier spüren, es ist, als ob ich auf einer Eisscholle wegdriften würde."

„Das war in der Vergangenheit eine kluge Reaktion, Dylan. Und in diesem Augenblick mit mir, versuche, ob du hierbleiben kannst", erwiderte ich freundlich, aber bestimmt. „Spüre deine Füße auf dem Boden, schau, ob du deine Aufmerksamkeit auf etwas anderes lenken kannst." Dylan schüttelte den Kopf. Ich bat ihn, seine Augen zu öffnen. Die Angst in seinem Gesicht war erstaunlich – er sah wie ein verängstigter Jugendlicher aus. „Dieser Typ, der sich immer mit mir angelegt hat, Jake, einer aus der Abschlussklasse. Ich kann ihn nicht aus meinem Kopf verscheuchen."

„Gibt es in deinem Körper einen Bereich, der sich gerade stabil anfühlt?", fragte ich. Dylan sah mich einen Moment lang an und nannte dann seine Füße. Den Augenkontakt aufrechterhaltend, brachte ich ihn dazu, sich einige Minuten auf das Gefühl seiner Füße auf dem Boden zu konzentrieren. Ich wollte, dass er bemerkte, was sich gut daran anfühlte, und seine Aufmerksamkeit dadurch erdete.

„Ich war für eine Minute ganz woanders", sagte Dylan, nachdem er offensichtlich wieder ins Zimmer „zurückgekehrt" war. Ich nickte. Es sei nochmals gesagt, dass meine Führung von Dylans Aufmerksamkeit nicht dazu diente, dass er traumatischen Erinnerungen ewig aus dem Weg ging. Aber wir waren noch immer in der Anfangsphase, in der es darum ging, Sicherheit und Stabilität aufzubauen, und ich wollte zunächst sicherstellen, dass er innerhalb seines Toleranzfensters bleiben konnte.

Die Aufmerksamkeit in der Einzelmeditation neu auszurichten ist sehr viel schwieriger. Als ich mit Dylan arbeitete, konnte ich ein Auge auf sein Arousal haben und ihm dabei helfen, dysregulierende Aufmerksamkeitsgewohnheiten zu unterbrechen. Es ist eine weitaus größere Herausforderung, dies ohne Führung zu tun. Idealerweise möchten wir, dass Traumaüberlebende in der Lage sind, ihre Aufmerksamkeit kompetent und vertrauensvoll neu auszurichten, sowohl während ihrer Meditationspraxis als auch in ihrem Leben. Wenn sie merken, dass sie durch die Dinge, denen sie Aufmerksamkeit schenken, dysreguliert werden, möchten wir, dass sie fähig sind, sich umzuorientieren und sich für einige Zeit gezielt etwas anderem zuzuwenden. Aber man braucht Zeit und Übung, um zu lernen, wie man das macht, und am häufigsten geschieht das mithilfe eines Traumaspezialisten.

Am allerwenigsten möchten wir, dass Traumaüberlebende wiederholt achtsame Aufmerksamkeit auf etwas richten, das sie destabilisiert, da dies sie mit hoher Wahrscheinlichkeit aus ihrem Toleranzfenster hinausbefördern würde. Stattdessen möchten wir, dass Menschen wissen, dass sie die Erlaubnis haben, mit den von ihnen genutzten Aufmerksamkeitsankern kreativ umzugehen und auf eine Weise achtsam zu sein, die ihre innere Stabilität unterstützt. Darüber hinaus gibt es Zeiten, in denen Traumaüberlebende einfach nicht ohne direkte Supervision meditieren sollten. Wenn jemand nicht in der Lage ist, konsequent in seinem Toleranzfenster zu bleiben, sollte er oder sie die Zusammenarbeit mit einem Traumaspezialisten anstreben. Traumaüberlebende, die unter dysregulativem Arousal leiden, profitieren von direkter Supervision, Führung und Unterstützung.

4 Sich dem Umfeld widmen

Auf die oben genannte Modifikation aufbauend, können Traumaüberlebende ihr Toleranzfenster unterstützen, indem sie sich in ihrer Umgebung orientieren. Das kann etwas so Einfaches sein wie die Augen zu öffnen und sich während der Meditation umzuschauen. Wenn ein Trauma uns in die Vergangenheit zieht, ist die Orientierung auf das Umfeld eine gute Möglichkeit, sich wieder mit dem Augenblick zu verbinden.

Dylan übte das oft – sowohl in meiner Praxis als auch zu Hause. Wenn er merkte, dass er sich durch eine Erinnerung oder Empfindung überwältigt fühlte, öffnete er seine Augen und sah aus dem Fenster. Sich auf diese sehr einfache Art mit seiner Umgebung zu verbinden, signalisierte seiner Neurophysiologie, dass er sicher war – zumindest in diesem Moment. Wenn er zum Beispiel Flashbacks von Mobbing hatte, sah er sich die Landschaft draußen an und registrierte bewusst, dass er in einer anderen Stadt war als derjenigen, in der er aufgewachsen war. Dylan wusste, dass seine übermäßige Wachsamkeit angesichts der unterdrückenden Realitäten angemessen war. Aber nun nutzte er seine Umgebung auch, um Stabilität und Sicherheit zu finden und forderte die Kraft zurück, die er während der Schulzeit verloren zu haben glaubte.

Sich seiner Umwelt mit Achtsamkeit zu widmen, ist relativ einfach. Wenn man sitzend meditiert und seine Augen geschlossen hält, kann man einfach seine Augen öffnen. Man kann sich auch durch Berührung oder das Achten auf Umgebungsgeräuschen orientieren. Menschen können auch die Gegenstände, die sie im Raum sehen oder um sich herum spüren, benennen (zum Beispiel Stuhl, Fenster, Verkehrsgeräusch oder Baum).

5 Den Fokus nach innen richten und dann nach außen erweitern

Achtsamkeitsübungen stützen sich typischerweise auf zwei Formen von Aufmerksamkeit: *fokussierte Aufmerksamkeit*, bei der man aus eigenem Willen die Aufmerksamkeit auf ein bestimmtes Objekt richtet, und etwas, das man *offene Vergegenwärtigung* (Open Monitoring) nennt. Bei Letzterem beobachten wir unsere Erfahrung, ohne zu versuchen, unsere Aufmerksamkeit auf etwas Bestimmtes zu fokussieren.[133] Bei fokussierter Aufmerksamkeit konzentrieren wir uns ausschließlich auf eine Sache. Bei der offenen Vergegenwärtigung lassen wir uns der Dinge gewahr sein, die geschehen, ohne dass wir versuchen, unsere Aufmerksamkeit zu lenken oder zu kontrollieren. Achtsamkeitsmeditation nutzt beide dieser Formen, beginnend mit fokussierter Aufmerksamkeit – beispielsweise auf den Atem –, um dann die Aufmerksamkeitsblende zu öffnen und zu beobachten, was auch immer sich vorrangig in unserem Gewahrseinsfeld befindet.

Natürlich können wir nicht voraussehen, wie jemand auf Achtsamkeitsübungen reagiert. Fokussierte Aufmerksamkeit wird manchen Traumaüberlebenden Stabilität bringen, während sie sich für andere dysregulierend auswirken kann. Hier gilt die einfache Empfehlung, von fokussierter Aufmerksamkeit zu offener Vergegenwärtigung überzugehen, sofern es das eigene Toleranzfenster unterstützt. Wir können Kursteilnehmer und Klienten damit beginnen lassen, ihre Aufmerksamkeit auf ihren Atem zu richten – und dann allmählich ihre Aufmerksamkeit erweitern, indem wir weitere Stimuli hinzufügen. Allerdings sollten sie dabei ihr Toleranzfenster im Auge behalten. Wenn jemand über einen stabilisierenden Anker verfügt, kann der Übergang von fokussierter Aufmerksamkeit zur offenen Vergegenwärtigung besonders gut funktionieren.

Nach einigen Monaten mit mir verfügte Dylan über neues Wissen und Handwerkszeug, das er in seine häusliche Meditationspraxis einbringen konnte. Wir hatten zusammen eine Struktur entwickelt, die ihn innerhalb seines Toleranzfensters halten würde: Er begann seine Meditation, indem er sich auf seinen Anker, das Hören, fokussierte, dann erweiterte er seine Aufmerksamkeit, um physische Empfindungen und dann Gedanken einfließen zu lassen. Wenn traumatische Erinnerungen oder intensive Empfindungen aufflammten, kehrte er wieder zum Hören zurück. Wenn er sich nicht selbst regulieren konnte, öffnete er seine Augen und orientierte sich an seiner Umgebung. Wenn auch das nicht half, rief er nach seinem Hund Milo – was uns zur letzten Modifikation dieses Kapitels führt.

6 Auf Resilienz fokussieren

Eine weitere Möglichkeit, mit der Aufmerksamkeit zu arbeiten, besteht darin, den Fokus auf Resilienz– ein Gegengewicht zu Trauma – zu legen. „Resilienz," so Staci Haines, „ist die uns innewohnende Fähigkeit, Schönheit wahrzunehmen, Verbindungen zu finden, mit etwas, das größer ist als wir zu kommunizieren, und etwas zu erschaffen – sogar während oder nach schrecklichen Erfahrungen." (Persönliche Korrespondenz, 20. Juni 2016) Resilienz ist unsere Fähigkeit, einen Umgang mit Not und Stress zu finden, und steht in direkter Verbindung mit Achtsamkeit und Trauma.[134]

Resilienz kann zum Beispiel darin bestehen, dass wir unsere Aufmerksamkeit gezielt auf die Dinge richten, die uns Energie und Freude bringen. Der Neuropsychologe Rick Hanson (2009, deutsch 2010) beschreibt dies als „das Gute aufnehmen" – eine Praxis, auf die wir uns aktiv einlassen können, um positive Erfahrungen zu verinnerlichen. Uns vor Augen zu führen, wen oder was wir lieben, ist ein Beispiel für Resilienz. Ebenso sind es selbstfürsorgliche Übungen oder gemeinschaftliche Veranstaltungen, die uns guttun. Das alles kann uns dabei helfen, uns daran zu erinnern, dass unser Körper eine Quelle der Freude ist, statt von Trauma und Schmerz gezeichnet zu sein. Auch Gemeinschaften können sich angesichts von Trauma und Unterdrückung für kollektive Resilienz engagieren. Cara Page, eine schwarze, lesbische Aktivistin und Heilkundige, die momentan das Audre Lorde Project leitet,* definiert kollektive Resilienz wie folgt: „in der Lage zu sein, sich unter möglicherweise schlimmsten Umständen zu verändern, und trotzdem auf zellularer Ebene dazu fähig zu sein, darauf zu reagieren, einzuschreiten oder verändern zu können, was mit uns gemacht oder gegen uns unternommen wurde … sich zu erinnern, dass wir Würde, Ehre und einen Weg verdient haben, unser Wohlbefinden in einer Gesellschaft aufrechtzuerhalten, in der unsere kör-

* Das Audre Lorde Projekt ist ein Zentrum für „People of Color" lesbischer, schwuler, bisexueller, intersexueller und transsexueller Lebensweise, die sich als geschlechtlich nicht-konform identifizieren. Der Schwerpunkt des Projekts konzentriert sich auf Gemeinwesensarbeit in New York City sowie im Umfeld der Stadt. Mehr Informationen finden Sie unter alp.org.

perliche, emotionale und spirituelle Abwertung fast zum Normalzustand geworden ist. Das an und für sich ist kollektive Resilienz."[135]

Für traumasensitive Praxis bedeutet Resilienz, sich einen Ort, eine Aktivität oder eine Erinnerung vorzustellen, die einen mit einem Gefühl des Wohlbehagens verbindet – eine Praxis, die ich von Staci Haines gelernt habe. Dies kann in Form einer kurzen Intervention während der Meditation geschehen oder in Form einer eigens angeleiteten separaten Meditation. Sobald Menschen das Gefühl haben, dass sie ihre Aufmerksamkeit auf den resilienten Stimulus fokussieren können – das Gefühl, an einem sicheren Ort zu sein, oder eine positive Erinnerung –, können wir sie dahin führen, körperliche Empfindungen wahrzunehmen, die mit dem resilienten Objekt der Aufmerksamkeit korrespondieren.

Dylans Hund Milo ist ein gutes Beispiel für Resilienz. Wenn Dylan zu Hause Schwierigkeiten damit hatte, sich ruhig und stabil zu fühlen, sah er Milo auf der anderen Seite des Zimmers an. Der bloße Anblick seines warmen, sanften Gesichts half Dylan, sich in sich selbst sanfter zu fühlen. Wenn er in meinem Büro war, stellte er sich vor, wie er mit Milo im Park in der Nähe seines Hauses herumtollte. Wenn es das tat, vertiefte sich seine Atmung und ein Gefühl der Lebendigkeit strömte durch seine Beine. Er lenkte dann seine Aufmerksamkeit auf die angenehmen Empfindungen, die durch seine untere Körperhälfte strömten, und stellte eine klare Verbindung zwischen seinem Körper und seinem Geist her.

Resilienz ist nicht dafür gedacht, bestimmte schmerzhafte Bereiche unseres Lebens zu umgehen. Ebenso wenig ist es eine Praxis, die Ungerechtigkeiten oder unterdrückende Gewalt überspielen soll. Stattdessen erhöht Resilienz unsere Fähigkeit, mit dem Leben, so wie es ist, präsent zu sein. Die in diesem Kapitel vorgestellten Modifikationen dienen dazu, diese Fähigkeit in Bezug auf Trauma zu unterstützen. Indem wir Traumaüberlebenden dabei helfen, strategisch geschickt mit ihrer Aufmerksamkeit umzugehen, können wir ihnen helfen, Achtsamkeit dafür zu nutzen, Stabilität inmitten traumatischer Symptome zu finden.

KAPITEL 7

Den Körper im Auge behalten: mit Dissoziation arbeiten

Traumatisierte können erst genesen, wenn sie sich mit den Empfindungen in ihrem Körper vertraut gemacht und mit ihnen Freundschaft geschlossen haben.
… Körperliches Selbstgewahrsein ist der erste Schritt auf dem Weg zur Befreiung von der Tyrannei der Vergangenheit.

Bessel van der Kolk

Rassismus ist eine viszerale Erfahrung …
Du darfst dich davon niemals abwenden. Du musst dich immer daran erinnern, dass die Soziologie, die Geschichte, die Ökonomie, die Graphiken, die Tabellen, die Regressionen alle, mit großer Gewalt, auf dem Körper landen.

Ta-Nehisi Coates

Reginald Ray hielt inne und blickte über die Menge hinweg. Ray, ein bekannter buddhistischer Lehrer, sollte aus seinem Buch *Die Intelligenz des Körpers: Heilung und Selbstverwirklichung durch körperbasierte Achtsamkeit* vorlesen, einer Untersuchung der Beziehung zwischen buddhistischer Praxis, dem Körper und Transformation.[136] Es war ein warmer

Herbstabend, und die meisten von uns im Publikum waren auf eine Art Vorlesung eingestellt. Ray hatte derweil andere Pläne. „Alle zusammen, legen Sie sich bitte hin", sagte er. Das Publikum bewegte sich nicht. „Nein, wirklich", wiederholte er mit einem verschmitzten Lächeln. „Ich meine es ernst. Bitte finden Sie einen Platz, wo Sie sich hinlegen können."

Ray galt als unkonventionell, aber das kam nun wirklich unerwartet. Der Zuschauerraum war brechend voll, und es war unmöglich, sich hinzulegen, ohne Körperkontakt mit einem komplett fremden Menschen zu haben. Verlegenheit machte sich breit, aber wir begaben uns alle auf den Boden. Ray hatte nun unsere ungeteilte Aufmerksamkeit.

„Auf der Grundlage meiner eigenen vierzigjährigen Praxis sowie meiner Erfahrung, Meditation zu lehren … haben mich viele Dinge überrascht, aber keines dieser Dinge hat mich mehr überrascht als die wachsende und einigermaßen schmerzliche Einsicht, dass die bloße Praxis der Meditation noch nicht unbedingt Resultate zeigen muss." (2010, S. 21/22) Das Publikum wurde still. „Meiner Ansicht nach besteht da ein wirkliches Problem … Meine Erfahrung sagt mir, dass die Sache eigentlich ganz einfach ist: Wir versuchen in einem körper-entfremdeten Zustand Meditation zu üben und dem spirituellen Pfad zu folgen, und das ist unweigerlich zum Scheitern verurteilt."

Es war, als wäre kein Sauerstoff mehr im Raum. Da stand ein angesehener buddhistischer Lehrer – einer der Menschen, der die Achtsamkeit im Westen populär gemacht hatte – und stellte die Effektivität einer Praxis, die im Zentrum seiner Tradition stand, in Frage. Aber Ray wollte nicht sagen, dass unsere Bemühungen den Ansprüchen nicht gerecht wurden, sondern, dass Menschen über ihren Körper nachdachten, statt in ihm zu praktizieren. Und das war der Grund, weshalb wir auf dem Boden lagen: um mit unserer inneren Welt in einer weniger konzeptgeleiteten Art und Weise Kontakt aufzunehmen.

Ray ist in diesem Bestreben nicht allein. Der Körper hat sich als ein zentrales Thema in der Psychologie herauskristallisiert und wird zunehmend als essentiell in Bezug auf Heilung und Transformation betrachtet. Das gilt besonders für Traumata. Eine kurze Abfrage populärer Buchtitel –

The Body Keeps the Score (deutsch etwa „Verkörperter Schrecken")[137], The Body Remembers („Der Körper erinnert sich")[138], The Body Bears the Burden („Der Körper trägt die Last")[139] – offenbart, dass Trauma heute als gleichermaßen physische wie mentale Erfahrung verstanden wird. Posttraumatischer Stress lebt in unserem Geist fort, aber er steckt auch in unseren Knochen, unseren Zellen und im Gewebe.

Für jene, die an posttraumatischem Stress leiden, wird der Körper häufig zu einem Minenfeld – ein Hort von Empfindungen, die mit schrecklichen, überwältigenden Ereignissen verknüpft sind. Er ist die Bühne, auf der die Qualen des Traumas aufgeführt werden. Als Reaktion dissoziieren Traumaüberlebende häufig von ihrem Körper und ziehen ihre Aufmerksamkeit von ihrer inneren Welt ab. Sie schotten sich von den viszeralen Warnsignalen ab, zahlen dafür aber einen hohen Preis: durch das Abspalten der physischen Empfindungen verlieren Traumaüberlebende auch die Verbindung zu dem Gefühl, voll und ganz am Leben zu sein. Das macht den Körper zu einem wichtigen Gebiet der Traumaarbeit. Im Zuge ihrer Heilung müssen Traumaüberlebende letztlich wieder mit ihrem Körper in Verbindung treten. Sie werden aufgefordert, sich mit ihrer inneren Welt anzufreunden, um ein Gefühl der Handlungsfähigkeit und Kontrolle zurückzugewinnen. Achtsamkeit kann dabei helfen, indem sie unser Gewahrsein innerer Körperempfindungen und unsere Fähigkeit fördert, das, was in uns geschieht, zu beobachten und auszuhalten. Aber das ist keine leichte Aufgabe. Sich mit sensorischen Informationen zu verbinden, die an Trauma gebunden sind, ist oft eine intensive und beängstigende Erfahrung. Die Aufforderung, „achtsam mit dem Körper zu sein", kann für Traumaüberlebende eine spannungsgeladene und komplexe Angelegenheit sein, und sie benötigen oft spezifische Anregungen und Modifikationen der Achtsamkeitspraxis, um weiterzukommen.

Das bringt uns zum dritten Prinzip traumasensitiver Achtsamkeit: *den Körper im Auge behalten.* Als Achtsamkeitspraktiker wollen wir sicherstellen, dass Menschen bei Achtsamkeitsübungen geschickt mit dem Körper arbeiten. Das bedeutet, sich über die Risiken und den Lohn konzentrierter, andauernder Aufmerksamkeit auf die eigene innere Welt im

Klaren zu sein – Praktiken wie Bodyscan eingeschlossen. Darüber hinaus möchten wir ein physisches Umfeld schaffen, das den Bedürfnissen Traumaüberlebender förderlich ist. Auf diese Weise können wir dazu beitragen, dass Traumaüberlebende sich sicher und respektiert fühlen, wenn sie Achtsamkeit praktizieren, und dabei ein Gefühl der Kontrolle über ihren Körper haben.

GINAS GESCHICHTE

„Was bemerkst du gerade?“, fragte ich. Es hatte sich angefühlt, als wäre meine Klientin Gina abgedriftet. Gina war eine kleine, introvertierte Mittvierzigerin. Oft saß sie mit geballten Händen da, die Daumen aufeinander gepresst.

„Ich bin mir nicht sicher“, sagte Gina, als sie ihre Augen langsam öffnete und das Bücherregal auf der anderen Seite des Zimmers anstarrte. „Ich glaube, ich war weggetreten.“ Ich nickte in dem Versuch, ihre Erfahrung zu normalisieren. „Das Gefühl hatte ich auch. Weißt du, wohin du gegangen bist?“

Gina hielt inne und dachte nach. „Ich habe mich nach oben bewegt“, sagte sie, als sie mit dem Finger Richtung Zimmerdecke zeigte.

„Es ist toll, dass du das weißt“, erwiderte ich. „Fühlte es sich vertraut an?“ Gina nickte und blinzelte einige Tränen weg. Ihre Tendenz wegzudriften war einer der Hauptgründe, weshalb sie zu mir kam.

Vor vier Jahren war Gina von einem Intimpartner vergewaltigt worden. Die beiden hatten sexuell herumexperimentiert und Dinge wie Bondage und Rollenspiele eingeführt, die auch Dominanz und Unterwerfung beinhalteten. Eines Nachts hatte Ginas Partner es zu weit getrieben, und sie erstarrte in Angst und war nicht in der Lage gewesen, aufzuschreien – was sie wütend, beschämt und dysreguliert machte.

Gina ging es seitdem nicht gut. Obwohl sie die Beziehung zu ihrem Partner beendet hatte, signalisierte ihr Körper ihr weiterhin Gefahr, auch wenn sie sicher und alleine im Bett lag. Sie bemerkte auch, dass sie dissoziierte und sich gewissermaßen aus ihrem Leben abmeldete – besonders, wenn sie jemand Neuem, mit dem sie ausging, physisch näherkam. Sie war erschöpft und hatte Angst, dass sie nie wieder in der Lage sein würde, jemandem nahe zu sein.

Auf Anraten eines Freundes hatte Gina mit Achtsamkeitsmeditation angefangen. Sie hatte sich eine örtliche Meditationsgruppe gesucht in der Hoffnung, dass die Übungen ihr dabei helfen könnten, die gefühlte innere Bedrohung, wenn nicht auszulöschen, so doch wenigstens zu reduzieren. Sie wollte ihre Emotionen besser kontrollieren, damit sie wieder Dates haben konnte. Anfangs genoss sie die Übungen, weil sie eine bis dahin unbekannte Stille in sich fand. Sie begann sich präsenter in ihrem Leben zu fühlen und war gern mit den Menschen zusammen, mit denen sie praktizierte. Aber sie machte auch die Erfahrung, dass Achtsamkeitsmeditation quälend sein konnte. Sie hatte in ihrer Magengegend ein Gefühl der Furcht bemerkt, das sogar dann nicht abebbte, wenn sie ihre Augen während der Meditation öffnete und sehen konnte, dass nichts Bedrohliches da war. Die Dissonanz, die dadurch verursacht wurde, war frustrierend und demütigend. „Ich weiß, dass ich sicher bin", erklärte Gina. „Ich bin von Menschen umgeben, die mich in ihre Gruppe aufgenommen haben und mir wohlgesonnen sind, aber dann bekomme ich es ohne guten Grund mit der Angst zu tun." Nach einigen Monaten spielte sie mit dem Gedanken, aufzugeben.

In ihrer verzweifelten Hoffnung auf Besserung entschied sich Gina, an einem eintägigen Meditationsretreat teilzunehmen, um zu sehen, ob eine ausdauerndere Praxis etwas verändern würde. Am Nachmittag dieses Tages war sie vollkommen erfüllt von etwas, das sich wie ein kraftvoller Zustand der Gelassenheit und Konzentration anfühlte – alles in ihr wurde überaus ruhig und still. Als die Glocke läutete, um den Beginn einer Gehmeditationsperiode zu signalisieren, verspürte Gina keinen Bewegungsimpuls. Sie saß dann durch die Gehperiode – und die darauf folgenden Meditationssitzungen hindurch – bis zum Abendessen. Insgesamt hatte sie drei Stunden lang bewegungslos in Meditation gesessen, was sie vorher noch nie gemacht hatte. Am Ende des Tages lobte der Lehrer sie für ihre Konzentration und schlug vor, dass sie im nächsten

Monat wiederkommen solle. Gina verließ das Retreat mit einem Gefühl des Stolzes, dass sie etwas geschafft hatte, und mit der Hoffnung, dass sie konkrete Schritte in Richtung Heilung tat.

In der Nacht nach dem Retreat fürchtete Gina jedoch, dass sie auf dem Retreat dissoziiert hatte. Sie fühlte sich benommen und irgendwie entrückt und konnte, als sie vor dem Zubettgehen duschte, das warme Wasser kaum auf ihrer Haut spüren. In den folgenden Tagen fühlte sie sich benebelt und desorientiert und hatte Probleme, beim Sprechen mehrere Sätze aneinander zu reihen. Sie mochte Achtsamkeitsmeditation und wollte lernen, wie sie sie auf eine Weise praktizieren konnte, die ihre Heilung unterstützte. Als sie Kontakt zu mir aufnahm, war sie entschlossen, auf eine Art meditieren zu lernen, die für sie funktionierte.

DER KÖRPER UND TRAUMA

Unser Körper ist ein erstaunlich kompaktes und komplexes Gebilde. Unser Dünndarm ist 3,5-mal so lang wie die Gesamtlänge unseres Körpers – ungefähr sieben Meter.[140] Unser Gehirn beherbergt ungefähr 100 Milliarden Neuronen, die, wenn man sie wie einzelne Blätter Papierübereinander legen würde, über 8000 Kilometer in die Höhe reichen würden.[141] Unser kardiovaskuläres System – Arterien, Kapillaren, Venen – würde sich, wenn man es von einem Ende zum anderen aneinanderreihte, über fast 96 600 Kilometer erstrecken und die Erde zweimal umrunden.[142] Wie einer meiner Lehrer, Richard Strozzi-Heckler, es ausdrückte: Unser Körper beherbergt Milliarden von Jahren evolutionären Wissens.[143]

Dieses Wissen steht uns größtenteils in Form von physischen Empfindungen zur Verfügung – ein konstanter Informationsfluss dazu, wer wir im Augenblick sind. Um das weiter zu veranschaulichen fragen Sie sich versuchsweise einmal: Wie ist meine Stimmung in diesem Moment?

Und – wie sind Sie zu einer Antwort gekommen? Haben Sie darüber nachgedacht oder in Ihrem Körper nach Anhaltspunkten gesucht? Typischerweise beurteilen wir unseren emotionalen Zustand auf der Basis einer Konstellation innerer Empfindungen. Ein Kloß im Hals, schmerzende Schultern und flacher Atem könnten in Angst übersetzt werden, ein gelockerter Brustkorb kann mit Fröhlichkeit korrespondieren. Physische Empfindungen können unsere Erfahrungen prägen, uns dabei helfen, uns durch die Welt zu navigieren und uns dabei unterstützen, ein Gefühl für unser Selbst zu entwickeln. Traumatischer Stress macht es oft schwierig, diesen Empfindungen zu trauen. Während wir uns normalerweise auf körperliche Hinweise verlassen können, um uns selbst zu regulieren – etwa zu wissen, wann wir hungrig sind oder eine Erholungspause brauchen –, sorgt ein Trauma häufig dafür, dass wir unzuverlässige oder widersprüchliche Daten erhalten. Weil unser emotionales Gehirn kontinuierlich Alarm schlägt, reagiert unser Körper weiterhin, als würde eine unmittelbare Gefahr bestehen, selbst wenn dem nicht so ist. Wie die Chicana-Schriftstellerin und homosexuelle Theoretikerin Gloria E. Anzaldúa schreibt:

> Uns wird beigebracht: Der Körper ist ein unwissendes Tier, Intelligenz wohnt nur im Kopf. Aber der Körper ist durchaus intelligent. Er unterscheidet nicht zwischen externen Stimuli und Stimuli, die der Fantasie entspringen, aber instinktiv reagiert er sowohl auf Ereignisse der Fantasie als auch auf reale. (1987, S. 37)

Dieser Prozess – dass der Körper auf Bedrohungen reagiert, die sich im Geist verfangen haben –, kann es Traumaüberlebenden schwermachen, dem, was sie im Inneren fühlen, zu vertrauen.

Nehmen wir Gina. Wenn sie nachts wach im Bett lag, hatte sie oft das Gefühl, dass etwas Schlimmes kurz bevorstand. Ohne ersichtlichen Grund bekam sie Herzrasen, ihr Magen krampfte sich zusammen und in ihrem Nacken kribbelte es – für sie ausnahmslos Hinweise darauf, dass Gefahr bevorstand. Manchmal ging sie bewusst durch die Wohnung, um sicherzustellen, dass sie alleine war, aber nie schien es sie zu beruhigen. Sie kroch zurück in ihr Bett und durchlebte die gleichen Empfindungen, wie sie sie in der Nacht des Übergriffs erlebt hatte.

Wenn sie mit jemand Neuem ausging, geriet sie, sobald physische Nähe entstand, häufig in Panik. Sie fing an zu schwitzen und versuchte verzweifelt, die schreckliche Angst, die sie spürte, zu verbergen. Noch schlimmer war, dass sie sich nicht sicher war, ob die Informationen, die ihr Körper ihr zukommen ließ, korrekt waren. Sollte sie ihrem Bauchgefühl vertrauen, das ihr sagte, dass etwas verkehrt lief? Oder sollte sie der anderen Person vertrauen und das Date und die damit verbundene Nähe durchstehen? Manchmal dissoziierte sie komplett und hatte Schwierigkeiten, sich während des Dates zu bewegen und zu sprechen. Am nächsten Tag schämte sie sich häufig für ihre Reaktion und brach den Kontakt ab. Das ist, was ein Trauma so grausam macht. Statt eine traumatische Erfahrung zu integrieren, sind wir gezwungen, sie durch unseren Körper wieder zu erleben – immer und immer wieder. Was als adaptive Kurzzeitreaktion auf Bedrohung gedacht war, wird fehlangepasst und mit der Zeit problematisch. Unser Hauptnavigationssystem – unsere inneren Köperempfindungen – werden kompromittiert, und unsere Fähigkeit, den Augenblick richtig einzuschätzen, verschwindet. Unser Vermögen, zu ermitteln, was sicher und was gefährlich ist, geht verloren, was dazu führen kann, dass wir anfangen, unseren eigenen Erfahrungen zu misstrauen.

EXTEROZEPTIVE UND INTEROZEPTIVE EMPFINDUNGEN

Es gibt zwei Arten von Empfindungen, die für das Verständnis von Trauma besonders bedeutsam sind: *exterozeptive* und *interozeptive* Empfindungen.[144] Exterozeptive Empfindungen sind jene, die uns dabei helfen, uns mit den Dingen, die außerhalb unseres Körpers geschehen, zu verbinden. Sogenannte Exterozeptoren sind Nerven, die mit den fünf Sinnen, also Berührung, Geschmack, Geruch, Sicht und Gehör verbunden sind. Wir nutzen exterozeptive Empfindungen, um Informationen zum Beispiel über die Temperatur des Badewassers zu erhalten, wenn wir die Hand ins Wasser tauchen. Interozeptive Empfindungen hingegen helfen unserer Wahrnehmung mit Informationen über Dinge, die innerhalb unseres Körpers geschehen. Interozeptoren sind die Nerven, die die

Verbindung zu dem herstellen, was in uns geschieht und uns somit dabei helfen, uns ein verkörpertes Gefühl unseres Selbst zu geben. Insbesondere unsere Eingeweide bieten uns eine gewaltige Menge an interozeptiven Informationen, die unseren gesamten Organismus beeinflussen. Das neuronale Netzwerk unserer Gedärme beherbergt beispielsweise über 500 Millionen Neuronen, was Begriffe wie „Bauchgefühl" oder „Bauchinstinkt" erklärt.[145]

Idealerweise sind wir in der Lage, exterozeptive und interozeptive Empfindungen zu integrieren. Unsere innere Erfahrung gleicht sich mit unserer externen Erfahrung ab, was uns ermöglicht, effektive Entscheidungen bezüglich unseres Verhaltens zu fällen. Wir bemerken einen wunderschönen Sonnenuntergang und spüren, wie sich unsere Brust erwärmt und weitet, und wegen dieses Gefühls entscheiden wir uns, uns eine Extraminute zu nehmen und anzuhalten, um uns den Sonnenuntergang anzusehen. Oder vielleicht haben wir ein flaues Gefühl im Magen, als ein Freund den Raum betritt, was uns dazu veranlasst, ihn zu fragen, ob alles in Ordnung ist. Wir sind von exterozeptiven und interozeptiven Empfindungen abhängig, um uns durch die Welt zu manövrieren.

Bei einem Trauma kann die Integration zwischen Intero- und Exterozeptoren allerdings gestört sein. Sogar Jahre nach einem traumatischen Ereignis signalisieren Interozeptoren weiterhin, dass Gefahr bevorsteht, selbst wenn die Exterozeptoren keine Gefahrenquelle wahrnehmen. Ginas Fall ist dafür ein gutes Beispiel. Obwohl die Information ihrer Exterozeptoren den Schluss zuließ, dass ihre Umgebung ungefährlich war (es gab zum Beispiel keine visuellen oder akustischen Indikatoren einer Gefahr), sagten ihr ihre Interozeptoren, dass etwas nicht stimmte (zum Beispiel, dass sich ihr der Magen umdrehte). Es war eine gnadenlose Dynamik, die verständlicherweise Verwirrung, Frustration und Not verursachte.

Menschen, die posttraumatischen Stress erleben, neigen dazu, ihren interozeptiven Empfindungen eine überproportionale Aufmerksamkeit zu schenken. Sie werden dazu genötigt, sich diesen alarmierenden Signalen, die in ihren Körpern vonstattengehen, zu widmen. Jedoch entstehen Probleme, wenn ausschließlich innere Empfindungen genutzt werden, um die eigene Umwelt zu bewerten. Wie Rothschild schreibt: „[Traumaüberlebende] sind von dem verstörenden interozeptiven Input ihrer inneren Realität oftmals so überwältigt, dass sie diesen als externe Realität missverstehen. Daraus resultiert, dass vorschnelle Schlüsse gezogen oder Bewertungen getätigt werden, die auf interozeptiven Erfahrungen basieren, anstelle einer Auswertung der eigentlichen Umstände durch Exterozeptoren." (2017, S. 57)

Stellen Sie sich also die Unwägbarkeiten vor, die Achtsamkeitsmeditation vor dem Hintergrund dieser Informationen mit sich bringt. Indem sie Traumaüberlebende ermutigt, ihre Augen zu schließen und den Fokus nach innen zu richten, fordert die Achtsamkeitspraxis Traumaüberlebende dazu auf, ihren interozeptiven Empfindungen ein übermäßiges Maß an Aufmerksamkeit entgegenzubringen. Das muss nicht unbedingt ein Problem sein, aber es kann zu einem werden, wenn die eigene innere Welt einem kontinuierlich Gefahr signalisiert. Gina stieß auf dieses Problem, als sie zu meditieren begann. Sie schloss ihre Augen und fand innere Hinweise vor, die Gefahr vermittelten (zum Beispiel ein verkrampfter Magen), aber ihre externe Umwelt deckte sich nicht mit dem, was sie im Inneren erlebte.

Bei meiner Arbeit mit Gina war der Schlüssel, um diese Dynamik aufzulösen, ihr dabei zu helfen, duales Gewahrsein zu entwickeln – das Konzept, das ich in Kapitel 2 behandelt habe. Duales Gewahrsein bedeutet, dass wir mehrere Perspektiven zur gleichen Zeit aufrechterhalten können. Es versetzt uns zum Beispiel auch in die Lage, die Balance zwischen interner und externer Realität zu halten.[146] Sobald ich bemerkte, dass Gina sich ausschließlich auf Interozeptoren konzentrierte, griff ich ein, indem ich ihre Aufmerksamkeit neu fokussierte und ihr half, Informationen aus ihrer Umwelt aufzunehmen (Exterozeptoren). Einmal sah sie mich dabei überrascht an. „Das ist genau das, was ich in der Meditation nicht getan habe", sagte sie. „Ich habe mich einfach weiter auf die innere Gefahr konzentriert und mich letztendlich einfach ausgeklinkt."

In den Anfangsstadien der Traumaheilung brauchen Traumaüberlebende häufig direktes Coaching und Anleitung, wie sie mit interozeptiven und exterozeptiven Empfindungen arbeiten können. Zu versuchen, sich allein durch die Untiefen der inneren und äußeren Wahrnehmung hindurchzunavigieren, ist eine außerordentlich schwierige Aufgabe. Im nächsten Kapitel werde ich über die Vorteile – wenn nicht die Notwendigkeit – sprechen, im Kontext von Achtsamkeit mit ausgebildeten Traumaspezialisten zusammenzuarbeiten. Traumaüberlebende brauchen zumindest traumasensitive Techniken und Modifikationen für ihre Achtsamkeitsübungen, um sicherzustellen, dass sie diese sicher praktizieren können. Ohne diese Techniken kann einfache Achtsamkeitspraxis dazu führen, dass eine ohnehin schon herausfordernde Erfahrung verstärkt wird und es zu Verwirrung, Enttäuschung, Frustration und Dysregulation kommt.

DISSOZIATION

Eine übliche Strategie, mit Dysregulation umzugehen, ist, zu dissoziieren – sich also von der eigenen physischen und emotionalen Erfahrung abzuspalten. Wenn uns unsere Sinne kontinuierlich bedrohliche Informationen schicken, ist das Sich-Abkoppeln von unserem Körper ein Weg, den Stress zu minimieren. Es ist eine kluge Überlebensstrategie, die wir als traumasensitive Praktiker zu erkennen, zu würdigen und anzugehen lernen sollten.

Wie beim Trauma gibt es auch bei der Dissoziation zahlreiche Abstufungen.[147] Sie reichen von einer leichten Loslösung von unserer Umgebung bis hin zu dem Gefühl, von unserem Leben komplett abgetrennt zu sein. Beispielsweise haben wir alle Tagträume, die wir als „normalen“ dissoziativen Zustand bezeichnen können. Vielleicht ist es Ihnen auch schon passiert, dass Sie mit dem Auto irgendwohin gefahren sind und dann bemerkt haben, dass Sie den ganzen Weg über weggetreten waren. Die meisten von uns werden gelegentlich eine dissoziative Erfahrung machen, die zwar wahrnehmbar, aber nicht unbedingt von klinischer Signifikanz ist. Dennoch kann Dissoziation auch in stärkeren Formen auftreten und extreme seelische Empfindungslosigkeit[148], einen Verlust von Erinnerungen und das Gefühl beinhalten, dass das Selbst oder die

Welt unwirklich ist. Oft treten diese Erfahrungen unerwartet auf und erscheinen dementsprechend unerklärlich und sehr verstörend.

Dissoziation korreliert häufig mit traumatischen Erfahrungen.[149] Traumaüberlebende sprechen manchmal von einem Gefühl, als würden sie ihren Körper verlassen oder sich selbst in einer aktuellen Situation beobachten, ohne Kontrolle über die Situation zu haben – etwas, das man *Depersonalisation* nennt.[150] Besonders häufig tritt dies auf, wenn die Betroffenen schon als Kind misshandelt wurden. Man hat herausgefunden, dass der Grad der Dissoziation mit der Schwere der Misshandlung korreliert.[151] Inmitten eines traumatischen Erlebnisses kann Dissoziation dabei helfen, mit unerträglichen Empfindungen zurechtzukommen. In der Folge kann sie uns helfen, traumatische Empfindungen abzumildern. Dissoziation hilft uns dabei, seelisch aus einer Situation zu entkommen, aus der wir uns körperlich nicht befreien können.

In ihrem Buch *Traumabedingte Dissoziation bewältigen* definieren Suzette Boon, Kathy Steele und Onno van der Hart (2013) Dissoziation, indem sie sich auf das Gegenteil konzentrieren: Integration. Erinnern Sie sich an Kapitel 1, in dem wir besprochen haben, dass Integration essentiell für das Verständnis von Trauma ist: Wenn wir integriert sind, können wir Verbindungen zwischen Gedanken, Emotionen und historischen Erfahrungen herstellen, um ein verlässliches Gefühl dafür zu bekommen, wer wir sind. Dafür stimmen sich verschiedene Systeme in unserem Körper gut aufeinander ab. Dissoziation hingegen ist ein Scheitern von Integration. Wir spalten uns von bestimmten Aspekten unserer Erfahrung – Gefühlen und Gedanken – ab, was letztendlich unser Gefühl für unser Selbst beeinträchtigt. An sich ist das für viele Traumaüberlebende eine intelligente Schutzmaßnahme, denn es hilft ihnen so gut es geht bei der Selbstregulation. Das Problematische an dieser Strategie ist jedoch, dass Dissoziation viele Traumaüberlebende auf lange Sicht steckenbleiben lässt und sie dazu veranlasst, ihren Schmerz abzukapseln. Dies schränkt ihre Fähigkeit ein, das Trauma zu integrieren.

Auch Gina steckte auf diese beunruhigende Weise fest. Zu dissoziieren half ihr, das auszuhalten, was sie in sich spürte, aber es hemmte sie auch. Sie wollte nicht dissoziieren, wusste aber noch nicht, wie sie in ihrem aktuellen Erleben bleiben konnte. Das war auch der Grund, weshalb Achtsamkeitsmeditation so verwirrend für sie war. Manchmal fühlte es sich an, als würden ihr die Übungen dabei helfen, präsenter zu sein, und ihr erlauben, Empfindungen wie ihren Atem zu beobachten. Und dann wiederum, wie auf dem Tagesretreat, dissoziierte sie und fühlte sich für den Rest des Tages abgespalten. Noch verwirrender war, dass ihr Lehrer sie dafür gelobt hatte, dass sie so lange in Meditation stillsitzen konnte. „Mache ich Fortschritte?", fragte sie mich, „oder war ich bloß weggetreten?"

Bei unserer gemeinsamen Arbeit ermutigte ich Gina, achtsam gegenüber den verschiedenen Erscheinungsformen ihrer Dissoziation zu werden – beispielsweise dafür, wie sich „nach oben" anfühlte. Sobald Gina herausfand, wie sie dissoziierte, würde es einfacher für sie werden, wieder in ihr aktuelles Erleben zurückzukommen. Wir suchten auch nach Triggern, die Ginas Dissoziation auslösten, wie zum Beispiel dem Gefühl der Angst in ihrem Magen. Geduldig begann sie, die Momente, in denen sie dissoziierte, wahrzunehmen und mitfühlend mit sich selbst zu sein, wenn sie es tat. „Es macht Sinn, dass du weggehen möchtest", sagte sie dann leise zu sich selbst und legte eine Hand auf ihr Herz. „Was geschehen ist, war schrecklich, aber es ist jetzt sicher, hier zu sein."

Es ist zwingend notwendig, dass traumasensitive Praktiker Dissoziation respektieren. Es liegt uns fern, eine Überlebensstrategie – besonders eine, die darauf abzielt, mit schwerem Leid zurechtzukommen– einfach außer Kraft setzen zu wollen. Statt jemanden zu beschämen, weil er oder sie während der Meditation nicht präsent sein konnte – oder diesen Menschen womöglich in die Achtsamkeit zurückzuzwingen –, können wir eine gewisse Neugierde dafür entwickeln, inwiefern die Dissoziation die Meditationspraxis dieses Menschen beeinflusst, und ein Gespräch darüber beginnen, wie wir ihn am besten unterstützen können.

Wie können wir also am besten mit Dissoziation im Kontext von Achtsamkeit arbeiten? Welche Strategien unterstützen Traumaüberlebende, die mit potenziell dysregulierenden interozeptiven und exterozeptiven

Empfindungen konfrontiert sind? Auf den folgenden Seiten werde ich Ihnen zehn Modifikationen vorstellen, die Traumaüberlebenden dabei helfen sollen, in ihrer Achtsamkeitspraxis mit dem Körper zu arbeiten.

DEN KÖRPER IM AUGE BEHALTEN: TRAUMASENSITIVE MODIFIKATIONEN

1 Wahlfreiheit lassen

Niemand entscheidet sich dafür, ein Trauma zu erleben. Ob es eine Naturkatastrophe ist, ein verheerender Unfall oder ein Akt zwischenmenschlicher Gewalt – traumatische Erlebnisse führen bei vielen Menschen dazu, dass sie sich verletzt und ohne jede Kontrolle fühlen. Daher ist es extrem wichtig, dass Traumaüberlebende in ihrer Achtsamkeitspraxis ein Gefühl der Wahlfreiheit und Autonomie spüren. Wir möchten, dass sie in jedem Moment ihrer Praxis wissen, dass sie die Kontrolle haben. Nichts wird von ihnen erzwungen. Sie können in einer Geschwindigkeit, die für sie funktioniert, voranschreiten, und sie können sich zu jedem Zeitpunkt dafür entscheiden, an einer Übung nicht teilzunehmen. Indem wir die Bedeutung der Selbstempfänglichkeit betonen, helfen wir Traumaüberlebenden dabei, die Kontrolle zurückzuerlangen.

Der Körper ist in diesem Prozess von zentraler Bedeutung. Traumaüberlebende müssen wissen, dass von ihnen nicht verlangt wird, dass sie Signale ihres Körpers übergehen, sondern vielmehr, dass sie auf diese Signale achten, weil sie ihnen Hinweise darauf geben können, wie sie in ihrem Toleranzfenster bleiben können. Wir sollten in diesem Zusammenhang darauf achten, wie wir mit unseren Kursteilnehmern und Klienten reden. Statt Anleitungen in Form von Imperativen auszusprechen, können wir sie einladen, etwas zu tun, das ihre Handlungsfähigkeit erhöht. Hier einige Beispiele:

- „Während der nächsten paar Atemzüge, wann immer du soweit bist, lade ich dich dazu ein, deine Augen zu schließen oder sie offen, aber nach unten gerichtet zu halten.“ (statt „Schließe deine Augen“)

- „Du scheinst am Ende der letzten Meditation hyperventiliert zu haben. Möchtest du einen Moment lang mit mir darüber reden? (statt „Du sahst verängstigt aus. Ich muss mit Dir reden.")

In allen unseren Interaktionen können wir unsere Anleitungen so formulieren, dass sie keine Befehle sind, sondern Einladungen.

Eine weitere Möglichkeit, Wahlfreiheit zu betonen, besteht darin, innerhalb von Achtsamkeitsübungen verschiedene Optionen anzubieten. Wir können Teilnehmern die Wahl geben, die Augen offen oder geschlossen zu halten oder die Körperhaltung einzunehmen, die für sie am besten funktioniert (zum Beispiel stehend, sitzend oder liegend). Wann immer wir Menschen verschiedene Optionen für ihre Praxis anbieten, können wir daran arbeiten, jegliche von ihnen getroffene Entscheidung für sie zu normalisieren – eine Option ist der anderen nicht überlegen.[152] Wir können Menschen dazu ermutigen, für die Dauer einer Meditationsübung zu bleiben, aber sie sollten auch wissen, dass sie jederzeit den Raum verlassen können – besonders, wenn sie merken, dass sic ihr Toleranzfenster überschreiten.

Bei meiner Arbeit mit Gina war es besonders wichtig, ihr Wahlfreiheit zu geben. Jedes Mal, wenn wir eine Achtsamkeitsübung durchführten, überließ ich es ihr, unter einer Reihe von Möglichkeiten auszuwählen: sie konnte beispielsweise die Augen während der Übung offen oder geschlossen halten oder neben ihrem Atem mit einem anderen Aufmerksamkeitsanker arbeiten. Das Problem mit Gina war allerdings, dass sie glaubte, dass es einen „richtigen Weg" gab, um Achtsamkeit zu praktizieren. Sie fühlte sich als Versagerin, wenn sie nicht im Schneidersitz und mit geschlossenen Augen dasaß und sich auf ihren Atem konzentrierte. Sie wollte so verzweifelt Fortschritte machen, dass sie oft hart mit sich selbst war und sich auf eine Weise unter Druck setzte, die ihr nicht guttat. Mit der Zeit begann Gina jedoch, zu erkennen, dass selbstempfänglich zu sein – und ihr Toleranzfenster zu respektieren – ein Weg war, um ihren Körper zu würdigen und trotzdem mit Achtsamkeit arbeiten zu können.

Wenn man Wahlfreiheit und Autonomie betont, geht es nicht darum, Traumaüberlebende zu verhätscheln. Wie ich bereits erwähnt habe, bleibt noch immer Raum für Struktur und Strenge in trauma-kundiger Praxis. Aber obwohl wir Menschen dazu ermutigen möchten, sich an die Strukturen zu halten, die ihre Transformation unterstützen, möchten wir ihnen niemals Strukturen aufzwingen. Wir sollten Traumaüberlebenden das Vertrauen entgegenbringen, dass sie zu jedem Zeitpunkt am besten wissen, was gut für sie ist. Wir sollten bei unseren Anleitungen eine Haltung der Entdeckerfreude und des Respekts vermitteln.

2 Bewegung in die Übungen einbeziehen

Traumaüberlebende dazu aufzufordern, sich ihrem Körper zu widmen, ist keine Kleinigkeit. Es lädt sie immerhin zum direkten Kontakt mit ihren möglicherweise aufwühlenden Gefühlen ein, die sie an traumatische Vorfälle erinnern. Doch wir möchten Traumaüberlebende dabei unterstützen, ihre Fähigkeit auszubauen, diese Empfindungen zu beobachten und auszuhalten. Wir möchten sie mit einem Handwerkszeug ausstatten, das ihnen dabei hilft, während der Achtsamkeitsübungen in ihrem Körper zu bleiben. Ein Weg, wie man das erreichen kann, besteht darin, körperliche Bewegung in die Achtsamkeitspraxis einzubeziehen. Für manche Traumaüberlebende wird es viel leichter, mit ihren Empfindungen präsent zu bleiben, wenn sie sich bewegen – entweder in Gehmeditation oder beim Dehnen. In den meisten achtsamkeitsbasierten Programmen spielt Gehmeditation eine wichtige Rolle: Die Teilnehmer wechseln zwischen Phasen der Stille-Meditation und strukturierter Gehmeditation. An dieser Stelle möchte ich mich für noch mehr optionale Bewegung in der Achtsamkeitsmeditation stark machen – sofern dies die individuelle Fähigkeit des Traumaüberlebenden, Achtsamkeit zu kultivieren, unterstützt. Manchmal können ein paar Minuten vorbereitender Bewegung, bevor man sich zum Meditieren hinsetzt, eine wirkungsvolle Einstimmung sein, um sich mit dem Körper zu verbinden. Oder ein achtsamer Spaziergang kann mehr Wirkung entfalten als eine

Sitzmeditation. Bewusst sowohl interozeptive als auch exterozeptive Empfindungen wahrzunehmen, während man sich durch den Raum bewegt, kann sehr regulierend sein.

Sich während der Achtsamkeitsübungen bewegen zu können, wurde sehr wichtig für Gina. Wenn sie bemerkte, dass sie dissoziierte, während sie zu Hause Achtsamkeit praktizierte, drückte sie sanft ihre Hände gegen ihre Beine, um sich daran zu erinnern, ihren Unterkörper zu spüren. Ein anderes Mal massierte sie ihre Füße während der Meditation, um sich zu erden und mit dem Augenblick präsent zu sein. Manchmal musste Gina sich selbst die Erlaubnis geben, nach draußen zu gehen, statt zu praktizieren. Sie konzentrierte sich achtsam auf das Gefühl ihrer Füße auf dem Boden oder wechselte ihre Aufmerksamkeit zwischen Interozeptoren (dem Gefühl, wie sich ihre Lungen weiteten und zusammenzogen) und Exterozeptoren (dem Gesang der Vögel in den Bäumen). Manchmal hing sie einfach ihren Gedanken nach in dem Wissen, dass sie nicht immer achtsam sein konnte. Es ging darum, herauszufinden, was sie an diesem Tag, in diesem Moment brauchte – eine wichtige Fähigkeit für Traumaüberlebende. Die Beziehung zwischen Trauma und Bewegung wurde eingehend am Trauma-Zentrum des Justice Resource Institute in Massachusetts studiert. Die dortigen Wissenschaftler haben die besondere Beziehung von Yoga-Positionen zu einem biologischen Marker namens Herzfrequenzvariabilität untersucht. Mittels der Herzfrequenzvariabilität lässt sich messen, ob das eigene Arousal in einem guten Bereich ist. Die Forschung hat gezeigt, dass ein modifiziertes, traumasensitives Yogaprogramm tatsächlich Arousal regulieren und positive Auswirkungen auf PTBS-Symptome haben kann.[153] David Emersons und Elizabeth Hoppers (2012) Buch *Trauma-Yoga: Heilung durch sorgsame Körperarbeit* beschreibt dieses Programm im Detail und bietet hilfreiche Einblicke in trauma-kundige Praxis mithilfe von Bewegung.

3 Auf Anzeichen von Dissoziation achten

Für traumasensitive Praktiker ist es wichtig, die Augen nach Anzeichen von Dissoziation bei Kursteilnehmern und Klienten offenzuhalten. Dies dient nicht dazu, eine formale Diagnose zu stellen, sondern dazu, zu erkennen, ob er oder sie bei der Achtsamkeitspraxis möglicherweise zu kämpfen hat. Wenn wir bemerken, dass jemand dissoziiert, können wir ihn behutsam zu einem Gespräch einladen und mit ihm die besten Vorgehensweisen diskutieren – wie zum Beispiel eine stärker beaufsichtigte Praxis oder vielleicht die Zusammenarbeit mit einem Traumaexperten. Wir leiten damit einen Prozess der Zusammenarbeit ein, bei dem sich zeigen wird, was dem betreffenden Menschen am dienlichsten ist.

Unten finden Sie einige mögliche Anzeichen von Dissoziation. In Anbetracht dessen, dass es schwierig sein kann, durch bloßes Beobachten zu ermitteln, ob jemand während der Meditation dissoziiert, habe ich in die Liste diejenigen Anzeichen aufgenommen, die sich primär im Gespräch zeigen werden:

- Sich benebelt und vom Körper abgetrennt fühlen
- Mechanisch wirkende Bewegungen und extrem flache Gemütsregungen
- Die Person berichtet von sich, „ganz weit weg“ zu sein.
- Die Person kann unsere Stimme nicht hören und/oder bittet andere permanent, Fragen zu wiederholen.
- Die Person starrt ins Leere, ohne zu blinzeln, und reagiert nicht auf Fragen.
- Die Person verliert das Zeitgefühl und kann sich nicht erinnern, was zuletzt geschehen ist.
- Das Bewusstsein scheint zu fluktuieren – Sie bemerken, dass die Person „nicht da ist“ oder in innere Ablenkungen vertieft zu sein scheint.

- Die Person kann im Gespräch Geschichten oder Erfahrungen nicht zusammenhängend berichten (sie springt zum Beispiel von Thema zu Thema)
- Sie bemerken während des Gesprächs mit einem Teilnehmer oder Klienten, dass Sie selbst das Gefühl haben, zu schweben, benebelt zu sein oder „abzutreiben". Das kann ein Anzeichen dafür sein, dass die Person, mit der Sie sprechen, dissoziiert.

Es kann eine Herausforderung sein, Dissoziation von intensiven Phasen tiefer Konzentration zu unterscheiden. Verschiedene kontemplative Traditionen haben unterschiedliche Erklärungen und Bewertungen für außerkörperliche Erfahrungen. Wenn Gina beispielsweise weiter bei ihrem Lehrer geblieben wäre, hätte er sie vielleicht jahrelang dazu ermutigt, in gleicher Weise weiterzumachen. Dies kann zu *spiritueller Umgehung* führen – ein Begriff, der durch den Lehrer und Psychotherapeuten John Welwood geprägt wurde, um zu erklären, wie die spirituelle oder kontemplative Praxis als Weg genutzt wird, um schwierige Emotionen und Entwicklungsaufgaben zu vermeiden.[154] Auf diese Weise angewandt, wird die Praxis zu einem Ort, an dem Menschen ihr Wachstum hemmen. Festzustellen, ob jemand dissoziiert, kann sich als knifflig erweisen, weil Dissoziation viele Abstufungen hat. Letztendlich, glaube ich, führt uns das dahin zurück, die einzelnen Personen selbst entscheiden zu lassen, was für sie am besten ist. Wenn Zweifel bestehen, können wir Kontakt mit einem Traumaspezialisten aufnehmen, um Unterstützung und Beratung zu erhalten (siehe Kapitel 8).

4 Exterozeptive Empfindungen nutzen, um zu erden

Wenn ein Kursteilnehmer oder Klient dissoziiert, kann eine sehr hilfreiche erdende Maßnahme darin bestehen, ihn sich auf exterozeptive Empfindungen fokussieren zu lassen. Die fünf Sinne – Berührung, Geschmack, Geruch, Hören und Sehen – können einem Traumaüberlebenden dabei helfen, in den Augenblick zurückzukehren und somit sein Toleranzfenster unterstützen. Hier sind einige Beispiele:

- **Berührung:** Sie können einen Traumaüberlebenden dazu ermutigen, ein Objekt zu finden, dessen Berührung sich für ihn erdend und stabilisierend anfühlt. Das kann eine weiche Decke oder ein anderes Objekt sein. Ebenso kann es auch das einfache Platzieren der Hand auf dem Boden sein. Sie können Traumaüberlebende dazu anregen, Kontakt mit ihrem eigenen Körper herzustellen (zum Beispiel durch das Gefühl zusammengepresster Hände; die eigene Zunge, die sich an den Gaumen presst oder indem sie sich behutsam über den Brustkorb streichen).
- **Schmecken:** Ein Traumaüberlebender, der eine Tendenz zur Dissoziation hat, kann etwas kleines Essbares mit angenehmem, intensivem Geschmack bei sich tragen.[155] Das kann etwas Süßes oder eine Lutschtablette sein, die den eigenen Fokus halten hilft und ihn im Hier und Jetzt erden kann. Als traumasensitive Praktiker können Sie solche Dinge auch zur Hand haben und sie, wenn angemessen, anbieten.
- **Riechen:** Ähnlich wie beim Geschmack können sich Traumaüberlebende mit Dingen ausstatten, die sie dazu nutzen können, sich in der Gegenwart zu verankern, wie ein Fläschchen ätherisches Öl oder eine Handcreme. Wenn sich jemand abwesend fühlt, kann dies helfen, ihn oder sie in den Augenblick zurückzuholen. Diese Dinge stehen allerdings im Konflikt mit einer der nachstehend aufgeführten Modifikationen, einen geruchsneutralen Raum herzustellen. Daher ist es zu empfehlen, dass die Personen diese Dinge außerhalb des Gruppenraumes anwenden.
- **Hören:** Traumaüberlebende können die Geräusche um sie herum nutzen, um sich im Augenblick zu erden, wenn sie bemerken, dass sie dissoziieren. Was auch immer das Geräusch ist, es kann als Anker genutzt werden, um ins Hier und Jetzt zurückzukehren.

- **Sehen:** Wie bei Modifikation 4 in Kapitel 6 können wir Traumaüberlebende dazu ermutigen, Objekte in ihrer unmittelbaren Umgebung zu bemerken und zu benennen, um ihre Aufmerksamkeit im Augenblick zu binden und Integration zu unterstützen. Das kann ein bestimmtes Möbelstück sein, eine Farbe oder ein Objekt, dessen Anblick man unterstützend findet. Dieses Objekt innerlich zu benennen (zum Beispiel „Couch; die Farbe: blau") kann ebenfalls hilfreich sein, um in den Augenblick zurückzukommen.

In *Traumabedingte Dissoziation bewältigen: ein Skills-Training für Klienten und ihre Therapeuten* empfehlen die Autoren eine kombinierte Sequenz der oben genannten Sinneswahrnehmungen. Ein Individuum kann drei verschiedene Objekte für jeden Sinneskanal registrieren (zum Beispiel drei Objekte, die im Raum sichtbar sind) und dann bei jedem dieser Objekte verweilen. Indem man diese Sequenzen mit Exterozeptoren durchgeht und dafür zum Beispiel Berührung und Geruch nutzt, kann eine Person sich auf die Tatsache konzentrieren, dass sie diese Objekte in diesem Augenblick in dem Raum wahrnimmt, in dem sie sich befindet.

5 Vorsicht mit Bodyscans

Ein Bodyscan ist eine Technik, die in Programmen wie MBSR genutzt wird, um das Gewahrsein für den Körper zu erhöhen, Spannung abzubauen und den Geist zu beruhigen. Bodyscan-Übungen beinhalten typischerweise, dass man mit gestreckten Beinen und mit ausgestreckten Armen, die Handflächen nach oben, auf dem Rücken liegt. Ein gründlicher Bodyscan kann zwischen 30 und 45 Minuten dauern und für die Teilnehmer sehr hilfreich sein. Beispielsweise hat Trish Magyari in ihrer Forschung mit Traumaüberlebenden herausgefunden, dass Bodyscans für manche Traumaüberlebende in ihrer Traumaheilung am hilfreichsten waren.[156] Aber wie ich im letzten Kapitel gezeigt habe, kann das intensive, andauernde Ausrichten der Aufmerksamkeit auf physische Empfindungen auch dysregulierend auf Traumaüberlebende wirken. Einen Traumaüberlebenden dazu aufzufordern, sich hinzulegen und für längere Zeiträume sehr genau auf bestimmte Regionen seines Körpers zu achten, kann für ihn beängstigend sein. Eine aversive Reaktion auf einen Bodyscan zu haben – eine Praxis, von der oft angenommen wird, dass sie nur Entspannung und Ruhe bringen kann –, kann auch Scham hervorrufen und Traumaüberlebenden ein Gefühl der Entfremdung geben, weil sie nicht in der Lage sind, an dieser einfachen Übung teilzunehmen. Ein Bodyscan muss daher in trauma-kundiger Praxis mit besonderer Vorsicht genutzt und in Verbindung mit bestimmten Modifikationen angeboten werden.

Gemäß Modifikation 1 dieses Kapitels müssen Traumaüberlebende das Gefühl der Wahlfreiheit haben, wenn sie an einem Bodyscan teilnehmen. Sie müssen fähig sein, die Übung auf eine Weise durchzuführen, die für sie funktioniert, und sie müssen durchweg das Gefühl haben, dass die Kontrolle bei ihnen liegt. Modifikationen können beinhalten, dass sie die Körperhaltung wechseln können (zum Beispiel sich hinsetzen), dass sie die Augen offenhalten oder sich auf die Seite legen können. Traumaüberlebende, die sich entscheiden, an der Übung nicht teilzunehmen oder eine Pause zu machen, können dazu ermutigt werden, jederzeit wieder hinzuzukommen.

Ein weiterer Weg, Handlungsfähigkeit bei Kursteilnehmern und Klienten zu fördern, besteht darin, vorbereitende Empfehlungen für Bodyscans auszusprechen.[157] Wenn wir Menschen wissen lassen, was sie in den Übungen erwartet – und wenn wir Traumaüberlebende mit Modifikationen ausrüsten, die sie während ihrer Übungen zur Unterstützung ihres Toleranzfensters nutzen können –, sind sie besser ausgestattet, um eine erfolgreiche Erfahrung machen zu können. Wir können den Teilnehmern im Vorfeld sagen, dass sie zum Beispiel ihre Augen öffnen oder ihre Körperhaltung verändern können. Vorhersehbarkeit baut Sicherheit und Vertrauen auf. Wenn während eines Bodyscans Taubheitsgefühle auftreten, können wir diese normalisieren oder jemanden in seiner Entscheidung bekräftigen, mit seiner Aufmerksamkeit nicht zu lange auf einer Körperregion zu verharren. Bei meiner Arbeit mit Traumaüberlebenden habe ich oft die Erfahrung gemacht, dass Menschen davon ausgingen, dass sie verschiedene Teile ihres Körpers spüren *müssten* und dass etwas mit ihnen nicht stimmt, wenn sie es nicht können. Aber das ist unzutreffend. Viele Traumaüberlebende können diverse Körperteile nicht spüren, wenn man sie das erste Mal fragt, und wir sollten klarstellen, dass diese Erfahrung normal ist. Mehr noch: zu bemerken, dass man etwas nicht spürt, kann sogar als großer Fortschritt betrachtet werden.

Zu guter Letzt kann auch eine Art Nachbesprechung mit einem Teilnehmer oder einer Gruppe im Anschluss an einen Bodyscan dabei helfen, Traumaüberlebende zu unterstützen. Menschen nach ihrer Erfahrung zu fragen, kann für Sie, den Praktiker, wertvolle Informationen zutage fördern. Wenn Sie zum Beispiel erfahren, dass jemand während der Gruppenübung mit sich zu kämpfen hatte und sich dissoziiert fühlte, können Sie im Anschluss auf ihn zugehen und ihm Unterstützung anbieten. Mit Menschen zu interagieren aktiviert auch das „Social Engagement System“, das emotionale Regulation fördert und das Toleranzfenster unterstützt. Menschen dazu aufzufordern, mitzuteilen, welche Erfahrungen sie mit der Übung gemacht haben, kann zu neuem Lernen einladen und schwierige oder abnormale Erfahrungen, die eventuell während der Übung auftraten, normalisieren.

6 Körperhaltungen flexibel handhaben

Jede Körperhaltung, in der man Meditation praktiziert, hat im Allgemeinen zum Ziel, die Balance zwischen wachsam und entspannt sein zu ermöglichen. Traditionelle Positionen beinhalten das Sitzen, Stehen und Sich-Hinlegen. Bei traumasensitiver Achtsamkeit möchten wir in unseren Körperhaltungen flexibler sein und Menschen dazu ermutigen, auf eine Weise zu praktizieren, die ihr Toleranzfenster unterstützt. Wenn wir Achtsamkeitsanleitungen anbieten, ist es nützlich, diese verschiedenen Optionen zur Praxis vorzustellen und die Teilnehmer daran zu erinnern, dass es okay ist, während man praktiziert, zwischen verschiedenen Körperhaltungen zu wechseln. In Gruppenräumen sollten wir sicherstellen, dass eine ausreichende Anzahl an Stühlen für die Sitzmeditation verfügbar ist. Liegende Meditationsübungen können die zusätzliche Herausforderung mit sich bringen, dass man während der Meditation einschläft – etwas, das sich ablenkend auswirken kann, wenn zum Beispiel jemand im Meditationsraum anfängt zu schnarchen. Schüler, die an einer Meditationsübung im Liegen teilnehmen, können ihren Arm, mit dem Ellbogen auf dem Boden, in die Luft strecken. Falls der Meditierende einschlafen sollte, fällt der Arm, wovon er oder sie dann in der Regel aufwacht. Dies kann man Teilnehmern vorschlagen, damit sie ihre Wachsamkeit während des Liegens aufrechterhalten können.

7 Körperliche Grenzen respektieren

Die körperlichen Grenzen aller unserer Klienten und Kursteilnehmer zu respektieren, ist fundamentaler Bestandteil einer traumasensitiven Praxis. Über das Gewahrsein der physischen Grenzen anderer hinaus ist es extrem wichtig, dafür zu sorgen, dass sich Traumaüberlebende sicher und respektiert fühlen und davon ausgehen können, in unserer Gegenwart und in der Umgebung, die wir für sie erschaffen, Wahlfreiheit zu behalten. Ob es darum geht, um Erlaubnis zu fragen, bevor wir jemanden berühren, oder sicherzustellen, dass Menschen die Entscheidungsgewalt über ihren persönlichen Raum behalten – es ist unsere Aufgabe, uns fortwährend um ihre physische und emotionale Sicherheit zu kümmern.

Wie ich bereits erwähnt habe, haben Traumaüberlebende oft das Gefühl, ihren Körper und Geist nicht unter Kontrolle zu haben. Häufig drängen sich ihnen quälende Gedanken und Emotionen auf, oder sie müssen mit chronischem dysregulativem Arousal zurechtkommen. Ihr Körper kann für sie ein schwieriges Terrain sein, auf dem Trigger lauern. Bei Überlebenden zwischenmenschlichen Traumas wurden persönliche Grenzen in ganz besonderem Ausmaß verletzt: Sie wurden nicht nach ihrer Zustimmung gefragt, und ihr Gefühl der Wahlfreiheit und Handlungsfähigkeit wurde gebrochen. Aus diesem Grund müssen wir uns kontinuierlich darum sorgen, auf welche Weise sich unsere physische Anwesenheit auf eine andere Person auswirkt. Es ist beispielsweise eine gute Vorgehensweise, nicht hinter einem Traumaüberlebenden zu gehen oder für längere Zeit dort zu verweilen. Dies kann ein Gefühl des „Sich-Heranschleichens" hervorrufen oder alte Trigger aktivieren. Es empfiehlt sich daher, stets im Sichtfeld einer Person zu bleiben, um ihr die Möglichkeit zu geben, das Gefahrenpotenzial einer Situation kontinuierlich zu bewerten.

Das trifft auch auf Körperkontakt zu. Wenn wir einer Person räumlich nahe sind, während wir uns mit ihr unterhalten – wir uns beispielsweise hinknien, während unser Gegenüber auf einem Meditationskissen sitzt –, sollten wir vermeiden, ihr Bein oder die Schulter zu berühren, auch wenn wir mit einer solchen Geste unsere Fürsorge zum Ausdruck bringen möchten. Auch wenn jemand weint und wir den Impuls verspüren, dem Betreffenden unsere Hand auf die Schulter oder den Rücken zu legen, müssen wir vorher immer erst um Erlaubnis bitten. Eine einfache Frage – „Kann ich meine Hand auf deine Schulter legen?" – kommuniziert, dass wir aktiv nach Einverständnis suchen und die körperlichen Grenzen des anderen respektieren. Das trifft besonders dann zu, wenn wir in der Interaktion mehr soziale Macht innehaben. In unserer Funktion als Achtsamkeitslehrende oder Psychotherapeuten sind wir naturgemäß in einer machtvolleren Position als die Person, die wir unterrichten oder mit der wir arbeiten. Dies wird noch verstärkt, wenn unsere soziale Identität privilegierter ist als die unserer Kursteilnehmer oder Klienten (zum Beispiel, wenn wir als Mann mit einer Frau sprechen). Manchmal wird es uns unsere Identität ermöglichen, uns effektiver in die Erfahrungen der mit uns arbeitenden Person hineinzuversetzen. Ein anderes Mal wird ein Macht-Ungleichgewicht bestehen, durch das unsere bloße Anwesenheit sich als Trigger erweisen kann. Das Wichtigste ist, dass wir uns kontinuierlich auf diese Dynamiken einstimmen.

8 Sicherere Orte schaffen

Sicherere physische Orte zu kreieren bedeutet, dass wir uns verschiedenen Aspekten unserer Umgebung zuwenden müssen, um Traumaüberlebende in ihrer Praxis zu unterstützen. Dadurch engagieren wir uns aktiv dafür, eine Umgebung so ungefährlich und sicher wie möglich zu gestalten. Im Folgenden einige Vorschläge, um eine sichere, traumasensitive Umgebung zu gestalten. Die Bedürfnisse werden sich je nach dem spezifischen Bedarf der mit uns arbeitenden Person unterscheiden:

- **Beleuchtung:** Ein traumasensitiver Ort sollte relativ gut beleuchtet sein. Ein gedimmtes oder dunkles Umfeld kann als Trigger wirken, weil es die Suche nach Sicherheit erschwert. Wenn Sie sich aus irgendeinem Grund dafür entscheiden, die Lichtverhältnisse im Raum zu verändern, sprechen Sie es vorher an und bitten Sie die Person und/oder die Gruppe um Erlaubnis.
- **Die Privatsphäre schützen:** Fall Sie in einem Raum arbeiten, der durch Fenster von außen eingesehen werden kann, können diese Fenster abgehängt werden, um die Privatsphäre der Meditierenden zu schützen.
- **Ausgänge:** Stellen Sie sicher, dass die Ausgänge als solche erkennbar und leicht zugänglich sind. Auch wenn dieser Punkt sich mit einfachen Sicherheitsrichtlinien deckt, ist es für Traumaüberlebende wichtig zu wissen, dass sie ungehindert zur Tür gelangen können. Sie brauchen das Gefühl, dass sie durch nichts blockiert werden und jederzeit gehen können.
- **Einen vorhersehbaren Unterrichtsablauf anbieten:** Um ein Gefühl der Handlungsfähigkeit und Selbstkontrolle zu fördern, können jene von Ihnen, die Gruppen unterrichten, vorhersehbare Strukturen anbieten.[158] Angesichts der Tatsache, dass Traumaüberlebende oft mit sehr viel Ungewissheit umgehen müssen (zum Beispiel, wenn sie Flashbacks erleben), kann das vorherige Anbieten eines Zeitplans – und das Einhalten dieser Strukturen – ein wertvoller Weg sein, um Sicherheit und Vertrauen durch Vorhersehbarkeit und Transparenz zu fördern. Diese Strukturen können im Verlauf des Kurses verändert werden, und Sie können auf eventuell aufkommende Bedürfnisse der Gruppe eingehen.

9 Eine geruchsneutrale Umgebung bieten

Alle Menschen, und besonders Menschen, die ein Trauma erlebt haben, benötigen Zugang zu sicheren Orten, die Transformation und Heilung fördern. Darum braucht traumasensitive Praxis einen geruchsneutralen Raum. Sie sollten keine Parfums benutzen oder Kleidung tragen, die mit parfümierten Waschmitteln gewaschen wurde, und Sie sollten Ihre Teilnehmer und Klienten bitten, das Gleiche zu tun. Sicherheit, Zugänglichkeit, Gesundheit und Wohlbefinden werden auf diese Weise in den Vordergrund gestellt.

Eine geruchsneutrale Umgebung ist besonders für Traumaüberlebende wichtig. Unser Geruchssinn ist ein mächtiger Sinn, der schnell traumatische Trigger heraufbeschwören kann: ein bestimmtes Parfum kann möglicherweise schmerzhafte Erinnerungen wecken. Dazu kommt, dass ein geruchsfreier Raum für Menschen zugänglich ist, die an *Multiple Chemical Sensitivity* (Multipler Chemikalien-Überempfindlichkeit) leiden – eine körperliche Erkrankung, die daraus resultiert, dass man Chemikalien im Übermaß ausgesetzt war.[159] Menschen, die von systemischer Unterdrückung betroffen sind – zum Beispiel „People of Color" oder verarmte Menschen –, arbeiten häufiger in Bereichen, in denen sie in starkem Maße Chemikalien ausgesetzt sind. Das kann zu Gesundheitsstörungen führen, die die Betroffenen daran hindern, Orte aufzusuchen, die nicht geruchsneutral sind. Ob jemand traumatische Symptome oder Multiple Chemikalien-Überempfindlichkeit oder gar beides erlebt – wir möchten, dass er oder sie an allen von uns angebotenen Achtsamkeitsübungen teilnehmen kann. Geruchsneutrale Räume sind eine Möglichkeit, um dies zu erreichen.

Das East Bay Meditation Center (EBMC) in Oakland, Kalifornien, ist ein gutes Beispiel dafür, wie eine Gruppe eine geruchsneutrale Praxis umgesetzt hat. Neben dem Meditationstraining und Lehren aus buddhistischen und anderen Weisheitstraditionen wurde das EBMC auf der Mission aufgebaut, „Befreiung, persönliche und zwischenmenschliche Heilung, gesellschaftliches Handeln und inklusive Gemeinschaftsbildung zu fördern" (East Bay Meditation Center, 2017). Das EBMC

bietet umfassende Informationen dazu, wie Teilnehmer sich darauf vorbereiten, geruchsfrei zu sein, sowie eine Liste geruchsneutraler Produkte, die man dazu nutzen kann.*
Leitlinien des EBMC beinhalten:

- das Nutzen unparfümierter Waschmittel in der Woche vor dem Kurs (oder das dauerhafte Übernehmen geruchsneutraler Praktiken),
- das Meiden von Weichspülern mit starker Parfümierung,
- das Nutzen geruchsneutraler Seifen, Shampoos, Lotionen und Haarprodukte,
- die Lektüre der angegebenen Inhaltstoffe aller Produkte, die an Körper oder Kleidung genutzt werden.

Einen geruchsneutralen Raum zu bieten bedeutet auch, keine Räucherstäbchen abzubrennen und in den sanitären Einrichtungen keine parfümierten Seifen anzubieten. Es ist eine Modifikation, der man sich ernsthaft verpflichten und die man einüben muss. Im Gegenzug erhöht sie die Zugänglichkeit Ihres Angebots für Traumaüberlebende, die sich eine sichere, transformative und traumasensitive Praxis wünschen.

10 Geschlechtsneutrale Toiletten anbieten

Geschlechtsneutral gestaltete Toiletten anzubieten ist eine weitere Maßnahme, die Sicherheit und Zugänglichkeit innerhalb traumasensitiver Praxis fördert. Geschlechtsneutrale Toiletten können von Menschen jeden Geschlechts benutzt werden. Das Ziel ist hier nicht, jede verfügbare

* Das EBMC hat sich viel Zeit genommen, um diese Liste zusammenzustellen, und sie ist eine wichtige Ressource für jeden, der daran interessiert ist, sich in Sachen Geruchsfreiheit weiterzubilden. Falls Sie sich dafür entscheiden, diese Liste an Ihre Kursteilnehmer und Klienten weiterzugeben, denken Sie bitte darüber nach, einen finanziellen Beitrag an das EBMC zu leisten (das keine Teilnahmegebühren für seine Programme erhebt). Vgl. eastbaymeditation.org

WC-Anlage in einen geschlechtsneutralen Ort zu verwandeln, sondern sicherzustellen, dass Kursteilnehmer und Klienten zu wenigstens einer geschlechtsneutralen Toilette Zugang haben. Damit ist sichergestellt, dass alle Menschen einen Ort haben, an dem sie sich so sicher wie möglich fühlen, wenn sie die Toilette benutzen müssen.

Warum geschlechtsneutrale Toiletten? Transgender-Menschen und nicht geschlechtskonforme Menschen sind das Ziel von Unterdrückung*, das heißt, sie sehen sich täglich mit Schikane, Einschüchterung und Gewalt konfrontiert.[160] Solche Erfahrungen sind untrennbar mit Trauma verbunden. Zusätzlich zu der direkten Gewalt, der Transgender-Menschen ausgesetzt sind, ist die ständige Frage, warum man die Herren- oder Damentoilette benutzt, eine zusätzliche Verletzung oder Mikroaggression, die zu Überforderung und Dysregulation führen kann. Wie ich an verschiedenen Stellen dieses Buches erwähnt habe – und wie ich in Kapitel 9 vertiefen werde –, erfordert eine traumasensitive Praxis ein fortwährendes Engagement, ein stetiges Bewusstsein dafür, in welcher Form Menschen von unterdrückenden Systemen betroffen sind und wie dies mit Trauma in Beziehung steht. Dieses Wissen sollten wir ständig erweitern. Das gilt besonders dann, wenn wir von Unterdrückung größtenteils verschont geblieben und gegenüber anderen Menschen privilegiert sind. Geschlechtsneutrale Toiletten anzubieten, ist ein Weg, sicherzustellen, dass Menschen sich sicher und anerkannt fühlen und das Gefühl der Wahlfreiheit haben.

* Der Begriff „Transgender" ist „ein Sammelbegriff für Menschen, deren Identität und/oder Geschlechtsausdruck von dem abweicht, was man typischerweise mit dem Geschlecht assoziiert, das ihnen bei der Geburt zugewiesen wurde". (GLAAD, 2017) Der Begriff „nicht geschlechtskonform" wird zur Beschreibung von Menschen genutzt, deren Geschlechtsausdruck sich von traditionellen Ansichten darüber unterscheidet, was maskulin und feminin ist. Es sei angemerkt, dass nicht jeder, der Transgender ist, sich als nicht geschlechtskonform identifiziert und umgekehrt.

Hier einige Vorschläge, wie Sie in Ihren Arbeitsräumen geschlechtsneutrale Toiletten anbieten können:

- Bringen Sie geschlechtsneutrale Schilder an Toiletten an, die ausschließlich von jeweils einer Person genutzt werden können.
- Wenn es in Ihrem Räumen mehr als zwei WC-Anlagen mit Mehrfachtoilettenkabinen gibt, schildern Sie eine dieser Anlagen geschlechtsneutral aus.
- Hängen Sie Schilder auf, die den Weg zu geschlechtsspezifischen und geschlechtsneutralen Toiletten weisen.
- Falls Sie nicht die Möglichkeit haben, geschlechtsneutrale Toiletten anzubieten, leiten Sie Schritte ein, um dem Problem zu begegnen. Das kann zum Beispiel bedeuten, dass Sie ein benachbartes Unternehmen fragen, ob Sie eine WC-Anlage mit ihm teilen oder von ihm mieten könnten. Möglicherweise müssen Sie auch ein Gespräch mit Ihrem Vermieter führen.
- Bilden Sie sich über die Bedeutung von geschlechtsneutralen Toiletten weiter, sofern Sie es nicht bereits getan haben (zum Beispiel unter Heartland Trans Wellness Group, 2017).

KAPITEL 8

Beziehungen als Form der Praxis: Sicherheit und Stabilität bei Traumaüberlebenden fördern

Wichtige Voraussetzung für […] die Überwindung [des Traumas] ist […] die Stärkung der Persönlichkeit und die Schaffung neuer Kontakte. In sozialer Isolation ist keine Genesung möglich.

Judith Herman

Als ich 2005 das erste Mal auf den unbefestigten Parkplatz des Birken Forest Buddhist Monastery einbog, war ich erstaunt, dass es überhaupt existierte. Das im Hinterland von British Columbia gelegene Kloster hat keinen Stromanschluss, und man fühlt sich dort, als wäre man am Ende der Welt. Die Klostergemeinschaft lebt auf der Grundlage der Thailändischen Waldtradition des Theravada-Buddhismus und öffnet ihre Türen für religiöse Laien wie mich, die sich dafür interessieren, an der Seite der Mönche und Nonnen zu meditieren. Ich hatte mich für einen zweiwöchigen Aufenthalt angemeldet in der Hoffnung, meine Praxis vertiefen zu können und erleben zu dürfen, wie das Leben in einem Kloster abläuft.

Mein Idealismus wurde einer ersten Prüfung unterworfen, als ich aus dem Auto stieg und von einem Schwarm schwarzer Fliegen empfangen wurde.

Gemäß der klösterlichen Tradition leben die Mönche und Nonnen im Birken Monastery nach einem strengen Kodex von Geboten und ethischen Leitlinien: Die Mönche und Nonnen bauen ihre Nahrung selbst an; der Umgang mit Geld ist verboten, ebenso körperlicher Kontakt zu anderen Menschen. Die Klosterbewohner leben in einzelnen Hütten, den sogenannten *Kutis*, die wunderschön am Flussufer über das Grundstück verstreut liegen. Diese Hütten verfügen weder über Elektrizität noch über Wasser oder Toiletten und sind minimalistisch ausgestattet. Jeden Abend, wenn die Dämmerung einsetzte, sah ich den Mönchen und Nonnen dabei zu, wie sie zur weitergehenden Einzelpraxis in ihre Kutis zurückgingen und fühlte mich inspiriert von der strengen Selbstverpflichtung, die sie eingegangen waren. Ungefähr eine Woche nach meiner Ankunft traf ich eine Frau namens Rachel, die gerade erst im Kloster angekommen war. Sie studierte Ingenieurswesen, und weil sie noch nie meditiert hatte, dachte sie sich, dass sie ebenso gut einen Sprung ins kalte Wasser wagen konnte. Sie schien Gefallen an der Sache zu finden, stellte Fragen, wenn es angebracht war und folgte streng dem Meditationsplan. Aber nach vier Tagen veränderte sich ihre Stimmung merklich. Sie lief mit gesenktem Kopf durch die Gemeinschaftsräume, und nachts hörte ich sie im Nebenzimmer weinen. Beim Frühstück am nächsten Morgen konnte ich sehen, dass sie noch immer sehr mitgenommen war.

Während einer Frage- und Antwortstunde mit einem der Mönche am nächsten Tag erzählte Rachel ein bisschen mehr von sich. Sie war vor vier Monaten im Urlaub in Thailand gewesen und hatte dort das Erdbeben und den Tsunami miterlebt – eine der verheerendsten Naturkatastrophen der Geschichte. Der Tod und die Verwüstung, deren Zeugin sie geworden war, hatten sie seither verfolgt. Sie war teilweise wegen der Verbundenheit zu Thailand in dieses Kloster gekommen und kämpfte nun während der Meditation mit Bildern und Erinnerungen an den Tsunami. Sie fand jedoch, dass der schwierigste Part die Stille und das Alleinsein waren: „Ich dachte, hierher zu kommen und in Stille zu sein, würde mir helfen, mich wieder zu fangen“, sagte sie und begann zu weinen, „aber es bringt nur alles zurück. Ich versuche, achtsam mit den Erinnerungen umzugehen, aber ich fühle mich nur traurig und alleine.“

Wir saßen still und warteten ab, wie der Mönch reagieren würde. Er blieb präsent mit Rachel, während sie weiter weinte. „Achtsam mit diesem Schmerz zu sein, kann hilfreich sein“, sagte er schließlich, „aber dies allein wird nicht immer helfen. Du kannst hierbleiben, aber vielleicht ist es für dich am besten, wenn du nach Hause gehst und dich mit Freunden und Familie umgibst. Manchmal sind Menschen – und nicht Stille und Abgeschiedenheit – für diese Art von Wunde die beste Medizin.“ Rachel sah auf und nickte. Wie es schien, stimmte sie dem zu, was der Mönch gesagt hatte. Ich hingegen war überrascht: Ich hatte fälschlicherweise angenommen, der Mönch würde Rachel dahingehend ermutigen, zur Schweige-Meditation zurückzukehren. Doch offensichtlich hatte er erkannt, dass sie möglicherweise etwas brauchte, das ihr das Kloster nicht bieten konnte.

Seit meinem Besuch im Birken Monastery habe ich gelernt, dass das, was der Mönch gesagt hat, richtig ist: Wir können Trauma nicht in Abgeschiedenheit heilen. Heilung bedarf der Beziehung. Andere Menschen sind uns eine Quelle der Selbstregulation – etwa, wenn ein Mensch, den wir lieben, uns rückhaltlos und ermutigend anlächelt, aber auch, wenn wir die geschulte Führung durch einen Traumaspezialisten erfahren. Andere Menschen helfen uns, uns sicher zu fühlen, regulieren unser Arousal und unterstützen uns darin, innerhalb unseres Toleranzfensters zu bleiben. Achtsame Einzelmeditation kann eine wirkungsvolle Praxis für Traumaüberlebende sein, doch am wirkungsvollsten ist sie dann, wenn man sie mit Übungen paart, die zwischenmenschliche Beziehungen involvieren.

Das bringt uns zum vierten Prinzip traumasensitiver Achtsamkeit: *In Beziehung mit anderen praktizieren.* Achtsamkeit ist im Kern eine beziehungsorientierte Praxis, und dieses Prinzip bezieht sich speziell auf zwischenmenschliche Beziehungen – also solche zwischen zwei oder mehr Menschen. In Beziehung zu praktizieren bedeutet, dass wir den potenziellen Nutzen zwischenmenschlicher Beziehungen wirksam für Traumaüberlebende einsetzen, um ihre Sicherheit und Stabilität zu fördern und zu gewährleisten, dass sie innerhalb ihres Toleranzfensters bleiben können. Manchmal mag das bedeuten, dass wir auf Meditationsretreats längere – oder häufigere – Gespräche mit Schülern anbieten oder Traumaüberlebende mit Traumaexperten zusammenbringen. Ein anderes Mal könnte man Vereinbarungen treffen, die die Gruppe, mit der Sie Achtsamkeitsarbeit praktizieren, als Gemeinschaft unterstützt. Analog zum Rat des Mönches an Rachel besteht unsere Aufgabe darin, die individuellen Bedürfnisse der Traumaüberlebenden zu identifizieren und ihnen die Beratung zu bieten, die ihrer Heilung am dienlichsten ist.

SAMS GESCHICHTE

„Wenn ich stärker wäre", sagte Sam zu mir, „wäre ich in der Lage, meine Meditationspraxis beizubehalten. Aber ich schaffe es nicht. Ich fühle mich wie ein Versager."

Ich nickte in die Kamera meines Computers. Sam hatte aus Italien mit mir Kontakt aufgenommen, wo er bei einem Freund unterm Dach wohnte. Über Jahre hatte er hingebungsvoll meditiert, besuchte zweimal im Jahr ein zehntägiges Meditationsretreat und hielt auch zu Hause eine gewissenhafte Meditationspraxis aufrecht. Aber sein letztes Retreat hatte ihn durcheinandergebracht. Nach der Hälfte des Retreats begann er sich zu fühlen, als hätten Wut und Panik von ihm Besitz ergriffen. Er spürte, wie Wellen intensiver Energie seine Wirbelsäule hinauf- und hinunterschossen, und bei dem Versuch, einen Schrei zurückzuhalten, den er in den Meditationsraum hinein ausstoßen wollte, brach ihm der Schweiß aus. Deshalb begann Sam alleine in seinem Zimmer zu meditieren, aber war von dem unterschwelligen Angstgefühl, die Kontrolle zu verlieren, zu sehr abgelenkt, um in seine Praxis eintauchen zu können. Dies wahrzunehmen, schien seine Furcht nur noch zu verstärken: In jener Nacht hatte er eine Panikattacke und lag hyperventilierend in seinem Einzelzimmer. Er traf sich schließlich mit einem Lehrer, der ihm half, aber kaum war das Gespräch beendet, war Sam wieder genauso angespannt, wütend und unsicher wie zuvor.

Es waren jetzt sechs Wochen seit dem Retreat vergangen, und Sam fühlte sich zutiefst dysreguliert. Er hatte Schlafprobleme, fühlte sich weggetreten und desorientiert und kämpfte alle zwei Tage mit Panikattacken. Sogar einfache Entscheidungen wie beispielsweise, was er essen sollte, überforderten ihn. Er schämte sich für das, was ihm auf dem Retreat widerfahren war, und fühlte sich von anderen missverstanden, wenn er versuchte, es ihnen zu erklären. Im Haus des Freundes, bei dem er eingezogen war, meditierte er zweimal täglich in dem vergeblichen Versuch, die Kontrolle über seinen Körper zurückzuerlangen. Inzwischen war er sich nicht mehr sicher, ob seine Praxis ihm half oder einem Fortschritt im Weg stand.

Wie er da am anderen Ende unserer Videokonferenz saß, wirkte Sam frustriert, fragil und verängstigt. Er hatte keine Erklärung für das, was mit ihm geschah. Als ich ihn fragte, ob die Emotionen, die er auf dem Retreat verspürt hatte, für ihn von Bedeutung waren, nickte er. Er war von einem alleinerziehenden Vater aufgezogen worden, der ihn oft alleingelassen hatte, manchmal tagelang. Mit sechs hatte er gelernt, sich seine eigenen Mahlzeiten zuzubereiten und Bücher zu lesen, um mit der Einsamkeit zurechtzukommen. Sam war mit dem tiefen, allgegenwärtigen Gefühl aufgewachsen, dass etwas mit ihm nicht stimmte. Welchen Grund hätte sein Vater sonst gehabt, ihn so zu vernachlässigen? Panikattacken hatte er in seinem Leben regelmäßig erlebt, auch wenn sie noch nie so stark gewesen waren wie jetzt. Die Unsicherheit, die er oft in sich verspürte, war für Sam nicht mehr auszuhalten.

Achtsamkeitsmeditation war für Sam bis dahin eine Zuflucht gewesen. Er hatte die Praxis als Jugendlicher entdeckt und herausgefunden, dass sie ihm dabei half, die explosive Mischung von Gefühlen auszuhalten, die in ihm schlummerten – vorwiegend Wut, Verletzung und Scham. Achtsamkeit entpuppte sich als eine Art Puffer, der Sam in einen gewissen Abstand zu seiner Innenwelt brachte. Manchmal war er auf Retreats kurzzeitig in der Lage gewesen, sich vorzustellen, seinem Vater zu vergeben – immer dann, wenn er in angeleiteten liebevollen Metta-Meditationen sein Mitgefühl auf seinen Vater erweiterte. Aber auf seinem letzten Retreat war dieses Gefühl verschwunden und hatte nichts als Schrecken und Empörung zurückgelassen.

Als ich Sam wiederum fragte, ob diese Gefühle für ihn von Bedeutung waren, erzählte er mir mehr über seine Vergangenheit. „Als ich heranwuchs, verbrachte ich viel Zeit alleine in meinem Zimmer", sagte er, „sogar dann, wenn mein Vater nicht zu Hause war. Ich mochte es, mir vorzustellen, dass er in der Küche war und mir Essen kochte. Als ich auf dem Retreat war, sah ich mich in meinem Zimmer um und hatte plötzlich das gleiche Gefühl wie damals. Als wenn mich niemand abholen kommen würde." Sams Kiefer spannte sich an, und seine Augen füllten sich mit Tränen. „Es gibt mir das Gefühl, gleichzeitig weinen und ein Loch in die Wand schlagen zu wollen."

Das war der Einstieg in eine vertieftere Arbeit mit Sam. Die Vernachlässigung, die Sam erlebt hatte, war traumatisierend gewesen – eine Isolation, die für seinen jungen Geist und Körper zu viel gewesen waren. Die Auswirkungen dieses Traumas zeigten sich in Form von Panikattacken, verheerenden Selbstbeschuldigungen und desintegrierten Erinnerungen. Achtsamkeitsmeditation hatte dieses Trauma an die Oberfläche gebracht, aber es war unwahrscheinlich, dass Einzelübungen Sam durch diese schwierige Zeit hindurchhelfen würden. Er brauchte eine Verbindung zu anderen, die eine bestimmte Qualität hatte, um mit seiner extremen Wut, Selbstverachtung und Trauer arbeiten zu können. Achtsamkeit würde ihm dabei helfen, das Trauma zu integrieren, aber in dieser Phase brauchte er Beziehungen, um genesen zu können – die Fürsorge und Sicherheit, die ihm als Kind vorenthalten worden waren.

SICHERHEIT UND NEUROZEPTION

Sicherheit ist ein Schlüsselelement traumasensitiver Praxis. Die Person, mit der wir arbeiten, muss sich sicher fühlen, sonst wird sich ihre Praxis nirgendwohin bewegen. Als Praktiker ist es unsere Aufgabe, die Sicherheit unserer Kursteilnehmer und Klienten gedanklich an die erste Stelle zu setzen.

Eine einfache Definition von Sicherheit ist, vor Verlust, Gefahr und Schaden geschützt zu sein. Die eigene Sicherheit kann materieller Art sein – wie zum Beispiel Zugang zu Essen, Wasser und eine Unterkunft zu haben –, und sie kann auf unsere Beziehungen zu anderen bezogen sein, wenn wir beispielsweise keine Angst um unser Wohlbefinden im Umfeld anderer Menschen haben müssen. Wenn wir uns sicher fühlen, vertrauen wir darauf, dass um unser Menschsein gesorgt wird und unser Überleben nicht in Gefahr ist.

Einer der Wege, auf denen wir Einschätzungen über unsere Sicherheit vornehmen, wird *Neurozeption* genannt. Der Begriff stammt von Stephen Porges, der damit beschrieb, wie „neuronale Schaltkreise unterscheiden, ob eine Situation oder andere Menschen sicher, gefährlich oder lebensgefährlich sind". (2004, S. 19) Im Gegensatz zur *Wahrnehmung*, die vom kognitiven Bewusstsein eines sensorischen Inputs abhängig ist, findet Neurozeption unbewusst in den primitivsten Teilen unseres Gehirns statt. Uns ist die Fähigkeit angeboren, Umwelt- und Verhaltenssignale abzuwägen, die uns herauszufinden helfen, ob wir sicher sind oder nicht. Wenn unsere Neurozeption uns sagt, dass wir in Sicherheit sind, hemmt unser Nervensystem unsere animalischen Abwehrreflexe (Kampf, Flucht und Erstarren) und erlaubt uns den Zugang zu unserem „Social Engagement System". In diesem Fall können wir innerhalb unseres Toleranzfensters bleiben. Sagt unsere Neurozeption uns jedoch, dass wir nicht in Sicherheit sind, fallen wir auf abwehrende, sympathische Reaktionen wie Kampf oder Flucht zurück.

Manche Traumaüberlebende erleben allerdings etwas, das man „fehlerhafte" Neurozeption nennt. Sie können nicht erkennen, dass sie in Sicherheit sind, sogar dann nicht, wenn sie sich in einer Umgebung befinden, die normalerweise nicht gefährlich für sie wäre.* Das stimmt überein mit dem, was wir bereits über Trauma wissen, bei dem quälende Gedanken, Erinnerungen und Empfindungen uns davon abhalten, die augenblickliche Situation korrekt einzuschätzen. Ogden erklärte es folgendermaßen:

> Wenn die Neurozeptionsverarbeitung kontinuierlich Gefahr signalisiert, erleben [Traumaüberlebende] aufdringliche Ängste und Phobien, Wellen der Scham und Verzweiflung, Impulse, verzweifelt Hilfe zu suchen, flüchten, erstarren oder dichtmachen zu müssen. Diese Impulse sabotieren ihr Bemühen zu funktionieren. [Traumaüberlebende] erleben ein fortwährendes Versagen von Integration. (2015, S. 37)

Das ist, wie ich bereits erwähnt habe, eine der lähmenden Belastungen von Trauma: ein schreckliches, überwältigendes Erlebnis spielt sich immer und immer wieder in unserem Körper und Geist ab. Das emotionale Gehirn schlägt fortwährend Alarm und untergräbt die Fähigkeit der Traumaüberlebenden, zutreffend zu bewerten, wann sie in Sicherheit sind. Für viele Betroffene hat dies mit fehlerhafter Neurozeption nichts zu tun. Zustände der Unterdrückung bedeuten, dass Sicherheit nicht allen Menschen gleichermaßen zur Verfügung steht. Aber fehlerhafte Neurozeption kommt vor, und sie kann diese Dynamik verstärken. Es wird dann zunehmend schwierig, zu ermitteln, ob man sicher ist oder nicht.

Beziehung ist ein wichtiger Bereich, um mit Neuroperzeption zu arbeiten. Traumaüberlebende werden häufig in Beziehungen verletzt – manchmal direkt und ein andermal, weil andere Menschen in Momenten intensiven Leids nicht für sie da waren. Innerhalb einer Beziehung, in

---

* Wir alle leben in einer Welt, in der für Menschen aus bestimmten sozialen Kontexten Sicherheit häufig zweifelhaft ist. In diesen Fällen kann das Gefühl eines Menschen, in Gefahr zu sein, nicht einfach als fehlerhafte Neurozeption abgetan werden. Wie wir in Kapitel 1 besprochen haben, ist es bei Menschen, die systematisch ausgegrenzt werden, wahrscheinlicher, dass sie Formen staatlicher Gewalt erleben, die mit unterdrückenden Systemen zu tun haben. Für viele Menschen ist diese Welt tatsächlich nicht sicher.

der auf unsere Bedürfnisse sensibel eingegangen wird – besonders in der Beziehung mit einem Traumaexperten –, kann ein anderer Mensch uns dabei helfen, Sicherheit zu generieren. Bei meiner Arbeit mit Sam war es ein zentrales Anliegen, ihm dabei zu helfen, ein Gefühl der Sicherheit zu entwickeln – sowohl in seinem Leben als auch in unserer Beziehung. Ich war in der Lage, seine Emotionen nachzuvollziehen und mich auf sie einzustimmen und mich in bestimmte Ängste, die durch unsere gemeinsame Arbeit ausgelöst wurden, einzufühlen. Ich konnte Sam auch dabei helfen, die Geschwindigkeit seiner Arbeit an sich selbst durch Fragen und Interventionen zu kontrollieren, die alle darauf abzielten, im aktuellen Moment Sicherheit zu schaffen. Traumaüberlebende brauchen häufig diese Art von Anker, um effektiv mit Traumasymptomen arbeiten zu können.

Das ist der Grund, weshalb Achtsamkeitsmeditation für Traumaüberlebende Probleme mit sich bringen kann. Bei manchen Menschen kann die Struktur einer Meditationsumgebung sie davon abhalten, dass ihre Neurozeption ihnen Sicherheit signalisiert. Oder es werden direkt Sicherheitsbedenken getriggert. In der Meditation haben Menschen nicht die Möglichkeit, an soziale Hinweise zu gelangen, die sie mit Sicherheit verbinden: Sie schließen ihre Augen, um zu meditieren, und wenn sie sie öffnen, sehen sie nichts als die Rücken der vor ihnen sitzenden Menschen. Auf Schweige-Retreats neigen Menschen dazu, nur selten Augenkontakt aufzunehmen oder miteinander zu sprechen – abgesehen von einem kurzen Gespräch alle paar Tage mit einem der Lehrer. Diese Einsamkeit kann Achtsamkeit unterstützen, aber das Fehlen sozialen Kontakts kann für manche Menschen zum Trigger werden. Der Schlüssel zur Lösung dieses Problems ist, dass wir für die beziehungsorientierten Bedürfnisse von Traumaüberlebenden auf dynamische Weise empfänglich bleiben. Wir müssen uns der Annahme widersetzen, dass Einzelpraxis zwingend das Beste für jemanden ist, und offen dafür bleiben, Modifikationen anzubieten, die den Wunsch von Traumaüberlebenden nach Beziehung stillen.

BEZIEHUNG UND SELBSTREGULATION

In meinen ersten Sitzungen mit Sam lag mein Fokus darauf, ihm dabei zu helfen, sich selbst zu regulieren. Das beinhaltete, ihm das Konzept des Toleranzfensters vorzustellen, Aufmerksamkeitsanker zu finden, die für ihn stabilisierend wirkten, und Anzeichen dafür aufzuspüren, dass er seine Reaktionsschwelle erreichte. Sam hatte nur selten das Gefühl, Kontrolle über die Situation oder sich selbst zu haben, und ich wollte das Gegenteil für ihn erreichen: dass er sich stabil und sicher fühlte und Wahlfreiheit empfand.

Wie Sicherheit ist auch Selbstregulation ein wichtiges Konzept in der Traumaheilung. Wenn wir uns im qualvollen Zustand des dysregulativen Arousals befinden, kann es unvorstellbar schwierig sein, zu „funktionieren" – ähnlich, wie wenn man in einem verheerenden internen Sturm gefangen ist und aufgefordert wird, sich durch eine äußere Welt hindurchzunavigieren. Mit der Unterstützung durch einen ausgebildeten Experten können wir uns jedoch zu regulieren lernen – fast so, als würden wir uns von ihm oder ihr eine Kraft ausleihen, die wir verzweifelt benötigen. Eigentlich ist das ein uns angeborenes Recht: Wir kommen bereits mit einer wenn auch begrenzten Kapazität zur Selbstregulation auf die Welt, und als Babys verlassen wir uns auf die Menschen, die uns am nächsten stehen, um unsere Erregung innerhalb unseres Toleranzfensters zu halten; als Kleinkinder lernen wir vor allem mithilfe unserer Bezugspersonen, unsere Erregung zu regulieren. „Geboren mit einer begrenzten Kapazität zur Selbstregulation „, formulieren Ogden und ihre Kollegen, „sind Menschenkinder von extern vermittelter interaktiver Regulation abhängig, um ihr Arousal innerhalb des Toleranzfensters halten zu können." (2006, S. 41)

Diese Dynamik verändert sich im Laufe der Zeit nicht zwangsläufig. Selbst als Erwachsene brauchen wir Menschen, die uns bei der Regulation unseres Arousals helfen. Die beruhigende Stimme eines Menschen, den wir mögen, kann uns – selbst am Telefon – nach einem schwierigen Tag augenblicklich wieder ins Gleichgewicht bringen. Das Gesicht eines anderen Menschen zu sehen, kann sogar noch regulierender sein, da es unser „Social Engagement System" aktiviert, das innerhalb des Toleranzfensters liegt. Beziehungen mit Traumaspezialisten können Traumaüberlebenden ganz besonders dabei helfen, ihr Arousal zu regulieren und zu lernen, dies im Laufe der Zeit effektiv alleine zu tun. Der Punkt ist hier, dass andere Menschen – die als sicher und vertrauenswürdig empfunden werden – Traumaüberlebenden dabei helfen können, ihre Erregung zu regulieren, sei es durch Augenkontakt, körperliche Berührung oder ihre Präsenz im Ganzen. Wenn unser Erregungslevel zu hoch ist, kann uns ein anderer Mensch durch Worte oder die Aufforderung, tief zu atmen, beruhigen; wenn unser Erregungslevel zu niedrig ist, kann eine Person unsere Aufmerksamkeit stimulieren, um uns wieder in Balance zu bringen. Wie bei einem Kleinkind mit einer Bezugsperson sind diese Justierungen häufig nonverbal und finden größtenteils durch Hinweise wie Atmung, Gesten und Vokalisierung statt.

Wenn Sam eine Sitzung mit mir hatte, verfolgte ich seine physiologischen Anzeichen genauso aufmerksam wie das, was er mir sagte. Obwohl dies bei Videokonferenzen etwas schwieriger ist, bin ich häufig überrascht, wie gut die leichten Veränderungen, auf die ich achten muss, zu bemerken sind – der Tonfall zum Beispiel oder Gesichtsausdrücke. Der Grund, weshalb ich Anzeichen verfolge, ist, dass es bei Trauma nicht nur um die Worte einer Person geht, denn das Trauma ist in ihrer physischen, gelebten Erfahrung allgegenwärtig. Wenn ich sah, dass Sam betrübt und durcheinander war, forderte ich ihn auf, wahrzunehmen, was in ihm geschah. Abhängig von seiner Antwort bot ich ihm eine Intervention an, die darauf ausgelegt war, ihn in sein Toleranzfenster zurückzubringen – beispielsweise einige tiefe Atemzüge oder die Konzentration auf einen Bereich, der Ressourcen und Rückversicherung bot. Als wäre ich der Führende bei einem Tanz, wollte ich, dass sich Sams Körper an den Rhythmus der Selbstregulation erinnerte.

Es stellte sich heraus, dass Sam schon immer Probleme damit gehabt hatte, sein Arousal zu modulieren. Wie ich bereits erwähnt habe, erlebte er bereits seit seiner frühen Kindheit Panikattacken. Er fühlte sich überdies sehr angespannt, wenn er einer anderen Person nahe war – was angesichts der prägenden Erfahrungen mit seinem Vater verständlich war. Um damit zu arbeiten, begannen Sam und ich zu experimentieren, indem ich ihn sein Arousal in Bezug auf mich bewerten ließ. Über die Videokonferenz lenkte ich meine Aufmerksamkeit von ihm weg und drehte meinen Stuhl um 45 Grad vom Computer weg. Nachdem Sam bemerkt hatte, wie dies seinen Körper beeinflusste, drehte ich meinen Stuhl komplett herum, so dass er nur die Rückseite meines Kopfes sehen konnte. Ich wollte, dass Sam weiterhin wahrnahm, ob dies seinen Zustand veränderte.

„Wow", sagte er, „es ist so komisch. Als du dich nur ein bisschen weggedreht hast, fühlte ich mich sehr viel entspannter. Mein Brustkorb weitete sich, und ich konnte meine Füße auf dem Boden spüren. Aber dann, als du dich komplett herumgedreht hast, hatte ich das bekannte Gefühl der Angst in meinem Hals. Es hat sich einfach nicht gut angefühlt." Mit zunehmender Übung begann Sam zu bemerken, wie externe Faktoren seine Erregung beeinflussten und wie er Veränderungen vornehmen konnte, die ihn innerhalb seines Toleranzfensters hielten – beispielsweise tiefer zu atmen oder den Augenkontakt zu unterbrechen. Er lernte auf diese Weise, dass er die ganze Zeit von anderen auf regulierende und nicht-regulierende Weise beeinflusst wurde. In unseren Sitzungen sprachen wir darüber, auf welche Weise ich mit ihm sein konnte, um sein Stabilitätsgefühl und Toleranzfenster zu unterstützen.

Ein technischer Begriff dafür ist *interrelationale psychobiologische Regulation* – die Art, in der unsere Beziehungen zu anderen Menschen uns dabei helfen, unser Arousal zu regulieren. Wenn wir in sicherem, aufeinander eingestimmtem Kontakt mit anderen Menschen sind, haben wir leichter Zugang zu unserem „Social Engagement System" und können dadurch unser gegenseitiges Arousal ko-regulieren. Das geschieht durch nonverbale Hinweise, wie das Aufnehmen oder Auflösen des Augenkontakts, das Finden einer optimalen körperlichen Distanz und den Tonfall unserer Stimmen. Auch größere Gruppen können diese Art der Unterstützung bieten, etwa wenn wir gemeinsam mit anderen tanzen, singen, Yoga machen, trommeln oder Kampfsport betreiben. Während ein Trauma unsere Verbindung zu uns selbst und zu anderen Menschen stört, kann Gemeinschaft uns wieder in einen gemeinsamen Rhythmus zurück bringen – ein Zustand, der uns hilft, unser Arousal zu regulieren.

DIE KRAFT DER GEMEINSCHAFT

Gemeinschaft ist ein weiterer wertvoller Schutzfaktor bei Trauma. Die Bindungen, die wir zu anderen Menschen haben, helfen uns dabei, überwältigende Erfahrungen durchzustehen – und uns letztlich von ihnen zu erholen. In den Nachbeben eines traumatischen Vorfalls können uns andere Menschen dabei helfen, uns sicher zu fühlen, unsere Erregung zu regulieren und Sinn in unserer Erfahrung zu finden. Sie bieten uns einen Perspektivenwechsel und erinnern uns daran, Teil von etwas Größerem zu sein. Traumaexperten, so wichtig sie auch für den Heilungsprozess sind, sollten idealerweise nur ein Teil eines größeren Unterstützungsnetzwerks sein.

In ihrem Buch *A Paradise Built in Hell: The Extraordinary Communities That Arise in Disaster* (deutsch etwa: „Ein in der Hölle geschaffenes Paradies: Die außergewöhnlichen Gemeinschaften, die aus Katastrophen entstehen“) erforschte die Essayistin und Sozialkritikerin Rebecca Solnit die Kraft der Gemeinschaft durch die Linse kollektiven Traumas. Solnit untersuchte die Auswirkungen einer Serie von Naturkatastrophen anhand der Gemeinschaften, die sie erlebt hatten – wie beispielsweise das Erdbeben 1985 in Mexiko City und den Orkan Katrina in New Orleans. Was Solnit durch ihre Recherchearbeit dokumentierte, war, dass Gemeinschaften nach Vorfällen dieser Art nicht in Gewalt versanken – wie uns häufig suggeriert wird –, sondern dass die Menschen in Beziehung zueinander treten, oft mit einem Gefühl einer gemeinsamen Mission und Widerstandskraft. Ohne die Auswirkungen von Naturkatastrophen zu romantisieren, die zweifelsohne einen zerstörerischen Effekt haben, besonders auf unterdrückte Teile der Bevölkerung, erinnert uns Solnits Buch daran, dass es andere Menschen sind, die uns durch anstrengende Erfahrungen helfen. In Momenten, in denen die sozialen Systeme, die uns normalerweise auf Distanz halten, zusammenbrechen, kommen wir auf kreativen, resilienten, lebensbejahenden Wegen zusammen, die jeden von uns an unser geteiltes Menschsein erinnern. Der Punkt hier ist, dass Traumaheilung in der Gemeinschaft stattfindet – sei es in den Nachwirkungen einer Naturkatastrophe oder in einer Gemeinschaft, die zusammenkommt, um kraftvolle kollektive Heilungsräume zu schaffen. Eine beträchtliche Menge an Studien zeigt uns, dass zwischenmenschliche Beziehungen essentiell für unser Wohlbefinden sind und das Risiko seelischer Erkrankungen reduzieren.[161] Wie van der Kolk schreibt:

> Traumatisierte genesen im Kontext von Beziehungen zu den Mitgliedern ihrer Familie, zu Menschen, die sie lieben oder die sie bei Versammlungen der Anonymen Alkoholiker, bei Versammlungen von Veteranenorganisationen oder von religiösen Gemeinschaften treffen – oder auch durch den Kontakt zu einem Therapeuten. Diese Beziehungen vermitteln körperliche und emotionale Sicherheit, auch die Sicherheit davor, sich beschämt, gerügt oder verurteilt zu fühlen und sie fördern den Mut, sich damit auseinanderzusetzen und es zu verarbeiten.“ (2015, S. 252)

Für traumasensitive Praktiker ist es wichtig, bei unserer Arbeit die Kraft der Gemeinschaft zur Hand zu haben. Als Psychotherapeut wurde ich dahingehend konditioniert, zu denken, dass Traumaheilung etwas ist, das hinter verschlossenen Türen stattfindet, in Gegenwart eines Traumaspezialisten. Aber die Integration von Trauma geschieht ebenso im Beisein von Familie und Mitgliedern der Gemeinschaft, die sich um unser Wohlergehen sorgen. Wir wollen andere darin bestärken, diese Art von Unterstützung, wann immer möglich, anzunehmen – ob es um die Person geht, die neben uns im Meditationsraum sitzt und zu uns kommt, um mit uns zu reden, oder ob es darum geht, sich mit einer größeren Gemeinschaft zu verbinden.

Ungefähr zur gleichen Zeit, als ich anfing, mit Sam zu arbeiten, erzählte ich ihm von Cheetah House, einer Non-Profit-Organisation in Providence, Rhode Island, deren Schwerpunkt negative Auswirkungen von Achtsamkeit sind. Gegründet von Professorin Willoughby Britton, die ich bereits in Kapitel 3 vorgestellt habe, unterstützt Cheetah House Menschen, die während der Meditation schwierige Erfahrungen gemacht haben und Unterstützung brauchen. Sam fand heraus, dass Cheetah House eine Social-Media-Seite hat, über die er Zugang zu interessanten Artikeln erhielt, sich Videos und Interviews ansehen und mit anderen Gespräche über schwierige Meditationserfahrungen führen konnte.

Diese Gemeinschaft entpuppte sich als einer der wichtigsten Aspekte auf Sams Heilungsweg. Obwohl unsere gemeinsame Arbeit hilfreich war – und Sam ermöglichte, damit zu beginnen, sich sicher zu fühlen und sein Arousal zu regulieren –, waren es letztendlich seine Verbindungen mit Menschen dieser wachsenden Gemeinschaft, die ihm das Selbstvertrauen gaben, sich durch sein Trauma hindurcharbeiten zu können. Er traf auf Menschen, die seine Erfahrungen nachvollziehen und verstehen konnten, dass er sich von anderen missverstanden fühlte und die ihm darüber hinaus praktische Hilfestellung für den vor ihm liegenden Weg gaben. „Ich fühle mich einfach nicht mehr so sehr als Sonderling" sagte er. „Ich fühle mich verstanden – und weniger allein." Sam hatte in Bezug auf seine Traumaarbeit noch einen langen Weg vor sich, aber die Verbindung mit der Cheetah House-Gemeinschaft war ein signifikanter Schritt auf seinem Weg.

Nachdem ich nun einige Möglichkeiten beschrieben habe, Traumaüberlebenden durch Beziehungen dabei zu helfen, Sicherheit und Stabilität zu finden, und nachdem ich beschrieben habe, in welcher Form Achtsamkeitsmeditation diesen Prozess manchmal behindern kann, möchte ich mich nun sieben Modifikationen einfacher Achtsamkeitspraxis zuwenden. Diese Modifikationen konzentrieren sich weniger auf therapeutische Fähigkeiten, die Sie anwenden können, wenn Sie mit Menschen wie Sam arbeiten, sondern sind vielmehr Praktiken, die Sie nutzen können, um zwischenmenschliche Beziehungen wirksam einzusetzen.

BEZIEHUNGEN ALS FORM DER PRAXIS: TRAUMASENSITIVE MODIFIKATIONEN

1 Traumascreening

Ein Screening ist die vorläufige Einschätzung einer Person, um potenzielle Bedürfnisse zu identifizieren und ihre Gesamterfahrung zu unterstützen. Viele Achtsamkeitszentren verschicken regelmäßig Fragebögen, um sich besser über ihre Teilnehmer zu informieren. In traumasensitiver Praxis sind Screenings eine Gelegenheit, Traumaüberlebende zu identifizieren, die möglicherweise Schwierigkeiten bei ihrer Achtsamkeitspraxis entwickeln könnten. Sie bieten somit die Möglichkeit, mit einer Person schon vor Kursbeginn Kontakt aufzunehmen.

Im Folgenden finden Sie einige Standardfragen, die Sie in einen Screening-Fragebogen aufnehmen können, sofern solche Fragebogenaktionen für Sie möglich sind. Sie können Ihren Kursteilnehmern sagen, dass diese Fragen dazu dienen, sicherzustellen und deutlich zu machen, dass jeder auf einem Retreat für die Sicherheit eines jeden Teilnehmers Verantwortung übernehmen kann, und dass sie dazu gedacht sind, die Teilnehmer in ihrer Praxis zu unterstützen:

- Haben Sie schon einmal Achtsamkeit praktiziert? Bitte listen Sie Datum und Dauer Ihrer bisherigen Erfahrungen auf.
- Was möchten Sie für sich aus diesem Kurs mitnehmen?
- Mit welchen Belastungen sehen Sie sich momentan konfrontiert?
- Gibt es Erlebnisse aus der Vergangenheit, die Ihnen noch immer Stress verursachen?
- Haben Sie in der Vergangenheit Erfahrungen mit Trauma gemacht, und wenn ja, haben Sie mit diesem Trauma verbundene, akute Symptome?
- Haben Sie jemals versucht, sich das Leben zu nehmen? Wenn ja, wären Sie gewillt, uns mehr darüber zu erzählen?
- Nehmen Sie momentan Medikamente gegen körperliche oder seelische Beschwerden ein? Wenn ja, teilen Sie uns dies bitte mit.

- Gibt es andere gesundheitliche Einschränkungen, von denen Sie glauben, dass wir sie kennen sollten?
- Gibt es irgendetwas anderes, von dem wir Kenntnis haben sollten?

Sobald wir diese Fragebögen zurückbekommen, können wir herausfinden, wer im Vorfeld des Kurses von einem Kontakt profitieren könnte – zum Beispiel durch eine E-Mail oder ein persönliches Gespräch. Diese Form der Kontaktaufnahme fördert Vertrauen von Anfang an und unterstützt eine Achtsamkeitsgruppe insgesamt.

Für potenzielle Kursteilnehmer und Klienten, die traumatische Symptome erleben, sich seelisch instabil fühlen oder suizidal sind, sind Achtsamkeitspraktiken in der Gruppe nicht empfehlenswert. Auch wenn ihnen die achtsamkeitsbasierten Interventionen womöglich nutzen würden, ist es wahrscheinlicher, dass sie in einem ersten Schritt von direkter, individueller Zuwendung durch einen Traumaspezialisten stärker profitieren würden.

2 Traumaspezialisten zu Rate ziehen

Für traumasensitive Achtsamkeit ist es wichtig, Beziehungen zu geschulten Traumaspezialisten aufzubauen. Das bedeutet, dass alle Ihre Teilnehmer Zugang zu einem Traumatherapeuten haben sollten (entweder per Überweisung oder direkt vor Ort). Außerdem sollten Sie jederzeit einen Traumaexperten für Feedback und Anleitung konsultieren können, um so Ihre eigene Kompetenz im Umgang mit Trauma zu stärken. Ein großes Netzwerk an Menschen zu haben, die Sie um Rat fragen können, fördert Ihre trauma-kundige Arbeit.

Idealerweise erfüllt ein Experte, den Sie bezüglich traumasensitiver Achtsamkeit konsultieren können, folgende Kriterien:

- Er oder sie ist in Sachen Trauma professionell ausgebildet, entweder als Teil eines Psychologie- oder Sozialarbeitsstudiums oder anhand einer spezialisierten Methode (zum Beispiel Somatic Experiencing).

- Er oder sie kann professionelle Bewertungen in Bezug auf Suizidalität, Selbstverletzung und andere möglicherweise bedrohliche seelische Beschwerden vornehmen.
- Er oder sie verfügt über eigene Erfahrungen mit Achtsamkeit und Meditation oder kennt sich in diesen Praktiken halbwegs aus.
- Er oder sie verfügt über ein Verständnis darüber, wie seine eigene soziale Verortung (ethnische oder Schichtzugehörigkeit) auf andere wirkt. Dazu gehört, den sozialen Kontext jedes Moments bewerten zu können sowie die Fähigkeit, Macht, Privilegien und Dynamiken rund um das Thema Unterdrückung trauma-bezogen einzuschätzen.

Die oben genannten Eigenschaften setzen hohe Maßstäbe. Einen solchen Experten zu finden, der sowohl mit Trauma als auch mit Achtsamkeit vertraut ist – und für ein kurzes oder Langzeitretrat verfügbar ist –, kann sich als Herausforderung erweisen, und herauszufinden, wie man diesen Experten am besten entlohnt, verursacht zusätzliche Komplikationen. Aber die oben genannten Richtlinien geben eine gewisse Orientierung und Referenzpunkte, die Sie in Betracht ziehen können, wenn Sie eine traumasensitive Umgebung schaffen wollen.

Sie können Traumaexperten nutzen, indem Sie …

- … wöchentliche, monatliche oder kurzfristig abrufbare Konsultationssitzungen mit einem Traumaexperten bezahlen. In einer klaren Vereinbarung wird festgelegt, was zum Beispiel Ihre Erwartungen in Bezug auf Verfügbarkeit sind oder innerhalb welchen Zeitraums in Notfallsituationen eine Rückmeldung erfolgen muss.
- … in direkten Kontakt mit dem Traumatherapeuten eines Schülers oder Klienten treten, sofern er oder sie seine Erlaubnis zur Kontaktaufnahme gibt. Der Therapeut wird dann wahrscheinlich ein datenschutzrechtliches Procedere einleiten, wenn Sie vorher noch keinen Kontakt mit ihm hatten.

- … einen Traumatherapeuten buchen, der vor Ort ist, wenn Sie Meditationsretreats veranstalten, die einen Tag oder länger dauern.
- … Traumatherapeuten, die sich für Achtsamkeit interessieren, dazu einladen, Teil Ihres Lehrteams zu werden.

Wenn wir in einem Bereich unserer Arbeit mit jemand anderem in Form von Konsultationen zusammenarbeiten, ermöglicht uns dies, dazuzulernen und nicht alles alleine schultern zu müssen. Selbstüberschätzung oder sich in punkto Achtsamkeit nur auf sich selbst zu verlassen, kann zu großen Problemen führen – entweder für Sie selbst oder für die Menschen, denen Sie Achtsamkeitsübungen anbieten möchten.

Kann ein Meditationsretreat traumasensitiv sein, wenn kein professioneller Therapeut verfügbar ist? Letztendlich hängt das von diversen Faktoren ab, wie zum Beispiel, auf welchem Heilungslevel eine Person oder Gruppe ist, und dem Grad ihrer Achtsamkeitserfahrung. Fragen, die Sie vielleicht stellen möchten, können lauten:

- Haben die Achtsamkeitslehrer eine Trauma- oder andere professionelle Ausbildung, die den Teilnehmern als Ressource dienen kann?
- Hat das Meditationszentrum Protokolle für den Fall vereinbart, dass eine Person auf dem Retreat in emotionale Schwierigkeiten gerät und es verlassen möchte?
- Welche Schritte werden unternommen, um sicherzustellen, dass der Leiter des Retreats über eine grundlegende Kompetenz im Umgang mit Trauma verfügt, und wie wird diese auf die Teilnehmer ausgedehnt?

Wie bei allen hier vorgeschlagenen traumasensitiven Modifikationen liegt es letztendlich in Ihrem eigenen Ermessen, wie Sie damit umgehen. Durch das Nachhaken bei Kursteilnehmern und Klienten und das Erstellen von Einschätzungen in Konsultationen mit anderen Experten können Sie informierte Entscheidungen treffen, um der Sicherheit, Stabilität und dem übergeordneten Wohlbefinden der mit Ihnen arbeitenden Menschen am besten zu dienen.

3 Beziehungsaufbau vor Kursbeginn

Diese Modifikation stammt von Trish Magyari, einer zertifizierten MBSR-Lehrerin, die Forschungen im Bereich der Anwendung achtsamkeitsbasierter Programme und zu Interventionen mit traumatisierten Menschen unternommen hat.[162] Magyari schlägt vor, dass Achtsamkeitspraktiker eine Team-Beziehung mit potenziellen Teilnehmern etablieren, bevor diese mit einem Achtsamkeitsprogramm beginnen. Durch das frühe Aufbauen einer solchen Team-Beziehung erhöht man die Kraft der Beziehung in Bezug auf Sicherheit, Stabilität und Erfolg. Die folgenden Punkte umschreiben einige von Magyaris Vorschlägen:

- Stellen Sie sicher, dass der Teilnehmer den schriftlichen Fragebogen ausgefüllt hat (s.o.)
- Stellen Sie eine Verbindung zu allen Menschen in Ihrem Kurs oder Programm her, die angegeben haben, eine Traumahistorie oder akute Symptome zu haben. Geben Sie ihnen Gelegenheit zu einem Einzelgespräch mit Ihnen, entweder von Angesicht zu Angesicht oder über das Telefon. Verstehen Sie das Gespräch als Gelegenheit, sich besser über den Teilnehmer zu informieren, und fangen Sie bereits in diesem Gespräch an, die Person auf den Kurs vorzubereiten.
- Laden Sie die Teilnehmer in diesen Gesprächen dazu ein, Sie über bestimmte Anliegen oder Bedürfnisse in Kenntnis zu setzen, die der Unterstützung ihrer jeweiligen Praxis dienen. „Diese Sonderwünsche", so Magyari, „könnten alles Mögliche sein, angefangen damit, dass jemand im Kreis an einem bestimmten Platz sitzen möchte (in Ihrer Nähe, mit dem Gesicht zur Tür oder in der Nähe der Tür), bis dahin, dass jemand im Vorfeld wissen möchte, was geschehen wird, oder einfach mehr Rückversicherung benötigt, dass Sie wissen, was zu tun ist, wenn jemand in der Gruppe die Fassung verliert." (2016, S. 346) Es ist auch wichtig, ehrlich darüber zu sprechen, welche Wünsche Sie erfüllen und nicht erfüllen können, und möglichst viele Informationen zu geben, um sicherzustellen, dass Ihren zukünftigen Kursteilnehmern klar ist, was sie erwartet und was die Wahlmöglichkeiten sind.

- Versichern Sie Ihren zukünftigen Kursteilnehmern, dass ihnen in Bezug auf ihre Teilnahme am Kurs Wahlfreiheit bleibt. Ermutigen Sie sie dazu, Sie zu informieren, wenn sie während der Übungen ein Unwohlsein verspüren, das sie dazu veranlasst, den Raum verlassen zu wollen. Wenn ein Teilnehmer sich Sorgen macht, ob er mit dem Kurs weitermachen kann, können Sie danach fragen, welche Symptome es wären, die ihn oder sie zwingen würden, den Kurs abzubrechen. Wann immer möglich, versuchen Sie diese Symptome zu normalisieren.

Durch das Etablieren einer Beziehung im Vorfeld der Praxis bestärken Sie die Teilnehmer darin, während des Kurses das Gefühl der Kontrolle und der Wahlfreiheit zu behalten. Sie können sie auch schon im Vorfeld des Kurses mit Handwerkszeug und Anregungen ausstatten, die dafür sorgen helfen, dass sie eine erfolgreiche Achtsamkeitserfahrung haben werden.

4 Etablieren von Gemeinschaftsvereinbarungen

Um Sicherheit von Anfang an zu gewährleisten, hilft es, einen Rahmen für kollektive Achtsamkeitspraxis zu definieren. Dazu ist es hilfreich, Gemeinschaftsvereinbarungen aufzusetzen, die zum Beispiel Erwartungen in Bezug auf Vertraulichkeit beinhalten können. Wir möchten, dass Traumaüberlebende wissen, was sie erwarten können, dass die Entscheidung, ob sie teilnehmen möchten, bei ihnen liegt, und dass sie die Kontrolle darüber haben, was innerhalb und außerhalb des Meditationsraumes anderen Teilnehmern mitgeteilt wird.

Bei Gemeinschaftsvereinbarungen geht es weniger darum, strikte Regeln aufzustellen, als vielmehr Übereinkünfte herzustellen und Erwartungen für ein Kollektiv zu klären. Wir können für diese Regeln Vorschläge anbieten, aber letztendlich liegt es an der jeweiligen Gruppe, mit der Sie arbeiten, Punkte zu definieren, die für sie von Bedeutung sind. Dies vorausgeschickt, gibt es einige Regeln, von denen alle Gruppen profitieren, wenn sie von Anfang an angewandt werden:

- **Vertraulichkeit:** Eine grundlegende Vereinbarung ist, dass alles, was innerhalb der Gruppe besprochen wird, nicht mit Menschen außerhalb der Gruppe besprochen wird. Wir können Menschen dazu ermutigen, ihre individuellen Achtsamkeitserfahrungen mit den Menschen in ihrem Leben zu teilen; zugleich sollten wir sie aber bitten, keine Details preiszugeben, die andere Teilnehmer identifizierbar machen.
- **Legen Sie Vertraulichkeitsrichtlinien zwischen den Achtsamkeitslehrern fest:** Wenn Sie Achtsamkeit im Team lehren, ist es wichtig, Teilnehmer darüber zu informieren, dass Informationen möglicherweise innerhalb des Lehrerteams zum Nutzen des einzelnen Schülers ausgetauscht werden. Das ermöglicht, dass die Lehrgruppe kohärent agieren kann, ohne dass Geheimnisse entstehen, und dient dazu, dass alle auf dem aktuellen Stand bezüglich des Fortschritts eines jeden Teilnehmers sind.
- **Würde:** Jeder Teilnehmer wird darum gebeten, die Würde des anderen zu respektieren und alles zu unterlassen, was anderen schadet.

Die folgenden Punkte sind Gemeinschaftsvereinbarungen, die Sie der Gruppe anbieten und miteinander diskutieren können:

- **Nur einer redet:** Eine einfache Bitte ist, dass man darauf achtet, dass jeweils nur eine Person spricht, statt sich gegenseitig zu unterbrechen.
- **Sich mitteilen, sich zurücknehmen:** Während einer Phase, in der Dinge innerhalb der Gruppe besprochen werden, wird dazu ermutigt, dass diejenigen, die dazu neigen, viel zu reden, mehr zuhören, und jene, die sonst eher weniger sprechen, das Wort ergreifen und sich trauen, sich der Gruppe mitzuteilen.
- **Aus eigener Erfahrung sprechen:** Statt Dinge zu intellektualisieren oder Geschichten zu erzählen, kann es nützlich sein, Menschen dazu zu ermutigen, wann immer möglich „Ich“-Aussagen zu machen und zu beschreiben, was auf sie zutrifft, statt zu verallgemeinern. Eine Gruppe kann sich auch darauf verständigen, dass die Teilnehmer einander nicht einfach unaufgefordert Ratschläge geben.

- **Um Erlaubnis fragen:** Seine persönliche Trauma-Geschichte zu erzählen kann eine wirksame Erfahrung sein, aber bevor wir das tun, sollten wir um Erlaubnis bitten. Manchmal sind Details von traumatischen Erlebnissen für andere Mitglieder der Gruppe Trigger. Dann kann das Erzählen der eigenen Geschichte als übergriffig empfunden werden. Untereinander und in der Gruppe können Teilnehmer sich gegenseitig um Erlaubnis bitten, Fragen zu stellen oder eine Geschichte zu erzählen (zum Beispiel „Ich weiß zu schätzen, was du in der Besprechung erzählt hast, und ich habe etwas erlebt, was mit deinen Erfahrungen zu tun hat. Möchtest du, dass ich dir davon erzähle?").
- **Wahl:** Teilnehmer wissen, dass sie während der Übungen zu jedem Zeitpunkt Wahlfreiheit haben – das kann auch bedeuten, dass sie beim Gruppengespräch nicht dabei sein müssen, wenn sie dies nicht wollen.

Sobald bestimmte Gruppenvereinbarungen getroffen wurden, ist es eine Ihrer wichtigsten Aufgaben als traumasensitiver Praktiker, dafür zu sorgen, dass die Absprachen eingehalten werden. Traumaüberlebende verlassen sich auf uns, wenn es darum geht, die Sicherheit und das Eingehen auf individuelle Bedürfnisse innerhalb der Gruppe zu gewährleisten. Wenn es Ihnen nicht gelingt, sicherzustellen, dass Absprachen eingehalten werden, kann dies zu einem Vertrauensverlust führen.

5 Zwischenmenschlichen Kontakt wirksam einsetzen

Traumasensitive Achtsamkeit versucht die Vorteile achtsamer Einzelmeditationspraxis mit den potenziellen Vorzügen zwischenmenschlicher Beziehungen zusammenzubringen. In Anerkennung dessen, dass jeder Teilnehmer oder Klient unterschiedliche Bedürfnisse hat, besteht die nun folgende Modifikation aus zwei Komponenten: dem Intensivieren des Kontakts mit Achtsamkeitslehrern, wenn angemessen, und der Förderung von mehr zwischenmenschlichen Verbindungen unter den Gruppenteilnehmern.

Auf einem typischen Meditationsretreat in der Tradition der Einsichtsmeditation führen die Schüler normalerweise alle zwei Tage ungefähr

15- bis 20-minütige persönliche Gespräche mit den Lehrern. Manchmal sind diese Sitzungen Gruppengespräche und manchmal Einzelgespräche. Abhängig von den Kapazitäten des anwesenden Lehrpersonals kann die Frequenz auf tägliche oder längere Gespräche ausgedehnt werden – zumindest als offene Option für die Teilnehmer. Diese Modifikation dient dazu, zwischenmenschlichen Kontakt zu erhöhen und sicherzustellen, dass keiner der Schüler zu weit in überfordernde traumatische Stimuli abdriftet. Gespräche stimulieren auch das „Social Engagement System" der Teilnehmer, was das gegenseitige Aufeinander-Einstimmen, die Sicherheit in der Gruppe und, in einem weiteren Sinne, das eigene Toleranzfenster unterstützt.

Eine zweite Empfehlung ist, dass Teilnehmer optional mehr zwischenmenschlichen Kontakt miteinander haben, während sie in Gruppensituationen sind. Das kann durch eine Reihe von Maßnahmen herbeigeführt werden, die Ihnen überlassen sind. Hier einige Vorschläge:

- Sie können sich 5 bis 10 Minuten mit der Gruppe Zeit nehmen, um eine Meditationsphase zu besprechen, wobei Sie die Anwesenden um kurze Rückmeldungen bezüglich ihres emotionalen Zustandes und dem, was sie gelernt haben, bitten. Das hilft uns, Menschen besser zu begleiten und fördert die Verbindung mit anderen. Diese kurzen Rückmeldungen helfen auch dabei, erlebte Herausforderungen zu normalisieren und bieten Raum, um Ermutigung und Erfolg zu teilen.
- Sie können ein optionales „Buddy-System" anbieten, bei dem Teilnehmer kurze, geplante Gespräche mit eigens ausgewählten Partnern führen. Diese Gespräche können einfach strukturiert sein: Man sagt, wie es einem mit der jeweils letzten Meditationsperiode ging, was gut und was weniger gut geklappt hat. Auch wenn vielleicht nicht alle Gruppenmitglieder an diesen Gesprächen teilnehmen möchten, intensivieren sie den zwischenmenschlichen Kontakt und sind hilfreich, um sicherzustellen, dass Menschen in ihrer Praxis nicht auf Abwege geraten oder sich überfordert fühlen.

- Fördern Sie es, dass Ihre Gruppenteilnehmer sich auch außerhalb der Gruppensitzungen in Form von Unterstützungs- oder Peergroups treffen. Betonen Sie dabei jedoch, dass niemand sich dazu gezwungen sehen soll.

Bei Gesprächen oder Rückmeldungen sollten wir Traumaüberlebenden davon abraten, ihre komplette „Traumageschichte" zu teilen – sei es ein einzelner Vorfall oder eine andauernde Erfahrung. Wir sollten Menschen dazu ermutigen, so gut wie möglich im Hier und Jetzt zu bleiben. Manchmal wird der Augenblick mit Gedanken, Empfindungen, Erinnerungen und Emotionen angefüllt sein, die mit einem Trauma in Verbindung stehen, und das sind die Dinge, auf die wir uns konzentrieren möchten. Keinesfalls möchten wir die Geschichten einer Person beiseiteschieben, doch wir möchten den oder die Betreffende dazu ermutigen, sich selbst kontinuierlich in den Augenblick zurückzuholen und innerhalb ihres Toleranzfensters zu bleiben. Es gilt eine kontinuierliche Balance zu halten, die einerseits Trauma nicht zum Tabu macht, andererseits aber auch davon absieht, traumatische Erfahrungen in allem Detailreichtum wiedererzählen zu lassen – weil dies häufig zu einem destabilisierenden Wiedererleben führen kann.

In welcher Häufigkeit und Länge zwischenmenschlicher Kontakt stattfindet, können Sie selbst am besten beurteilen. Als Achtsamkeitslehrer oder Mitarbeiter können Sie jeweils auf die besonderen Bedürfnisse der Gruppe eingehen, in Abhängigkeit von der Länge des Retreats, der Größe und des sozialen Kontextes der Gruppe sowie von Informationen, die Sie durch persönliche Gespräche erhalten haben. Der Punkt hier ist, die Anzahl zwischenmenschlicher Kontakte, die Menschen haben, zu erhöhen, um die möglicherweise negativen Auswirkungen einer Einzelpraxis auszugleichen.

6 Das Flashback-Protokoll erlernen

Wenn ein Teilnehmer oder Klient Flashbacks erlebt, können wir zwischenmenschliche Beziehungen wirkungsvoll einsetzen, um ihm oder ihr dabei zu helfen, damit zurechtzukommen. Ein wichtiges Hilfsmittel ist das Flashback-Protokoll, das von Rothschild (2002, S. 192–193) entwickelt wurde. Das Protokoll dient dazu, Menschen, die Flashbacks erleben, dabei zu helfen, sich durch verbale Aufforderungen im Augenblick zu verankern. Das erhöht die Wahrscheinlichkeit, eine gewisse Kontrolle über die traumatischen Symptome zurückzuerlangen. Das Protokoll ist keinesfalls ein Ersatz für eine professionelle Traumtherapie, kann aber dabei helfen, für eine gewisse Zeit Stabilität wiederherzustellen und sich wieder ins Toleranzfenster zurückzuholen.

Erinnern wir uns kurz daran, dass Traumaüberlebende während eines Flashbacks von Empfindungen, Bildern und Emotionen überflutet werden, die mit dem traumatischen Vorfall verbunden sind. Sie werden erneut in die traumatische Erfahrung hineingezogen, und dabei geht ihnen die Fähigkeit zu dualem Gewahrsein im gegenwärtigen Augenblick verloren. Ihr *beobachtendes Selbst* – das Menschen in die Lage versetzt, Zeuge einer eigenen Erfahrung zu werden, ohne sich mit ihr zu identifizieren – verschmilzt mit dem *erlebenden Selbst*. Während eines Flashbacks kann die Unterscheidung, ob wir eine Erinnerung an ein Ereignis oder das Ereignis selbst erleben, schwerfallen. Das Flashback-Protokoll versucht daher, das duale Gewahrsein wiederherzustellen, indem es das beobachtende Selbst anspricht. Traumaüberlebende sollen auf diese Weise ein Gewahrsein dafür entwickeln, dass sie ein der Vergangenheit entstammendes Trauma in der Gegenwart wiedererleben.

Das Protokoll beinhaltet eine Reihe von Sätzen, die Sie Kursteilnehmer und Klienten laut aussprechen lassen können:

- In Augenblick empfinde ich ______________________________ ,
  (Füge den Namen der augenblicklichen Emotion ein, gewöhnlich Furcht.)

- und ich spüre in meinem Körper ______________________ ,
  (Beschreibe deine augenblicklichen Körperempfindungen; nenne mindestens drei.)
- weil ich mich erinnere an ___________________________ .
  (Nenne nur die Art des Traumas, keine Einzelheiten.)
- Gleichzeitig schaue ich um mich und stelle fest,
  wo ich jetzt bin im Jahr __________ ,
- hier in ____________________________________ ,
  (Nenne den Ort wo du bist.)
- und ____ sehe,
  (Beschreibe einige der Dinge, die du jetzt und an diesem Ort siehst.)
- und deshalb weiß ich, dass __________________________ ,
  (Nenne wieder nur die Art des Traumas, sonst nichts.)
- jetzt nicht/nicht mehr geschieht.

(Quelle: Rothschild, 2002, S. 193)

Im Folgenden noch einige Hinweise dazu, wie man dieses Protokoll nutzt:

- Denken Sie daran, dass für manche Menschen das erlebte Trauma noch nicht abgeschlossen ist – sie könnten sich noch immer in direkter Gefahr befinden (sofern dies der Fall ist, sollten Sie sofort einen Facharzt hinzuziehen). Möglicherweise erleben sie auch den unerbittlichen, unveränderlichen Zwang systemischer Unterdrückung. Das Protokoll ist in dieser Hinsicht kein unveränderliches Patentrezept, sondern eine Richtlinie, die den Bedürfnissen der mit uns arbeitenden Menschen angepasst werden muss.
- Exterozeptive Empfindungen – oder Exterozeptoren – sind ein essentieller Teil des Flashback-Protokolls. Erinnern wir uns daran, dass Exterozeptoren mit unseren fünf Sinnen verbundene Nerven sind und uns dabei helfen, Verbindung mit dem aufzunehmen, was außerhalb unseres Körpers geschieht – über Berühren, Geschmack, Geruch,

Sicht und Gehör. Statt dass sie explizit mit den Vorgängen in ihrem Körper Verbindung aufnehmen (Interozeptoren), möchten wir Traumaüberlebenden dabei helfen, ihren Weg zurück in die Gegenwart zu finden, indem wir ihre Aufmerksamkeit in der sie umgebenden Umwelt verankern.

7 Selbst eine Ressource sein: Trauma und kontinuierliches Lernen

Traumasensitive Achtsamkeitspraxis ist mehr als Weg statt als Ziel zu verstehen. Wie werden niemals alles, was es über Trauma zu wissen gibt, wissen können. Auch wenn ich glaube, dass wir ein gewisses Grundniveau an Fähigkeiten haben sollten, wenn wir uns als trauma-kundig bezeichnen wollen – wie beispielsweise, in der Lage zu sein, Traumasymptome zu erkennen –, erfordert es nichtsdestotrotz, dass wir uns kontinuierlich weiterbilden, um ein traumasensitiver Praktiker zu sein. Wir können uns über die aktuellen Entwicklungen in der Traumaforschung und zeitgenössische Heilungsansätze auf dem Laufenden halten oder uns mit der Geschichte von Trauma beschäftigen und kontinuierlich beobachten, welcher Zusammenhang zwischen Trauma, Unterdrückung und heutigen Bewegungen besteht, die sich für soziale Gerechtigkeit einsetzen. Es gibt genügend Wege, seine Kompetenzen rund um das Thema Trauma zu erweitern und so zu einer Ressource für die Teilnehmer und Klienten zu werden.

Vielleicht denken einige von Ihnen sogar darüber nach, sich zum Traumatherapeuten ausbilden zu lassen. Sie können sich auf der Basis eines bestimmten Ansatzes ausbilden lassen, Klienten behandeln und die komplexe Beziehung zwischen Achtsamkeit und Trauma in Ihrer Arbeit untersuchen. Das Spirit Rock Meditation Center in Woodcare, Kalifornien – das eines der größten Achtsamkeitstrainingsprogramme in den USA anbietet – verlangt, dass seine Studenten ein obligatorisches Traumatrainingsprogramm belegen (meistens Somatic Experiencing).

8 Innere Familien-Systeme

In diesem Kapitel habe ich mich ausschließlich auf die regulierende Rolle zwischenmenschlicher Beziehungen im Zusammenhang von Achtsamkeit und Trauma konzentriert. Ich möchte es jedoch mit einem Blick auf die *intrapersonale* Dimension von Trauma und insbesondere mit Blick auf einen psychotherapeutischen Ansatz beenden, den ich besonders für Traumaüberlebende als hilfreich empfinde: Internal Family System (IFS). IFS ist ein praktisches Modell, das Menschen dabei helfen kann, mit den traumatisierten Teilen ihres Selbst in Beziehung zu treten.

Wir alle tragen verschiedene Persönlichkeitsanteile in uns – Anteile, die unterschiedliche Dinge möchten und die Welt auf unterschiedliche Weise erleben. Vielleicht erleben wir simultan, wie ein Anteil von uns Sport treiben möchte, während einem anderen nach Ruhe zumute ist. In der Beziehung zu einem Partner mag ein Teil von uns sich öffnen und Verletzlichkeit zulassen wollen, während ein anderer sich ängstlich zurückziehen möchte. Damit wir uns durch die Welt bewegen können, muss jeder von uns lernen, diese unterschiedlichen Anteile auszugleichen. Wie ein Lehrer vor einer Klasse mit Schülern unterschiedlichster Herkunft, Persönlichkeiten und Interessen berücksichtigen wir verschiedene Aspekte und entwickeln daraus eine bestimmte Vorgehensweise.

Traumatischer Stress hinterlässt uns mit unintegrierten Bereichen unseres Selbst. Diese Anteile können von unserem Bewusstsein abgespalten und außer Sicht existieren und trotzdem einen intensiven und belastenden Schmerz in sich tragen. Jeder dieser Anteile bringt mit bestimmten Erinnerungen und Emotionen beladene Denkmuster mit sich, die zwar durch unseren Körper ausgedrückt werden, aber dennoch unintegriert bleiben. Diese Bereiche tragen in sich, was zu viel zum Aushalten war.

Wie ich in diesem Buch beschrieben habe, müssen wir, um Trauma heilen zu können, daran arbeiten, diese Anteile in uns zu integrieren. Dazu ist Achtsamkeit äußerst hilfreich, weil sie dazu beiträgt, genau diese Anteile ins Licht zu rücken und sichtbar zu machen. Allerdings führt bloßes Achtsam-Sein nicht unbedingt auch zur Integration. Wenn es um Trauma geht, müssen wir einen beziehungsorientierten Weg finden, uns dieser Bereiche anzunehmen, indem wir eine Verbindung und Vertrauen aufbauen, statt sie lediglich zu beobachten. Wenn wir das tun, können wir die Kraft der Achtsamkeit wirksam zur Traumaheilung einsetzen.

IFS bietet uns dafür einen Weg. Von Richard Schwartz[163] entwickelt, integriert IFS Konzepte gut etablierter therapeutischer Modelle, wie zum Beispiel der systemischen Familientherapie. IFS basiert auf der Idee, dass unsere Persönlichkeit aus einer Reihe von „Unterpersönlichkeiten" besteht, die als Persönlichkeitsanteile bezeichnet werden. Das ist gar nicht so sehr verschieden von einer Familie, die aus verschiedenen Mitgliedern unterschiedlichen Temperaments besteht. Bei der IFS-Arbeit lernen Menschen, wie sie sich mit ihren Persönlichkeitsanteilen beziehungsorientiert, durch inneren Dialog, Visualisierung und Körperempfindungen auseinandersetzten können.

Jeder unserer Persönlichkeitsanteile hat wertvolle und unverwechselbare Qualitäten, die uns zu der Person machen, die wir sind. Vielleicht haben wir einen Bereich, der angesichts einer Deadline sehr produktiv sein kann, oder einen Anteil, der weiß, wie man sich gut mit anderen versteht. IFS versteht sie als einzigartige, klar unterscheidbare Aspekte, die in uns wichtige Rollen übernehmen – Teilbereiche eines größeren Ganzen. Im Kontext von Trauma spielen diese Persönlichkeitsanteile mitunter eine Rolle, die zerstörerisch und extrem erscheinen kann. Wenn uns eine Lebenserfahrung überfordert, absorbieren und reagieren diese Anteile auf dieses Trauma auf unterschiedliche Weise. Einige verfallen in Angststarre, andere machen sich Selbstvorwürfe und wieder andere werden wütend. IFS hilft Menschen dabei, zu lernen, wie sie sich mit diesen unterschiedlichen Anteilen verbinden und ihnen mit Ruhe, Mitgefühl und Verständnis begegnen können.

Eine der wichtigsten Erkenntnisse, die IFS bietet, ist, dass unsere Persönlichkeitsanteile überwiegend aus dem Versuch heraus handeln, uns vor Überforderung zu schützen. Ob es darum geht, unseren Schmerz vor uns zu verstecken, ihn für uns zu managen oder zu versuchen, unser Erlebnis zu deeskalieren, unsere Persönlichkeitsanteile geben alle ihr Bestes, um auf uns aufzupassen. Sie handeln in positiver Absicht. Oft wird sich das jedoch für uns nicht so anfühlen. Es wird Anteile geben, auf die wir keinen Zugriff zu haben scheinen und die uns in unserem Schmerz gefangen halten. Aber wenn wir es schaffen, uns diesen Anteilen mit einer Haltung der Neugierde zu nähern, können sie für uns zu einem Dreh- und Angelpunkt werden: Statt davon auszugehen, dass unser Geist oder Körper ein Problem oder in irgendeiner Weise krank und desorganisiert ist, lernen wir, unseren Anteilen mit Neugierde zu begegnen – sogar den problematischen. Die Arbeit besteht hier, wie van der Kolk schreibt, „darin, dem inneren System zu versichern, dass alle Anteile willkommen sind und dass alle – sogar die suizidalen oder destruktiven – entstanden sind, um das Selbstsystem als Ganzes zu schützen, auch wenn sie aktuell den Eindruck erwecken mögen, es zu bedrohen". (2015, S. 335) IFS richtet uns daher in einer Weise auf unser Selbst aus, die zutiefst mitfühlend ist – etwas, das dieser Ansatz mit Achtsamkeit gemeinsam hat und trotzdem darüber hinaus einen zusätzlichen Schritt in Richtung Selbstführung geht.

IFS stützt sich auf den Glauben eines im Kern liegenden allumfassenden „Selbst", das eine essentielle Rolle bei unserer Heilung spielt – was allerdings im Widerspruch zu buddhistischen Lehren steht. Im IFS wird davon ausgegangen, dass wir alle mit einem Selbst geboren wurden, das universale Qualitäten in sich trägt: Mut, Gelassenheit, Mitgefühl und Klarheit zum Beispiel. Sie können sich das Selbst als die Sonne vorstellen und die „schwierigen" Persönlichkeitsanteile als Wolken, die sich vor die Sonne schieben. Die Sonne ist immer da, aber manchmal sind Wolken am Himmel und verstellen uns den Blick auf den Horizont. Unsere Aufgabe besteht darin, uns mit diesem stets vorhandenen Selbst zu verbinden und das Selbst wiederum mit seinen Anteilen in Beziehung zu bringen – und dadurch seine Qualitäten unseren Anteilen zugute kommen zu lassen.

In dieser Hinsicht muss das Selbst nicht durch IFS kultiviert werden. Es ist eine allgegenwärtige Essenz, die unterhalb schützender Anteile liegt und durch ein Trauma nicht geschädigt, sondern lediglich von ihm überlagert werden kann. Wenn statt des Selbst ein Persönlichkeitsanteil die Hauptrolle übernimmt, ist das Selbst nicht in der Lage zu erkennen, dass wir nur aus einem bestimmten Anteil unserer selbst heraus agieren. Wir erkennen nicht, dass nur ein Teil von uns verängstigt oder dominant-beschützend ist, sondern glauben, dieser Teil zu sein und verhalten uns entsprechend.

Im IFS ist der Schlüssel zur Traumaheilung die fürsorgliche Entwicklung von *achtsamer Selbstführung*. Achtsamkeit ermöglicht uns, eine tiefere Beziehung zu uns selbst einzugehen – weil wir uns absichtsvoll und mit einer gewissen Hingabe unserer Augenblickserfahrung widmen und uns dadurch auf tiefere und intimere Weise kennen lernen. Selbstführung wiederum ist ein Weg, aktiv mit Teilen von uns in Kontakt zu treten. IFS gibt uns die Möglichkeit, mehr Selbst-Energie in unser System einzubringen, was unsere schützenden Anteile entspannt und schmerzende Anteile beruhigt. Wenn man dies mit achtsamem Gewahrsein kombiniert, wird es zu einem äußerst wirksamen Werkzeug zur Traumaheilung.

Zunächst einmal ist diese Kultivierung von Selbstführung nichts, was wir alleine tun können. IFS ist ein komplexes, gut durchdachtes System, das auf mehr beruht als nur einigen einfachen Techniken. Um achtsame Selbstführung zu kultivieren, müssen wir mit einem Therapeuten zusammenarbeiten, der in IFS ausgebildet ist. Das ist wichtig, weil es ganz besonders im Kontext von Trauma schwierig zu erkennen ist, wann wir in einem Persönlichkeitsanteil und wann in unserem Selbst sind. Ein Trauma lässt in uns ein komplettes inneres System entstehen, mit dem Ziel, sicherzustellen, dass wir das Trauma nicht noch einmal erleben – es handelt sich um schützende Persönlichkeitsanteile, die dafür sorgen, dass wir vom Erlebten dissoziieren oder uns mit Zukunftsgedanken ablenken. Um genesen zu können, brauchen wir Hilfe dabei, uns durch das vielschichtige System unserer Persönlichkeitsanteile hindurchzuarbeiten. Oft werden wir bestimmte Anteile darum bitten müssen, zurückzutreten, damit wir andere Anteile in einen direkteren Kontakt mit unserem Selbst bringen können, und darin besteht letztlich die Heilung. Wenn wir diese Aufgabe nicht mit der Hilfe von jemandem angehen, der in IFS geschult ist, kann es uns passieren, dass wir in der Matrix unserer internen Anteile verlorengehen.

Der Ansatz, einige unserer Persönlichkeitsanteile zu bitten, in den Hintergrund zu treten, unterstreicht einen der stärksten Aspekte von IFS in Bezug auf Traumaheilung: es geht darum, unsere Persönlichkeitsanteile direkt anzusprechen, damit sie genesen können. Wenn wir mit einem Anteil in Berührung kommen, der Trauma in sich trägt, ist es nicht ungewöhnlich, dass wir uns überfordert fühlen: vielleicht erschrecken wir, uns wird übel oder wir werden von Gedanken und Emotionen überflutet, die mit dem Trauma zu tun haben. Der betreffende Persönlichkeitsanteil flutet unser Bewusstsein, zeigt uns, an was er sich festhält. Mithilfe von IFS wird es möglich, diese Persönlichkeitsanteile direkt anzusprechen, sie zu bitten, ihre Intensität herunterzuregeln, damit es uns leichter fällt, mit ihnen in Kontakt zu treten. Unsere traumatisierten Anteile sind häufig verzweifelt auf der Suche nach diesem Kontakt und überfordern uns damit häufig. Wenn ein Anteil weiß, dass eine liebevolle und hilfreiche Kontaktaufnahme, Liebe und Unterstützung ermöglicht wird, wenn er die Intensität seines Ausdrucks reduziert, wird er dies häufig auch tun.

KAPITEL 9

Mit sozialem Kontext arbeiten: soziale Unterschiede wirksam überbrücken

Denjenigen, die zum Ziel von Unterdrückung und traumatischen Erfahrungen werden, bieten Verbundenheit und Solidarität Raum für Heilung und Transformation.

Chris Lymbertos
Gemeinwesensarbeiterin,
Arab Rescue and Organizing Center

„Mein Vater ist im Dezember an Rassismus gestorben. Er ist nur 53 Jahre alt geworden und starb an Rassismus."

Ich blickte mich um und sah, wie rechts und links von mir Köpfe nickten. Allein die Menschenmenge auf den Stehplätzen umfasste rund 300 Personen, und diese Menschen verstanden nicht nur, wovon die Sprecherin erzählte, sondern stimmte ihr voll und ganz zu. Ich hielt inne und nahm diese Wahrnehmung in mich auf, während mir klar wurde, dass ich noch nie gehört hatte, wie jemand so pointiert über etwas so Persönliches sprach.

2010 nahm ich in Detroit am U.S. Social Forum teil – einem Treffen tausender von Aktivisten und Gemeinwesensarbeitern, die sich dafür interessierten, eine breiter aufgestellte soziale Gerechtigkeitsbewegung zu organisieren. Die Frau, die gerade sprach, war Patisse Cullors, eine schwarze Frau aus der Arbeiterschicht und Gemeinwesensarbeiterin. Drei Jahre später wurde Cullors, neben Alicia Garza und Opal Tometi (beide afro-amerikanische Aktivistinnen, die sich für Heimarbeiterrechte, Immigrationsrechte und das Ende von Polizeigewalt sowie Gewalt gegen homosexuelle und Transgender-„People of Color" engagierten) Mitbegründerin von Black Lives Matter. Ich hatte angefangen, mit sozialen Gerechtigkeitsorganisationen zu arbeiten, die dabei waren, ihr eigenes Trauma zu heilen, und war mit der Absicht zu dem Forum gefahren, ein besseres Verständnis dafür zu bekommen, inwiefern ich selbst durch privilegierende oder unterdrückende Systeme geprägt war. An diesem Tag zeigte mir Cullors, dass ich in meiner Arbeit noch einen langen Weg vor mir hatte.

In den Monaten nach dem Treffen begann ich darauf zu achten, wie ich über den Tod sprach. Ich bemerkte, dass ich über den Tod oft in persönlicher, körperbezogener Weise redete – zum Beispiel sagte, dass jemand an einem Herzinfarkt gestorben sei. Aber selten sagte ich etwas über die sozialen, politischen und ökonomischen Faktoren, die zum Tod des betreffenden Menschen beigetragen hatten. Ich sprach mit einem Freund darüber, der mir vorschlug, mich mit der Arbeit von Paul Kivel zu beschäftigen, einem weißen Anti-Rassismus-Trainer, der einen ähnlichen Weg gegangen war. „Es hat lange gedauert", schrieb Kivel einmal, „bis ich sehen konnte, dass die große Mehrheit der Todesfälle, die nicht altersbedingtes friedliches Sterben waren, vermutlich mit irgendeiner Form von Ausbeutung und Ungleichheit, Verzweiflung oder Hoffnungslosigkeit zu tun hatten." (2004, S. 6)

Während dieser Zeit lernte ich mehr denn je, dass mir beigebracht worden war, die Welt durch eine explizit individualistische Linse zu betrachten. Das Persönliche war nie politisch gewesen. Ich war in dem Glauben aufgewachsen, dass jeder in der Lage war, sich am eigenen Schopf aus dem Sumpf zu ziehen – dass Menschen aus ihrem Leben machen konnten, was sie wollten, wenn sie nur hart genug dafür arbeiteten. Aber das war nicht der Fall. Als weißer, heterosexueller, gesunder Mann aus der oberen Mittelschicht verfügte ich über eng geknüpfte soziale Systeme, die mir zwar halfen, für andere jedoch Barrieren schufen. Sie waren mir bloß bis jetzt nicht aufgefallen. Die Mitglieder meiner Familie waren nicht an Rassismus gestorben, und die Wahrheit war, dass wir uns in unserem täglichen Leben keine Sorgen darum zu machen brauchten, dass dies je geschehen könnte.

Wie ich in Kapitel 1 beschrieben habe, sind viele von uns dahingehend konditioniert worden, Trauma als individuelle Erfahrung zu verstehen. Der Fokus von Traumaheilung schließt sich dem oftmals an, indem sie sich ausschließlich auf die Systeme innerhalb unseres Körpers konzentriert – wie zum Beispiel die Beziehung zwischen dem SNS und PNS oder disparaten Teilen von uns, die als Folge eines Traumas abgespalten wurden.

Traumasensitive Praxis erfordert jedoch einen Ansatz, der Systeme, die außerhalb unseres Körpers existieren, gleichermaßen mit einbezieht, beispielsweise die Beziehung zwischen einem Individuum und dessen erweitertem sozialem Umfeld (zum Beispiel einer Familie, Gemeinschaft, Institution und sozialen Normen).* Integration – die im Zentrum der Heilung steht – erfordert, dass wir Verbindung mit den innerlichen und äußerlichen Systemen aufnehmen, die traumatischen Stress bedingen.

Das bringt uns zum fünften Prinzip traumasensitiver Achtsamkeit: *Sozialen Kontext verstehen.* Sozialen Kontext zu verstehen bedeutet, dass wir Unterschiede sehen und anerkennen können – in dem Wissen, dass jeder von uns eine einzigartige Geschichte in sich trägt und wir auf bestimmte Weise durch die uns umgebenden Systeme geprägt worden sind. Es bedeutet auch, dass wir mit diesen Unterschieden gut umgehen und jemandem dabei helfen können, sich im Kontext von Achtsamkeit und Trauma sicher zu fühlen. Wenn wir es nicht schaffen, sozialen Kontext aktiv zu erfassen, werden wir selbst zu einer Belastung innerhalb unserer achtsamkeitsbasierten Arbeit.

---

* Wie ich bereits in der Einleitung und in Kapitel 1 angemerkt habe, kam ich durch Generative Somatics in Kontakt mit diesem Rahmenwerk (siehe generationFIVE, 2017; Generative Somatics, 2017; Shenker et al., 2014).

Wenn uns das Verständnis dafür fehlt, wie Individuen und soziale Systeme miteinander interagieren, können wir möglicherweise Schaden anrichten, Vertrauen verletzen und tragen letztendlich sogar dazu bei, dominierende Systeme aufrechtzuerhalten. Es geht hier nicht um Political Correctness oder darum, „das Richtige zu sagen", sondern den Menschen, mit denen wir arbeiten, einen wahrhaft befreienden Rahmen zu bieten. Wie Cullors auf dem Forum deutlich machte: Ungleichheitssysteme sind keine bloßen Theorien – sie haben profunde materielle Konsequenzen, die sich auf die Gesundheit und Sicherheit von Menschen auswirken und dementsprechend direkt mit Trauma verknüpft sind. Daher ist es für traumasensitive Arbeit vollkommen unabdingbar, zu verstehen, wie diese Systeme funktionieren und in welcher Beziehung sie zu Trauma stehen.

NARIS GESCHICHTE

Der erste Kontakt mit Nari fand per E-Mail statt. Sie hatte eine frustrierende Erfahrung in einer Achtsamkeitsgruppe gemacht und wollte mit mir darüber sprechen. Sie wollte wissen, ob ich ihr weitere Ansprechpartner nennen könnte

Wie sich herausstellte, hatte Nari einige Wochen vor unserem ersten Kontakt ihr erstes Meditationsretreat besucht. Sie war mit einer ihrer engsten Freundinnen dorthin gefahren und freute sich darüber, endlich angekommen zu sein. Sie praktizierte Meditation bereits seit einem halben Jahr und war begeistert von der Aussicht, ihre Praxis durch einen längeren Retreataufenthalt vertiefen zu können.

Eine Sache allerdings trieb Nari um: Ihre Freundin hatte ihr die Meditationsgemeinschaft als liebevoll geschildert, jedoch auch erwähnt, dass die Mehrheit der Gruppenmitglieder weiß und älter als sie waren. Das war an sich kein Problem, aber Nari stellte sich vor, dass dies, angesichts der Tatsache, dass sie eine andere Hautfarbe als die Mehrheit hatte, Probleme verursachen könnte.

Als Nari auf dem Retreat ankam, stellte sich heraus, dass ihre Bedenken tatsächlich berechtigt waren: Wie es schien, war sie die einzige nicht-weiße

Teilnehmerin. Als sie die Registrierung abgeschlossen hatte und nach draußen trat, atmete sie lange aus. Sie wusste, wie sie das Gefühl der Ausgrenzung abspalten konnte, und sie war hierher gekommen, um sich weiterzuentwickeln. Darüber hinaus war es ja ein Schweige-Retreat. Was sollte also groß passieren?

Nach einem Tag der Praxis hatte Nari ihr erstes Gespräch mit einem der Lehrer – eine Chance, Rückmeldung zu geben, wie alles soweit verlaufen war. Sie lächelte, als sie das Zimmer betrat, und tauschte Freundlichkeiten mit ihrem Lehrer aus, einem älteren weißen Mann, dessen Anleitungen ihr gefallen hatten.

„Woher kommst du?", fragte er, um ein zwangloses Gespräch zu beginnen.

„Ich bin aus der Gegend", antwortete Nari, „nur einige Stunden südlich von hier."

„Nein", sagte der Lehrer, „woher kommt deine Familie?"

Nari seufzte. Ihre Eltern waren beide, schon bevor sie auf die Welt gekommen war, aus Korea nach Amerika emigriert, nichtsdestotrotz wurde ihr diese Frage ständig gestellt. Sie ermahnte sich selbst, dass der Lehrer lediglich versuchte, ein Gespräch einzuleiten – auch wenn er dabei offensichtlich etwas ungeschickt war.

„Meine Eltern stammen aus Korea."

„Dann bist du mit Meditation in deiner Familie aufgewachsen?", fragte der Lehrer. Nari sah zu Boden und merkte, wie ihre Frustration wuchs.

„Weil ich asiatisch bin?", antwortete sie, als sie endlich aufsah.

„Ja, naja, ich meine …" Der Lehrer zögerte und wechselte dann das Thema. Nari führte das Gespräch fort, merkte aber, wie sie sich von diesem Moment an innerlich verschloss. Meditation war schwer genug auch ohne diese Art von Vorurteilen, und hier waren sie wieder, von allen Seiten.

Als sie zum Übungsraum zurückkehrte, konnte Nari nicht aufhören, über das Gespräch nachzudenken. Es war nicht so, als wäre ihr diese Art von Kommentar neu gewesen – sie hatte ihr ganzes Leben lang Rassismus erlebt –, aber sie befand sich nun in der Situation, auf einem Retreat zu sein, das ihr eigentlich hätte guttun sollen. Stattdessen musste sie sich innerlich wappnen für den nächsten wohlbekannten Kommentar, der möglicherweise kommen würde. Trotz ihrer Versuche, ihre innere Perspektive zu wechseln, hatte sie das Vertrauen in den Lehrer verloren. In der Nacht nahm sie ihre Freundin beiseite und teilte ihr mit, dass sie beschlossen hatte, das Retreat früh am nächsten Morgen zu verlassen.

Ich war traurig, als ich Naris E-Mail zu Ende gelesen hatte. Fragen über Herkunft und Annahmen über kulturelle Praktiken – auch wenn sie nicht übergriffig und scheinbar harmlos gemeint sind – erinnern fortwährend an das Machtgefälle, das es zwischen gesellschaftlichen Gruppen gibt. Menschen mit weniger gesellschaftlicher Macht kämpfen ständig mit der Reduktion ihrer Erfahrungen auf etwas Exotisches oder Konsumierbares. Je mehr ich mir Rassismus in meinem Leben bewusst machte, desto mehr hörte ich, wie gängig Naris Erfahrung war – alltägliche Interaktionen voll von Vorurteilen, die unterhalb der Oberfläche lagen und dann sichtbar wurden. Ich wusste nicht, wie es war, ständig mit Vorurteilen konfrontiert zu sein, die ihre Wurzeln in rassistischer Unterdrückung hatten. Wie konnte ich Nari hier am besten unterstützen? Was könnte ich ihr raten?

SOZIALER KONTEXT

Wir alle gehören Gruppen an. Manche dieser Gruppen wählen wir selbst, wie zum Beispiel eine Gruppe von Freunden oder Menschen, mit denen wir gleiche Interessen teilen. Andere Gruppen werden uns zugeteilt, wie zum Beispiel die Generation, in die wir hineingeboren wurden – beispielsweise Babyboomer oder Millennials. Unabhängig davon, ob wir uns mit diesen Gruppen identifizieren, prägen sie unsere Identität und beeinflussen unser Leben.

Das verflochtene Netz der Identitäten, die wir in uns vereinen, kann als unser sozialer Kontext verstanden werden – eine Reihe bestimmter Faktoren, die unser Leben permanent beeinflussen. Sozialer Kontext beinhaltet die eigene soziale Identität (Alter, Geschlecht, Hautfarbe, Ethnizität, Schichtzugehörigkeit, sexuelle Identität, Einschränkungen und Befähigungen oder Religionszugehörigkeit), Umgebung (Großstadt, Kleinstadt oder Vorort), Altersgenossen, Gemeinschaft und Aufenthaltsland. Um unseren sozialen Kontext verstehen zu können, müssen wir bedenken, wie soziale Gruppen funktionieren, warum sie von Bedeutung sind und in welchem Verhältnis sie zu Trauma stehen. Unsere Erfahrung der Welt – inklusive unserer Interaktionen miteinander – wird durch soziale Gruppen geprägt. Sie hat einen Einfluss darauf, wie effektiv wir in unserer Arbeit als traumasensitive Praktiker sein können.

Im gegenwärtigen sozialen Kontext Nordamerikas haben bestimmte Gruppen mehr Macht, Partizipation und Privilegien als andere. In den Vereinigten Staaten wird Frauen lediglich 78 Prozent von dem Lohn gezahlt, den Männer für die gleiche Arbeit erhalten – ein Prozentsatz, der sich im letzten Jahrzehnt nicht verändert hat.[164] Diese Gehaltskluft wird noch extremer, wen man die Ethnizität einbezieht: afro-amerikanische Frauen verdienen lediglich 63 Prozent der Gehälter, die weißen Männern gezahlt werden, und hispanische Frauen erhalten sogar nur 54 Prozent.[165] Das bedeutet, dass eine Frau nicht-weißer Hautfarbe sieben oder acht zusätzliche Monate arbeiten muss, um das zu verdienen, was ein weißer Mann durchschnittlich pro Kalenderjahr erhält.

Es muss nicht eigens darauf hingewiesen werden, dass Trauma jeden betreffen kann, egal welchen Gruppen er angehört. Aber wie ich bereits in Kapitel 1 besprochen habe, macht die Forschung deutlich, dass Menschen in sozialen Randgruppen ein höheres Risiko haben, traumatische Erlebnisse erfahren zu müssen. Es konnte gezeigt werden, dass amerikanische Familien, die in städtischer Armut leben, einer höheren Traumarate ausgesetzt sind[166], und Menschen, die sich als Transgender identifizieren, ein 28 Prozent höheres Risiko haben, körperliche Gewalt erleben zu müssen, als Menschen, die sich selbst als heteronormativ verstehen.[167] Auch wenn traumatische Vorfälle jedem, überall und jederzeit geschehen können, bleibt der soziale Kontext immer eine zu berücksichtigende Komponente.

Ein Verständnis für sozialen Kontext versetzt uns in die Lage, uns genauer und angemessener auf unsere Kursteilnehmer und Klienten einzustellen – was wiederum dabei hilft, Sicherheit aufzubauen. Wie ich im Verlauf des Buches mehrfach erwähnt habe, ist Sicherheit der Schlüssel zu einer traumasensitiven Praxis. Wenn wir nicht wenigstens ein Mindestmaß an Sicherheit verspüren, wird es extrem schwierig, uns selbst zu regulieren und innerhalb unseres Toleranzfensters zu bleiben. Wenn ein Klient oder Kursteilnehmer seine Zeit und Energie für Selbstschutz anstelle von Selbstgewahrsein aufwendet, wird das Üben von Achtsamkeit geradezu unmöglich gemacht. Um sich sicher fühlen zu können, müssen Menschen das Gefühl haben, dass sie jenen, die sie führen, vertrauen können – ein instinktives Gefühl, dass sie als die komplexe Person, die sie sind, gesehen, mit Fürsorge behandelt und verstanden werden.

Ein Weg, wie wir diese Art von Vertrauen generieren können, besteht darin, im Vorfeld ein grundsätzliches Verständnis für die Welt des anderen zu entwickeln – einschließlich der sozialen Umstände, durch die er oder sie geprägt und beeinflusst wurde. Das involviert ein Gewahrsein für sozialen Kontext und dafür, wie Privilegien, Unterdrückung und Macht genutzt werden. Indem wir sicherstellen, dass wir uns auf die soziale Identität eines Schülers oder Klienten einstellen– und uns bewusst sind, wie diese Identität mit der unseren interagieren mag –, können wir unsere Interventionen aktiv auf die Bedürfnisse der Person, mit der wir arbeiten, ausrichten. Das ist kein statischer, sondern ein dynamischer Prozess, der von uns erfordert, dass wir anderen zuhören und selbst kontinuierlich darüber reflektieren, inwieweit der soziale Kontext unsere Interaktionen prägt. Tun wir das nicht, laufen wir Gefahr, unbewusst rassistische, sexistische oder anderweitig unterdrückende Dynamiken zu verstärken, die mit der Verbreitung von Trauma in Zusammenhang stehen – nicht nur bei Kursteilnehmern oder Klienten, sondern auch innerhalb unserer Gemeinschaften, Städte, Länder und der Welt.

Während meiner ersten Interaktion mit Nari war eines der ersten Dinge, die ich tat, ihre Erfahrung zu validieren. Wir hatten uns für ein Telefongespräch verabredet, und ich hatte sie wissen lassen, dass ich es zu schätzen wusste, dass sie Kontakt zu mir aufgenommen hatte. Das Zweite, was ich tat, war, ihr eine Reihe an Fragen zu stellen, um mehr Informationen über ihre Erfahrung zu erhalten: Wie fühlte sie sich inzwischen in Bezug auf ihre Erfahrung und was würde ihr in dem Gespräch mit mir helfen? Ich widerstand der Versuchung – besonders als Mann –, das, was der Meditationslehrer gesagt hatte, zu rationalisieren oder anzufangen, ihr irgendetwas zu erklären. In Anerkennung der Tatsache, dass wir über Differenzen hinweg miteinander sprachen – ich aus der Perspektive eines Psychotherapeuten und weißen Mannes –, wollte ich Nari in dieser Interaktion stärken, statt das Gespräch zu dominieren. Meine zugrundeliegende Annahme war, dass sie selbst am besten wusste, was gut für sie war und dass sie aus einem bestimmten Grund Kontakt zu mir aufgenommen hatte. Meine Aufgabe war nun, herauszufinden, was dieser Grund war, ohne gleichzeitig Vermutungen anzustellen – was ihr auf dem Retreat geschehen war. Es ging hierbei nicht um Political Correctness, sondern um sozialen Kontext. Ich wollte die Unterdrückung, mit der sie konfrontiert war, anerkennen und angemessen mit ihrer Erfahrung umgehen.

UNTERDRÜCKUNG

Unterdrückung kann als ungerechte oder unrechte Ausübung von Macht und Autorität definiert werden.[168] Sie beinhaltet grausame und ungerechte Behandlung, bei der Menschen einem erstickenden Druck ausgesetzt werden, der zu intensivem Leid führen kann. „Unterdrückt zu sein", schreibt Bell Hooks prägnant, „bedeutet, keine Wahl zu haben." (1984, S. 5) Ebenso wie Trauma ist Unterdrückung mit größeren und kleineren Strukturen verbunden. Wie ich in Kapitel 1 beschrieben habe, ist es unmöglich, zwischenmenschliches Trauma von unterdrückenden Systemen zu trennen, die in Ausbeutung begründet sind. Auf individueller Ebene kann Unterdrückung verinnerlicht werden, wie zum Beispiel, wenn ein Mensch beginnt, die Stereotypen zu glauben, die mit der Gruppe, der er angehört, in Verbindung gebracht werden. Zwischenmenschlich tritt Unterdrückung auf unterschiedliche Weise in Erscheinung, von offensichtlich aggressiven Handlungen, wie wenn zum Beispiel eine muslimische Frau in einem Bus verbal attackiert wird, weil sie einen

Hidschab trägt, bis zu weniger offenkundigen Diskriminierungen, wenn beispielsweise eine schwarze Familie in eine ansonsten freundliche weiße Nachbarschaft zieht und dort von niemandem willkommen geheißen wird. Großangelegte systemische Unterdrückung äußert sich in Schulen, Banken, den Medien und in historischen und zeitgenössischen Kräften wie der Sklaverei, Genoziden, Kolonialisierung und religiöser Verfolgung. Sie trägt ebenfalls dazu bei, dass zwischenmenschliche und verinnerlichte Unterdrückung aufrechterhalten und weiter verbreitet werden. Ob durch zwischenmenschlichen Rassismus oder Massengewalt, Unterdrückung geschieht, wenn Macht aus Privilegien abgeleitet und dazu genutzt wird, jenen ohne Privilegien zu schaden, und somit Strukturen der Ausbeutung und Dominanz verstärkt.

Für manche, besonders jene, die sich in vorteilhaften Positionen befinden, sollen diese unterdrückenden Systeme absichtlich schwer zu durchschauen sein. Die feministische Gelehrte Marilyn Frye nutzte die Analogie eines Vogelkäfigs, um zu erklären, weshalb unterdrückende Systeme schwer zu erkennen sind.[169] Wenn man sich lediglich auf einen Stab des Käfigs (also einen individuellen diskriminierenden Vorfall) konzentriert, erlischt der Blick für all die anderen Stäbe, aus denen der Käfig besteht (also die sozialen Kräfte von Unterdrückung), und so erscheint es unmöglich, dass der Vogel tatsächlich eingesperrt ist. In gleicher Weise verhält es sich, wenn man *nur* einen beiläufigen Kommentar oder einen unpassenden Blick gegen eine Person betrachtet: Wir nehmen die Erfahrung dieses Menschen nicht in einem weiteren Kontext wahr (denken wir an Yvonne aus Kapitel 3 zurück). Warum war der eine Kommentar so eine große Sache? Warum kann die Person nicht einfach darüber hinwegsehen?

Wenn man sich einen eingesperrten Vogel ansieht, dann kann man nur durch Abstand und den Anblick der strukturellen Anordnung der Stäbe, aus denen der gesamte Käfig besteht, verstehen, weshalb der Vogel nicht davonfliegt. Für Menschen, die Unterdrückung erleben, ist ein einzelner abfälliger Kommentar eine große Angelegenheit, weil es ein kleiner Vorfall in einem großen System aus Diskriminierungen wie Sexismus, Rassismus, Klassenbewusstsein, Behindertenfeindlichkeit, Heterosexismus usw. ist, die den Wert bestimmter Individuen auf der Basis ihrer sozialen Zugehörigkeit herabsetzen. Diese Diskriminierungen binden sich an Gesetze, Richtlinien, einfache ökonomische Ressourcen und soziale Normen und bilden den Hintergrund unseres täglichen Lebens.

SOZIALE IDENTITÄT

Unterdrückende Systeme teilen Menschen in zwei Kategorien ein: solche, die privilegiert sind, und eben alle anderen. Diese Unterteilung schafft eine Dualität, die verschiedene Identitäten in wünschenswerte und unerwünschte aufteilt. Viele von uns tragen Identitäten in sich, die uns auf beiden Seiten dieser Dualität positionieren: weiß und arm, schwarz und körperlich unversehrt usw. „Es liegt in der Natur der Überlegenheit", schreibt die Anti-Unterdrückungs-Lehrerin Leticia Nieto. „Eine Gruppe wird permanent überbewertet, und um die privilegierte Stellung dieser kleineren Gruppe zu pflegen, müssen alle anderen abgewertet werden." (Nieto et al., 2010, S. 38)

Soziale Identitäten sind vielfältig, komplex und problematisch. Sie verbinden uns mit anderen, schaffen ein Gefühl der Zugehörigkeit und geben unserem Leben Bedeutung. Gleichzeitig sind soziale Identitäten oder Kategorien künstlich geschaffen und beruhen oftmals auf veralteten Annahmen, die Freiheit und Wahl beschränken. Obwohl diese Identitätskategorien sich je nach Kultur unterscheiden, sind sie dennoch ein tief verankerter Ausdruck davon, in welcher Weise die Gesellschaft sich mit dem Ausdruck dieser Unterschiede auseinandersetzt. Für uns ist es wichtig, die Trennlinien innerhalb dieser Kategorien sozialer Identitäten zu kennen – jene Dualität, die bestimmt, wer durch das System privilegiert wird und wer nicht. Dieses Wissen erhöht unser Gewahrsein für den sozialen Kontext eines Moments und kann die Interventionen unserer traumasensitiven Praxis dementsprechend bereichern. Im Folgenden werde ich neun soziale Klassifikationen beschreiben, nach denen wir Ausschau halten können, wenn wir den sozialen Kontext in unserer Traumaarbeit beurteilen wollen. Diese Klassifikationen stammen aus Nietos Buch

Beyond Inclusion, Beyond Empowerment, einem kraftvollen Leitfaden, der sich mit sozialer Veränderung im Kontext der Unterdrückung befasst. Nieto nutzt das „Addressing Model“[170], benannt nach dem Akronym ADDRESSING, das die sozialen Klasssifikationen beinhaltet, denen wir alle angehören: age (Lebensalter), disability (Behindertenfeindlichkeit), religious culture (Religionszugehörigkeit), ethnicity (Ethnizität), social class culture (Schichtzugehörigkeit), sexual orientation (sexuelle Orientierung), indigenous heritage (indigenes/einheimisches Erbe), national origin (nationale Herkunft) und gender (Geschlecht, sozial verstanden). Auch wenn jeder dieser Punkte seine eigenen Widersprüche in sich trägt und je nach Lebensgeschichte unterschiedliche Gefühle in Menschen hervorruft, lassen sie sich doch nutzen, um sichtbar zu machen, inwiefern bestimmte Elemente sozialer Identität Individuen in der Matrix gegenseitiger Verbindungen beeinflussen.

Das *Lebensalter* korrespondiert mit der Erfahrung der Ausgrenzung jener, die jünger als 18 und älter als 65 sind. Im Zusammenhang mit dem unterdrückenden System der Altersdiskriminierung beinhaltet diese Kategorie die systemische Überbewertung Erwachsener mittleren Alters in den meisten Bereichen der Gesellschaft sowie die Verletzlichkeit und das Leid von Kindern und älteren Menschen. Beispiele für Altersdiskriminierung können zum Beispiel der Verlust oder die Verweigerung eines Arbeitsplatzes sein, bei Reise- oder Krankenversicherungen abgelehnt zu werden oder altersbedingt eine abweichende oder schlechtere Servicequalität zu erhalten.

Behinderung bezieht sich auf die Erfahrung jener, die mit sichtbaren physischen Beeinträchtigungen leben, wie zum Beispiel Muskeldystrophie oder partiellen Lähmungen sowie weniger sichtbaren Beeinträchtigungen wie etwa kognitiven Einschränkungen und chronischen Erkrankungen. Diskriminierung gegenüber Menschen mit Behinderungen ist als „Ableismus“ bekannt; wie uns die Behindertenaktivistinnen Patti Berne, Stacey Milbern und Lisa Weiner-Mahfuz (2015) erinnern, werden Menschen mit Beeinträchtigungen weniger durch ihre körperlichen oder intellektuellen Grenzen als vielmehr durch ineinandergreifende Vorurteile bezüglich ihrer Fähigkeiten unterdrückt. Beispiele für Ableismus sind zum Beispiel die mangelnde Zugänglichkeit öffentlicher Räume; Gewalt, die an behinderten Menschen verübt wird; mangelnder Zugang zu festen Arbeitsverhältnissen; Sprache, die absichtlich oder unabsichtlich Menschen mit einer Einschränkung ins Visier nimmt (zum Beispiel „Das ist lahm" oder „Das ist total behindert"). Hierzu gehört auch die Vergegenständlichung von Menschen mit Beeinträchtigungen in medizinischen oder psychiatrischen Institutionen.

Religionszugehörigkeit bezieht sich auf die Religion, mit der jemand aufgewachsen ist oder die jemand ausübt. In den Vereinigten Staaten sind Christen gegenüber Nicht-Christen privilegiert. Christliche Feiertage wie Weihnachten und Ostern sind staatlich anerkannte freie Zeit, während andere religiöse Feste nicht gleichermaßen anerkannt werden und in vielen Klassenzimmern – zumindest in der Vergangenheit – obligatorisch christliche Gebete praktiziert wurden. In der Bewertung des sozialen Kontexts bedeutet das Zugeben christlicher Hegemonie keine Kritik an der Religion an sich, sondern konstatiert eher die weite Verbreitung christlicher Institutionen und Werte im bürgerlichen Leben Nordamerikas – und dass sich dies auf Menschen auswirkt, die dieses christliche Erbe oder seine Traditionen nicht teilen. Muslimische Menschen werden hier besonders zur Zielscheibe von Unterdrückung; sie erleben einen erhöhten Grad staatlich sanktionierter Gewalt sowohl innerhalb als auch außerhalb der Vereinigten Staaten.[171] Die Fortpflanzungsrechte von Frauen – also die Rechte, die sich auf Fortpflanzung und reproduktive Gesundheit beziehen –, werden von christlicher Hegemonie ebenfalls in Frage gestellt, ganz besonders bei einkommensschwachen Frauen und Frauen nicht-weißer Hautfarbe.[172]

Ethnizität bezeichnet die Zugehörigkeit zu ethnischen Gruppen oder einer bestimmten Ethnie, wobei denjenigen, die als weiß wahrgenommen werden, Privilegien zugesprochen werden. Dieses Privilegiensystem und die damit korrespondierende Unterdrückung von nicht-weißen Menschen ist als Rassismus bekannt. Beispiele hierfür sind übermäßige Aufmerksamkeit durch die Polizei, bei der Vergabe von Jobs übergangen zu werden und unzählige über den Tag verteilte Vorfälle zwischenmenschlicher Diskriminierung, weil man als „jemand mit anderer Ethnizität" wahrgenommen wird. Mit Rückgriff auf das Gedankengut des Kolonialismus werden Menschen nicht-weißer Hautfarbe durch das soziale Konstrukt von Rasse dehumanisiert, weshalb ihnen weniger Anrecht auf grundsätzliche menschliche Würde zugestanden wird. Eine weitere rassistische Grundannahme im Erbe des Kolonialismus besteht darin, dass man Völker, die als weniger „wertvoll" betrachtet, ausbeuten darf.[173]

Schichtzugehörigkeit beschreibt den Zugang zu bestimmten Institutionen basierend auf der sozialen Schicht, aus der man stammt. Menschen aus der Mittel- und Oberschicht werden Privilegien zugestanden, die Menschen aus armen Verhältnissen oder aus der Arbeiterschicht vorenthalten werden. Beispiele für diskriminierendes Klassenbewusstsein sind Vorurteile über die Intelligenz einer Person, basierend auf ihrer Schichtzugehörigkeit, und die Verweigerung von Bildungschancen für arme Kinder oder Kinder aus der Arbeiterschicht. Die Vereinigten Staaten sind ein Land, das größtenteils aus Menschen der Arbeiterschicht besteht, die für die Mehrung des Wohlstandes einiger weniger arbeiten, während ihnen selbst kein Zugang zu den Früchten ihrer Arbeit gewährt wird. Es ist anzumerken, dass diese Kategorie auf Englisch „social class culture", „soziale Klassenkultur" genannt wird, um anzudeuten, dass diese Form von Privilegien keine Angelegenheit ist, die ausschließlich durch Wohlstand gesteuert wird. Allein das Faktum, der Mittel- oder Oberschicht anzugehören, öffnet die Türen zur Hochschulbildung, zum Besitz von Wohneigentum und zu einem gewissen Einfluss innerhalb Kontrolle ausübender Institutionen, ungeachtet dessen, was die einzelne Person tatsächlich verdient oder aber nicht verdient.

Sexuelle Orientierung bezieht sich darauf, von wem man sich angezogen fühlt, welche sexuellen Vorlieben man hat und wen man als Partner wählt. Sozial verstanden besteht sexuelle Orientierung aus zwei Gruppen: (1) heterosexuelle Menschen und (2) alle anderen. Die letztere, ausgegrenztere Gruppe umfasst lesbische, schwule, bisexuelle, transsexuelle, hinterfragende, intersexuelle und a-sexuelle Menschen. Die Formen der

Unterdrückung, die mit dieser Kategorie verbunden sind, sind Heterosexismus, Homophobie und Transphobie, die sich zum Beispiel darin manifestieren, dass Institutionen sich weigern, Beziehungen als gültig anzuerkennen, wenn diese nicht heterosexuell sind, oder in der Verweigerung von Mietverträgen, Arbeitsverhältnissen und Zugang zu Dienstleistungen für Menschen, die sich nicht als heterosexuell identifizieren. Obwohl die zuletzt errungenen Fortschritte in Bezug auf Eheschließungen unterdrückende Systeme zurückdrängen, ist Heterosexualität noch immer die gesellschaftliche Grundeinstellung; sie gilt als ein natürlicherer und normalerer Seinszustand.

Indigenes/einheimisches Erbe bezieht sich im Kontext der Vereinigten Staaten auf die Erfahrungen von Menschen, deren Vorfahren amerikanische Ureinwohner waren. In dieser Kategorie (Native American, First Nation) zielt die Unterdrückung durch anti-indigene Menschen systematisch auf Ureinwohner ab; dies hat seinen Ursprung im historischen, systemischen Genozid als Teil der europäischen Kolonialisierung Nordamerikas und zieht sich bis in die Gegenwart, beispielsweise in der andauernden unrechtmäßigen Nutzung von Stammesland zwecks Abfalllagerung und Atomtests. Die Zerstörung kultureller Artefakte wie etwa Begräbnisstätten, die für indigene Menschen eine Ressource darstellen, wird dabei willentlich in Kauf genommen. Die andauernde Besetzung ihres Heimatlandes hat eine permanente Vertreibung zur Folge. Diese Kategorie in die Analyse mit aufzunehmen, ist eine Anerkennung dessen, dass die Kolonialisierung der Ureinwohner sowohl ein historischer als auch ein gegenwärtiger Vorgang ist und dass indigene Völker und Gebiete auf der ganzen Welt Gegenstand kontinuierlicher Ressourcenausbeutung sind – während gleichzeitig, als Teil dieses Prozesses, ihre Traditionen romantisiert und als Ware vermarktet werden.

Nationale Herkunft meint die Geburtsnationalität. Innerhalb dieser Kategorie werden jene, die in den Vereinigten Staaten geboren wurden, privilegiert und Menschen diskriminiert, die außerhalb der USA geboren wurden. Diese Dynamik wird in den USA häufig als „anti-immigrant oppression" („immigrationsfeindliche Unterdrückung")[174] oder „Crimmigration"[175] bezeichnet, was auf die Schnittstelle von Straf- und Immigrationsrecht anspielt. Diese Form von Unterdrückung und manifestiert sich in den Hindernissen, mit denen sich nicht registrierte Immigranten konfrontiert sehen, sowie in der Gefahr juristischer Konsequenzen und plötzlicher Abschiebung. Obwohl Menschen seit Anbeginn der Zeit von einem Land in ein anderes ziehen, beschränkt, bestraft und verleumdet die kapitalistische nationale Einheit die Migration von Menschen, die auf der Suche nach einem besseren Leben sind, während gleichzeitig die Migration von Unternehmen, welche geringere Kosten und höhere Gewinne anstreben, befürwortet wird. „Nationale Einheit" definiert, wer dazugehört und wem Privilegien zugute kommen (zum Beispiel das Recht, sicher zu sein) und wer ausgeschlossen wird (zum Beispiel, wer kriminalisiert wird).

Gender (Geschlecht im sozialen Sinne) beschreibt die Bandbreite von Charakteristika, die Maskulinität und Femininität zugeschrieben werden – und zwischen ihnen differenzieren – sowie nonbinäre Geschlechtsidentitäten (zum Beispiel Menschen, die sich als Mann, Frau, beides, weder-noch oder etwas komplett anderes identifizieren). Während unser biologisches Geschlecht (englisch „sex") körperliche Attribute wie externe Genitalien und innere reproduktive Strukturen beinhaltet, die bei der Geburt eine Geschlechtszuweisung erlauben, wird das soziale Geschlecht mit dem Ausdruck und Verständnis unserer Identität assoziiert. Sexismus ist die Unterdrückung, die biologische Männer von Frauen, Transgender- und intersexuellen Menschen trennt. Zum Beispiel erhalten Männer im Beruf normalerweise höhere Gehälter, mehr Autorität und Aufstiegschancen, während Institutionen oftmals den Mythos der Leistungsgesellschaft propagieren – also die Idee, dass Fortschritt ausschließlich auf Fähigkeit und Talent basieren statt auf sozialem Status. In dieser Kategorie sind demnach jene, die „cisgender" sind (bei denen also die Geschlechtsidentität mit dem bei der Geburt zugewiesenen Geschlecht übereinstimmt), privilegierter als jene, die transgender sind. Beispiele für Cisgender-Privilegien sind zum Beispiel das Nutzen öffentlicher Toiletten, ohne Angst vor verbalen Angriffen haben zu müssen, und das

Nutzen öffentlicher Räume (zum Beispiel Umkleiden in Fitnessstudios), ohne wegen seines Geschlechtsausdrucks belästigt zu werden.

Die oben genannten Punkte bieten eine wenn auch verkürzte und unvollkommene Einführung in jede der neun Kategorien. Wie Sie in jedem Absatz sehen konnten, ist Identität auf ein sehr simplifiziertes binäres System reduziert – entweder ist man durch die Zugehörigkeit zu einer Kategorie privilegiert oder nicht. Innerhalb dieser Kategorien besteht eine komplexe Bandbreite an Privilegien und Unterdrückung, die durch andere uns innewohnende Identitäten gemildert wird. Sie sind intersektional. Wie Audre Lorde schrieb: „So etwas wie den Kampf für ein einzelnes Thema gibt es nicht, da wir nun einmal kein Leben leben, das aus nur einem einzigen Thema besteht." (1984, S. 138) Wichtig ist, dass Unterdrückung spürbare materielle Auswirkungen auf Menschenleben hat. Wenn wir gewillt sind, uns mit dieser Tatsache näher zu beschäftigen, und ein Verständnis dessen, wie Unterdrückung funktioniert und welche Rolle wir darin spielen, mit einbeziehen, ist die Wahrscheinlichkeit hoch, dass wir sozialen Kontext und seinen Einfluss auf Fälle von Traumatisierung richtig wahrnehmen können.

WAHRHEIT UND REALITÄT

„Aber die Hautfarbe dieser Person sollte keinen Unterschied machen", sagte mein Gegenüber mit verwirrtem Gesichtsausdruck. Wir befanden uns in einer Traumasupervisionsgruppe, und ich erzählte von meiner Arbeit mit Nari. Nach unserem Telefongespräch hatte Nari sich dazu entschieden, eine Sitzung mit mir zu vereinbaren, und ich nahm an dieser Supervision teil, um mir Rat bezüglich der Dynamik zu holen, die aufgrund unserer unterschiedlichen Ethnizität zwischen uns entstehen konnte. An der Supervisionsgruppe nahmen Menschen unterschiedlicher Ethnizität teil, und die Meinungen gingen auseinander, ob ich derjenige sein sollte, der die Frage der Ethnizität aufbringen oder ob ich es Nari überlassen sollte. Die Person, die sich geäußert hatte, war weiß und glaubte, dass es beleidigend sein könnte, wenn ich etwas sagte. „Ich wurde in dem Glauben erzogen, dass alle Menschen gleich sind", sagte der Mann. „Daher fällt mir nicht auf, ob jemand weiß ist oder nicht. Ich halte das für rassistisch."

Soziale Identität stellt uns hier vor einen Widerspruch. Obwohl die Kategorien, die ich oben besprochen habe, soziale Konstrukte darstellen, haben sie auf uns alle entscheidenden Einfluss – besonders auf jene, die von Unterdrückung betroffen sind. Dies setzt uns einem Spannungsfeld aus *Wahrheit und Realität* aus, wie Nieto es bezeichnete.[176] Die Wahrheit ist, dass unsere Identitäten sehr viel komplexer sind als die Optionen, die uns das „Addressing Model" gibt. In der *Realität* ist unser Leben jedoch immens und auf unterschiedliche Arten von diesen Kategorien beeinflusst.

Lassen Sie uns Ethnizität als Beispiel heranziehen. Die Forschung zeigt, dass die DNA zweier beliebiger Menschen zu 99,9 Prozent identisch ist – wir alle teilen die gleiche Anordnung an Genen, und auf biologischer Ebene gibt es zwischen uns wenige bis gar keine genetischen Unterschiede.[177] Aber es ist nicht zu leugnen, dass Rassismus dennoch existiert und sich negativ auf die Gesundheit von diskriminierten Menschen auswirkt.[178] „Eine Kategorisierung durch Ethnizität ist grundsätzlich problematisch", schreibt Nieto. „Jedoch reicht das bloße Wissen darum, dass diese Kategorisierung absurd ist, nicht aus, um die Auswirkungen von Rassismus zu neutralisieren." (Nieto et al. 2010, S. 41)

Es ist eine Herausforderung, beide dieser Wahrheiten anzuerkennen. Aber es ist etwas, womit wir innerhalb unserer traumasensitiven Praxis fertigwerden müssen. Wenn ein Therapeut oder Lehrer Wahrheit gegenüber Realität überbetont, wie mein Kollege in der Supervisionsgruppe, kann dies dazu führen, dass er seine Fähigkeit, wirksam mit Klienten zu arbeiten, einschränkt, da er deren gelebte Erfahrungen auf diese Weise als belanglos abtut. Der weiße antirassistische Aktivist Tim Wise hat es in einem Interview folgendermaßen formuliert:

> Es ist ein Zeichen weißer Privilegiertheit, sagen zu können, dass man nicht-weiße Menschen schlicht als Menschen sieht. Wenn ich ihre Ethnizität nicht sehe, dann werde ich das Leben, das sie wirklich leben, nicht sehen können. Ich nehme sie dann als ‚abstrakte

> Menschen‘ wahr und nicht als solche mit bestimmten Erfahrungen. Ich verfehle oder missverstehe, auf welche Weise sie durch ihre Erfahrungen geprägt wurden. (Nieto et al., 2010, S. 42)

Doch wenn wir uns umgekehrt zu sehr auf die Seite der Realität begeben, könnten wir zu der Annahme gelangen, dass soziale Konstrukte real sind, und den Stereotypen glauben, die wir verinnerlicht haben. Vielleicht nehmen wir dann an, dass es beispielsweise eine Erfahrung von Behinderung gibt, die allen Menschen mit Einschränkungen gemeinsam ist, und bieten deshalb pauschalisierenden Rat, der auf unausgesprochenen Vermutungen beruht. Die Aufgabe besteht also darin, die optimale Balance zwischen Wahrheit und Realität zu finden, indem wir den Erfahrungen anderer aufmerksam zuhören und uns der Stereotypen, die in unserem eigenen Bewusstsein aktiv sind, gewahr sind.

Die Forschung zeigt, dass wir soziale Unterschiede wahrnehmen, ob wir es wollen oder nicht. Wir tun das, indem wir vorschnell Urteile über andere durch uns innewohnende Vorurteile fällen – die unbewussten Einstellungen, die wir gegenüber allen möglichen sozialen Gruppen haben. In der Neurologie sowie der Sozialpsychologie und kognitiven Psychologie konnte immer wieder gezeigt werden, dass wir alle solche unbewussten Vorurteile in uns tragen, die häufig nicht mit den Werten, die wir bewusst vertreten, übereinstimmen.[179] Wir glauben, dass unsere Entscheidungen mit dem, was wir bewusst glauben, deckungsgleich, während es tatsächlich ein unbewusster Prozess ist, der die Kontrolle hat. Forschungsergebnisse zeigen auch, dass unsere unbewussten Vorurteile diejenige soziale Gruppe bevorzugen, der wir selbst angehören[180], und dass diese Vorurteile oft *gegen* Mitglieder sozial benachteiligter Gruppen gerichtet ist – beispielsweise LGBT-Menschen oder Menschen mit Übergewicht.[181] Das sind die Auswirkungen größerer unterdrückender Systeme: Wir verinnerlichen Stereotypen über andere und tragen sie unbewusst, als Teil unseres Alltags, in die Welt hinaus.

Wenn wir uns in Bezug auf sozialen Kontext kompetent verhalten wollen, müssen wir einige dieser unbewussten Vorurteile auseinandernehmen und hinterfragen. Wenn wir in Bezug auf unsere verinnerlichten Glaubenssätze ehrlich mit uns selbst sind und uns selbst korrigieren, öffnen wir uns der Möglichkeit, einem Individuum auf professionelle und angemessene Weise bei der Traumaheilung zu helfen – und so dazu beizutragen, dass die größeren Systeme, die diese Einstellungen hervorbringen, auf der Ebene des Einzelnen neu gestaltet werden. Unsere unbewussten Vorurteile anzuerkennen, wird unsere Interventionen positiv beeinflussen, erhöht unsere Fähigkeit zum Mitgefühl und hilft uns dabei, einen Mittelweg zwischen Wahrheit und Realität zu finden.

In meinem ersten Konsultationsgespräch mit Nari schaffte ich es, die Balance zwischen Wahrheit und Realität zu halten. Die Wahrheit war, dass unsere Unterschiede sich für mich nicht wie Hindernisse anfühlten – ich verstand, dass sie soziale Konstrukte waren. Gleichzeitig wusste ich, dass unsere Unterschiede spürbare, materielle Konsequenzen für uns beide hatten, beispielsweise in Bezug darauf, wie wir in der Welt behandelt wurden und in Bezug auf die Art und Weise, in der sich unsere therapeutische Beziehung gestalten würde. Ich war offen dafür, mit Nari zu arbeiten, aber natürlich oblag diese Entscheidung nicht mir. Meine Aufgabe war, diese Komplexität auszuhalten, empathisch zu bleiben und sicherzustellen, dass die Wahl komplett bei Nari lag. Nach einigen Gesprächen beschlossen Nari und ich, tatsächlich nicht weiter miteinander zu arbeiten. Ihr war bewusst geworden, dass sie Unterstützung von einer Person brauchte, die wusste, wie es sich anfühlte, nicht-weißer Hautfarbe zu sein – die sowohl die erlebte Erfahrung von Rassismus nachvollziehen konnte, als auch, in welcher Verbindung sie mit ihrem Erlebnis auf dem Retreat stand. Wir hatten ein gutes Gespräch, aus dem wir beide mit erhobenem Kopf hinausgingen. Und obwohl unser Austausch relativ kurz war, reflektierte er dennoch die Arbeit, die ich meinerseits investiert hatte, um eine solche Unterhaltung kompetent und angemessen führen zu können. Dies vorausgeschickt, möchte ich mich nun vier Modifikationen zuwenden, die mit dem Thema dieses Kapitels zu tun haben, und einige praktische Anregungen bieten, damit Sie ein Gewahrsein des sozialen Kontextes in Ihre traumasensitive Arbeit einbringen können.

SOZIALEN KONTEXT VERSTEHEN: TRAUMASENSITIVE MODIFIKATIONEN

I Professionell arbeiten mit sozialem Kontext

Die erste vorgeschlagene Modifikation traumasensitiver Achtsamkeit besteht darin, kompetenter mit sozialem Kontext zu arbeiten. Das bedeutet, ein Gewahrsein für Ihre eigene soziale Zugehörigkeit und die damit verbundenen Machtdynamiken in bestimmten Situationen zu haben und sich bewusst zu sein, welchen Einfluss dies auf Ihre Interaktionen mit anderen hat. Wenn wir uns der Privilegien und Unterdrückung noch nicht ausreichend bewusst sind, können wir uns folgende Fragen stellen:

- Wie beeinflusst sozialer Kontext gerade diese Situation oder die Dynamik dieser Situation?
- In welcher Weise handele ich gerade möglicherweise auf der Basis von Glaubenssätzen, Werten oder Vermutungen, die mit diesem Moment nichts zu tun haben?
- Wo muss ich meine Kompetenz in Bezug auf sozialen Kontext erweitern (zum Beispiel Rassismus, Sexismus)?

Bedingt durch unsere soziale Identität, ist es wahrscheinlicher, dass wir uns derjenigen Erfahrungen, die uns in unserer Wahlfreiheit oder unserem Freiraum einschränken, bewusster sind als derjenigen, die uns zum Vorteil gereichen. Die Aufgabe besteht hier darin, sicherzustellen, dass wir Unterdrückungs-Dynamiken in unserer Arbeit nicht aufrechterhalten, sondern versuchen, Sicherheit für unsere Teilnehmer und Klienten herzustellen.

Warum ist es besonders für jene, die Privilegien genießen, wichtig, diese Dynamiken im Auge zu behalten? Nieto zieht in diesem Zusammenhang das Beispiel von Soldaten und ihren Vorgesetzten heran, um zu illustrieren, wie Unterdrückung funktioniert und weshalb wir darüber, unter Einbeziehung unserer sozialen Identität, mehr lernen müssen.[182] Wenn ein Offizier in einem militärischen Umfeld hinzutritt, erklärt Nieto, halten die rangniedrigeren Soldaten mit dem, was sie gerade tun, inne, um aufzustehen und dem Offizier zu salutieren. Es ist sehr viel wahrscheinlicher, dass ein Soldat einen Offizier bemerkt, als andersherum – der Soldat ist dazu ausgebildet, auf diese Machtverhältnisse zu reagieren und sich angesichts seiner Vorgesetzten auf eine bestimmte Weise zu verhalten. In den sozialen Systemen, denen wir alle angehören, ist es eher unwahrscheinlich, dass diejenigen mit mehr Macht den Machtverhältnissen einer Situation Aufmerksamkeit schenken. Menschen, die über Privilegien verfügen, wird beigebracht, ihre Position als die Norm zu verstehen. Aufgrund ihrer privilegierten Position sind sie in der Lage, ihre Energie in die Verfolgung ihrer persönlichen Ziele zu investieren, statt sich auf Machtverhältnisse und ihre Konsequenzen einstellen zu müssen. Wenn jemand Ziel von Unterdrückung ist, sieht sich diese Person kontinuierlich mit Hindernissen und Umständen konfrontiert, die sie im Kleinen wie im Großen beeinflussen. Strukturen und Institutionen schränken ihre Wahl- und ihre Bewegungsfreiheit ein, und sie empfängt Signale der Abwertung. Das ist der weitere soziale Kontext, in dem traumasensitive Praxis stattfindet.

Ein möglicher Fallstrick, wenn es darum geht, einen professionellen Umgang mit sozialem Kontext zu fördern, sind Beschämung und Selbstzensur. Obwohl es eine gute Sache ist, mehr „kulturell gewahr" oder kompetent zu sein, ist es wichtig, dass jene mit mehr Privilegien sich nicht bloß dazu zwingen, ihre Vorurteile zu unterdrücken – nur damit sie an anderer Stelle wieder zum Vorschein kommen. Wie Liz Goodwin schreibt:

> Wenn wir uns darauf konzentrieren, politisch korrekte Umgebungen zu schaffen, die Vorurteile unter Kontrolle halten oder gar bestrafen, erreichen wir manchmal nicht viel mehr als eine vorübergehende Unterdrückung von Verhaltensweisen, die im Wesen unterdrückender Systeme liegen. Wir alle neigen dazu, unsere Vorurteile zu verschleiern, dennoch halten sich in uns unterschwellig Gedanken und Verhaltensweisen über Vorherrschaft, und sie können sich sogar noch verstärken. (Nieto et al., 2010)

Die Aufgabe ist auch hier, ehrlich und mitfühlend mit uns selbst in Bezug darauf zu sein, was unsere Arbeit tatsächlich umfasst. Diejenigen, die vor Unterdrückung geschützt aufgewachsen sind, haben die Verpflichtung, wachsam zu bleiben gegenüber Zuschreibungen, gemäß denen manche Menschen „normal" sind und andere nicht. Um sozialen Kontext verstehen zu können, braucht es, abhängig von der eigenen Lebensgeschichte, gewissenhaftes Studium und Übung.

An dieser Stelle kommt das Toleranzfenster ins Spiel. Erinnern wir uns, dass im Bereich oberhalb des Fensters Chaos herrscht: die Welt ist uns zu viel und wir können die Informationen, die auf uns einprasseln, nicht aufnehmen. Wir sind so gestresst, dass unsere Angst all unsere Bemühungen untergräbt, mit der Situation zurechtzukommen. In dem Bereich unterhalb des Toleranzfensters haben wir Stagnation und Langeweile. Wir lernen nichts und verharren bewegungslos im Status quo. Zwischen diesen beiden Polen haben wir das Toleranzfenster – die optimale Zone des Lernens, in dem wir uns nachhaltig weiterentwickeln können. Auf diesem Mittelweg ist es wahrscheinlicher, dass wir zentriert und mit den Dingen, die uns wichtig sind, verbunden bleiben. Uns ist klar, was wir wissen, aber noch wichtiger: Wir sind uns dessen bewusst, was uns fehlt. Dies fördert eine traumasensitive Praxis.

2 Bereit sein, über Abstammung und kulturelle Aneignung zu diskutieren

Die zweite Modifikation dieses Kapitels baut auf der ersten auf – der Bedeutsamkeit einer gründlichen Analyse des Zusammenhangs von sozialem Kontext und Traumaheilung. Diese zweite Modifikation besteht darin, dass wir mit Kursteilnehmern und Klienten darüber sprechen, von wo der von uns praktizierte Achtsamkeitsansatz sich herleitet. Wir sollten auch darüber sprechen, was es war, das uns dazu gebracht hat, gerade mit diesem Ansatz von Achtsamkeit zu arbeiten. Dadurch schaffen wir Vertrauen, durchbrechen potenziell unterdrückende Dynamiken, erweisen der Geschichte unseren Respekt und geben den Menschen bei ihrer Heilung ein Gefühl der Wahlfreiheit und Handlungsfähigkeit. Ich möchte mit einer Geschichte beginnen, um diese Modifikation zu verdeutlichen.

Eine meiner Kolleginnen hat mir von einem Gespräch erzählt, das sie in einem Grundseminar im Fach Psychologie mitgehört hat. Jede Sitzung wurde mit dem Anschlagen einer Klangschale begonnen und beendet. In vielen Traditionen als Meditationswerkzeug genutzt, erzeugte die Klangschale einen wunderschönen, harmonischen Ton, der den Raum erfüllte. Der Dozent wollte den Studierenden auf diese Weise die Möglichkeit geben, sich zu Beginn des Seminars zu fokussieren und am Ende einen Moment innezuhalten, bevor sie in ihr hektisches Alltagsleben zurückkehrten.

Eines Abends blieb nach der Sitzung eine der Studentinnen stehen, um den Dozenten zu fragen, wie er an die Klangschale gekommen war und woher sie stammte. Er antwortete ihr, dass er sie im nahegelegenen Buchladen gekauft habe und über ihre Herkunft nichts Genaueres wisse. Er mochte einfach den Klang, sagte er, und reichte die Klangschale der Studentin.

„Ich mag den Klang auch“, antwortete sie, während sie die Unterseite der Schale betrachtete. Dann verschwand das Lächeln aus ihrem Gesicht. „Wissen Sie, dieses Schriftzeichen zeigt mir, dass diese Schale aus Japan stammt, nicht weit von dem Ort, aus dem meine Familie stammt. Diese Art von Schale wird von uns hauptsächlich als eine Art Glocke bei traditionellen Begräbnisritualen und bei der Ahnenverehrung genutzt.“

Der Dozent fragte sie, ob sie es für angebracht hielt, wenn er die Schale nutzte.

„Das ist Ihre Entscheidung“, antwortete die Studentin. Sie stellte die Schale ab und ging kopfschüttelnd davon.

Wie ich oben beschrieben habe, benötigen wir, um Schülern und Klienten dabei zu helfen, sich sicher zu fühlen, ein Gewahrsein für sozialen Kontext. Das beinhaltet die Fähigkeit, angesichts von Dingen, über die wir nichts oder nicht viel wissen, demütig zu sein. Statt zu versuchen, Perfektion zu erlangen und umfassend Bescheid zu wissen, können wir uns darin üben, eine Haltung der Offenheit und Neugierde für andere Menschen, andere Kulturen und soziale Bedingungen zu entwickeln. Wenn wir uns in diesem Bereich weiterentwickelt haben, können wir auch lernen, Verbindungen zu erkennen, die wir sonst vielleicht übersehen hätten. Wenn wir mit Trauma arbeiten, suchen wir gezielt nach Dynamiken, die mit Privilegien, Unterdrückung und Leid in Verbindung stehen. So gestatten wir diesen Informationen, Einfluss auf unsere Interventionen zu nehmen und verleihen unserer Arbeit dadurch Tiefe.

In dem oben genannten Beispiel konnte der Lehrer keine nennenswerten Informationen bezüglich der Klangschale liefern und verletzte dadurch das Vertrauen der Studentin. Ohne sich des sozialen Ursprungskontextes bewusst zu sein, nutzte er ein Werkzeug, das in der Kultur einer anderen Person heilig war. Obwohl er vermutlich ohne böse Absicht gehandelt hatte, hatte sein mangelndes Wissen über die Klangschale einen negativen Effekt.

In den Unterdrückungs-Systemen, die ich in diesem Kapitel beschrieben habe, drückt sich Vorherrschaft auf vielerlei Weise aus: von einem breiten Spektrum an Gewalt bis hin zu subtileren Vorfällen von Diskriminierung.

Ein weiterer Ausdruck von Unterdrückung ist *kulturelle Aneignung* (Cultural Appropriation) – das Ausbeuten von Aspekten einer Kultur, die nicht die eigene ist. Immer wieder teilen Menschen unterschiedlicher kultureller Herkunft Aspekte ihrer jeweiligen Kultur miteinander. Kulturelle Aneignung hingegen beruht auf einer Machtdynamik, bei der Mitglieder einer dominanten Gruppe Objekte und Rituale einer Gruppe übernehmen, die systematisch unterdrückt wurde. Indem die dominante Gruppe Aspekte einer unterdrückten Kultur zu ihrem Vorteil nutzt, beutet sie die Menschen aus, von denen diese kulturelle Praxis stammt. Marginalisierte Gruppen verlieren auf diese Weise die Macht, selbst entscheiden zu können, wie ihre Bräuche und Praktiken genutzt werden. Beispielsweise vermarkten nicht-indigene Unternehmen an Halloween traditionellen indigenen Kopfschmuck als Verkleidung für Nicht-Indigene. Das ist ein Akt kultureller Aneignung.

Was hat das mit Trauma und Achtsamkeit zu tun? Lassen Sie uns mit Trauma beginnen: Vorfälle kultureller Aneignung dienen oft dazu, gewalttätige historische Akte von Unterdrückung zu verharmlosen, die mit generationsübergreifendem Trauma einhergehen. Sportmaskottchen sind in den Vereinigten Staaten häufig indigenen Kriegsfiguren entlehnt, die mit Kolonialismus und Genozid in Verbindung stehen, und nicht-indigene Menschen trugen in früherer Zeit oft indigenen Kriegs-Kopfschmuck. Die Kerndynamik hier ist, dass eine mächtige Gruppe sich von einer kulturellen Tradition nimmt, was sie möchte, ohne sich darum zu scheren, wer diese Tradition ursprünglich unter welchen Umständen geschaffen hat – oder gar ihre eigene Rolle bei der Unterdrückung dieser Menschen zu reflektieren.

Westliche Buddhisten wurden beschuldigt, sich Achtsamkeitslehren anzueignen, um Profit zu erzielen, indem sie Zeitschriften und Kurse anboten. Natürlich ist das hochkomplex: Der Buddhismus ist über Jahrtausende hinweg entstanden und hat sich von Indien nach China und einige andere Länder ausgebreitet, wobei er, abhängig von den Menschen und Orten, mit denen er in Berührung kam, unterschiedliche kulturelle Ausprägungen angenommen hat. Die ersten westlichen Lehrer, die Achtsamkeit übten, lernten sie in Ländern wie Burma und Thailand in den 1960er und 1970er Jahren kennen und brachten den Buddhismus mit dem Segen ihrer Lehrer in die Vereinigten Staaten, wo sie Achtsamkeit unter Achtung ihrer historischen Tradition lehrten. Praktiken verändern sich im Laufe der Zeit und passen sich den Bedürfnissen der Menschen, die sie ausüben, an. Ist Achtsamkeit also an bestimmten Orten eine Form kultureller Aneignung, kulturellen Teilens oder beides?

Eines ist klar: Ganz gleich, ob wir Achtsamkeitslehren als eine säkulare Intervention oder als Teil eines buddhistischen Pfades anbieten, wir tun es innerhalb eines sozialen Kontexts, in dem kulturelle Aneignung geschieht. Die Integrität unserer Arbeit leidet, wenn wir uns nicht gewahr sind, dass diese Aneignung in dominierenden Systemen stattfindet, die Leid aufrechterhalten und Trauma auslösen oder verstärken können.

Wie können wir also bei den Menschen, mit denen wir arbeiten, Sicherheit und Vertrauen aufbauen und sicherstellen, dass wir einfache

Achtsamkeitsanleitungen kompetent anwenden? Der Schlüssel ist hier, sich im Klaren darüber zu sein, woher die Tradition, derer Sie sich bedienen, stammt, mit Teilnehmern und Klienten darüber zu sprechen und ihnen die Wahl zu lassen, bis zu welchem Grad sie daran teilnehmen möchten. Die Menschen über die Herkunft Ihrer Arbeit zu informieren – inklusive potenzieller Widersprüchlichkeiten –, gibt ihnen die Wahl, ob sie an diesem Prozess teilhaben möchten oder nicht. Und die Komplexität von Achtsamkeit und die Vielfalt der Kontexte, in denen sie gelehrt wird, anzuerkennen – statt ihre potenzielle Aneignung zu verschleiern –, bietet eine Wahlmöglichkeit. Wir nehmen uns einen Moment Zeit, um Menschen unseren Standpunkt zu vermitteln, beantworten Fragen und sind in Sachen Achtsamkeit so ehrlich und transparent wie möglich.

3 Tätig werden

In Kapitel 3 habe ich die Entscheidungssituation angesprochen, mit der wir Praktiker uns konfrontiert sehen, wenn wir zwischenmenschlichem Trauma gegenüberstehen, das aus sozialer und ökonomischer Unterdrückung resultiert. In diesen Momenten sind wir gezwungen, Partei zu ergreifen – für die Unterdrücker oder für die Opfer. Für diejenigen von uns, die sich dafür entscheiden, sich auf die Seite der Menschen zu stellen, die Ziel der Unterdrückung sind, gibt es eine Reihe von Optionen, aktiv zu werden. Hier sind fünf:

- **Selbst-Analyse und tätig werden.** Sehen Sie sich kritisch in Ihrer Organisation, privaten Praxis oder in Ihrem Privatleben um und achten Sie darauf, wo Sie versuchen, neutral zu bleiben oder sich unabsichtlich auf der Seite der Unterdrücker befinden. Unternehmen Sie von dort aus Schritte, um etwas gegen Ungerechtigkeit zu tun. Wie können wir beispielsweise ein Umfeld schaffen, in dem Bewusstsein und Gewahrsein sowohl für die Unterdrückung gefördert werden, als auch für die vielen Bewegungen, die daran arbeiten, Gleichheit herzustellen?

- **Sich gegen Ungerechtigkeit aussprechen.** Ob wir Zeuge einer diskriminierenden Handlung in unserer Achtsamkeitsgemeinschaft werden oder Teil eines institutionalisierten Unterdrückungs-Systems sind, wir können diese Strukturen durchbrechen, indem wir unsere Stimme erheben, das Gespräch suchen und uns Unterstützung holen.
- **Einer Graswurzelbewegung beitreten und andere mobilisieren, um systemische Ungerechtigkeit zu bekämpfen.** Suchen Sie sich Bewegungen, die an Kampagnen zur Transformation unterdrückender Systeme und gegen die Aufrechterhaltung von Trauma arbeiten und bringen Sie sich dort ein.
- **Die Stimmen derjenigen verstärken, die gegen Ungerechtigkeit kämpfen.** Durch die sozialen oder persönlichen Netzwerke können wir die Aufrufe von Menschen weiterleiten, die sich dazu verpflichtet haben, Unterdrückung sichtbar zu machen.
- **Das eigene Gewahrsein drastisch erhöhen.** Ebenso wie in der Achtsamkeitsausbildung lernen wir auch bei der Entwicklung eines sozialen Bewusstseins dann am besten, wenn wir mit Menschen in Kontakt kommen, die mehr Erfahrung haben als wir. Um unser Gewahrsein für Unterdrückung zu erhöhen, können wir uns in Organisationen engagieren, die dieselben Werte vertreten wie wir, und wir können uns Lehrer und Mentoren suchen, die gewillt sind, uns zu helfen, bei unserer Arbeit effektiver zu werden.

4 Sich für soziale und umweltpolitische Bewegungen engagieren

Die letzte Modifikation traumasensitiver Praktiker besteht darin, sich in oder für Bewegungen zu engagieren, die soziale Gerechtigkeit vorantreiben – und so die Zustände, die systemisches Trauma auslösen und aufrechterhalten, anzugehen. Ob wir Graswurzelbewegungen eine monatliche Spende zukommen lassen oder Teil einer Bewegung sind, die einen größeren Beitrag leistet, traumasensitive Praxis wird gefördert, indem wir Bewegungen unterstützen, die für Gerechtigkeit kämpfen.

Ein diesem Buch zugrundeliegender Glaube ist, dass wir stärkere und verantwortungsvollere trauma-bewusste Praktiker werden, wenn wir über Trauma in systemischer Weise nachdenken. Sich zwischenmenschliches Trauma als rein individuelle Tragödie vorzustellen, lässt die systemischen Umstände außen vor, die so oft die Wurzel des Traumas bilden – wie zum Beispiel Rassismus, Transphobie, Armut und staatliche Gewalt. Wie ich in diesem Kapitel beschrieben habe, hilft uns ein Verständnis für die systemischen Aspekte von Trauma dabei, besser auf die gelebten traumatischen Erfahrungen von Menschen einzugehen und den sozialen Kontext, in dem wir agieren, tiefer zu verstehen.

Seit Beginn unserer Geschichtsschreibung haben sich Gemeinschaften organisiert, um Widerstand gegen Systeme zu leisten, die kollektives Trauma aufrechterhalten. Diese sozialen und umweltpolitischen Gerechtigkeitsbewegungen, die sich für eine Welt einsetzen, die ethnisch und ökonomisch gerecht ist und in der Wohlstand, Land und Macht geteilt werden, schaffen im Leben von Menschen konkrete und nachhaltige Verbesserungen. Diese Bewegungen engagieren sich im Namen von Menschen, die einkommensschwach sind und/oder der Arbeiterschicht angehören, von „People of Color", deren Arbeitskraft unsere Gesellschaft am Laufen hält und für die es am meisten zu gewinnen gibt, wenn unterdrückende Systeme aufgehoben werden. In Gerechtigkeitsbewegungen engagieren sich schon immer Heilkundige aller Art, die Menschen und Gruppen von Menschen dabei unterstützen, ihr Trauma zu heilen und so Zugang zu Resilienz, Wohlbefinden und Freiheit zu erlangen.

Ich glaube, dass trauma-kundige Praxis von uns fordert, auf die Bedürfnisse dieser Bewegungen einzugehen, indem wir uns für sie engagieren und/oder sie finanziell unterstützen. In den kapitalistischen Gesellschaft unserer Gegenwart brauchen soziale Bewegungen direkte finanzielle Unterstützung: gemeinnützige Organisationen – die Organisationen für soziale Veränderung sowie religiöse Institutionen einschließen – erhalten in den USA momentan 72 Prozent ihrer finanziellen Unterstützung durch Individuen und lediglich 15 Prozent von philanthropischen

Stiftungen.[183] Die Forschung hat deutlich gemacht, dass das meiste Geld, das in den Vereinigten Staaten gespendet wird, aus der Mittelschicht, der Arbeiterschicht und armen Familien stammt.[184] Soziale und umweltpolitische Gerechtigkeitsorganisationen sind abhängig von Spenden von einer Vielzahl an Menschen, und als trauma-kundige Praktiker können wir Bewegungen unserer Wahl unterstützen – ob es nun durch große jährliche Spenden oder monatliche Beiträge ist, abhängig von unseren finanziellen Möglichkeiten.

Wir können für solche Bewegungen auch auf andere Weise zur Ressource werden. Als traumasensitive Praktiker, die aus Gemeinschaften stammen, die direkt Ziel unterdrückender Systeme sind, können wir Organisationen finden, die sich für Veränderung einsetzen, und ihnen beitreten. Diejenigen von uns, die aufgrund ihrer Schichtzugehörigkeit und Ethnizität mehr Privilegien genießen, können diese Organisationen unterstützen und jenen, die Gemeinwesensarbeit betreiben, als Verbündete und auf andere Weise zur Seite stehen. Wir können ein offenes Auge für die ökonomischen Realitäten der Mehrheit der Menschen haben und spezielle Honorare für Menschen anbieten, die über geringere finanzielle Mittel verfügen (besonders für solche, die sich in Bewegungen für sozialen Wandel engagieren). Häufig sind es genau diese Menschen, die am meisten von traumatischen Systemen betroffen sind.

FAZIT

Trauma transformieren

Zur Jahrtausendwende gab es keine öffentlichen Hinweise, die an den Sklavenhandel in Montgomery, Alabama erinnerten. In einer Stadt, die übersät ist mit Schildern, die an die Bürgerrechtsbewegung und die Konföderation erinnern, blieben Zeichen der Anerkennung von Montgomerys bedeutender Rolle im inländischen Sklavenhandel auf bemerkenswerte Weise aus.

Das änderte sich im Jahr 2013. Der Aktivist und Juraprofessor Brian Stevenson, Gründer und Direktor der Equal Justice Initiative (EJI) – einer gemeinnützigen Organisation, die Massenverhaftungen und ethnische und ökonomische Ungerechtigkeit bekämpft –, begann sich für eine Reihe an historischen Markierungen starkzumachen, die Montgomerys Anteil am Sklavenhandel dokumentieren sollten.[185] EJI argumentierte, dass Menschen davon profitieren würden, wenn es einen Ort gäbe, an dem Besucher der Stadt über die traumatische Geschichte von Rassismus und Sklaverei in den Vereinigten Staaten nachdenken konnten – ein Aufruf dazu, sich aktiv mit Geschichte auseinanderzusetzen, statt sie zu verleugnen, zu verdrängen oder zu wiederholen.[186] „Man kann Bürgerrechte oder Bürgerkrieg nicht verstehen ohne ein Bewusstsein für Sklaverei und dafür, was der Sklavenhandel aus Orten wie Montgomery gemacht hat.“ (Kachmar, 2013)

Ich erfuhr von Stevenson und der Arbeit der EJI im Sommer 2015. Einige Wochen zuvor hatte der 21-jährige weiße Rassist Dylann Roof in der Emanuel African Methodist Episcopal Church in Charleston, South Carolina, das Feuer eröffnet und neun Menschen getötet. Ich stolperte über ein Interview mit Stevenson zu dem Attentat, in dem er auf fundierte Weise die Zusammenhänge zwischen Hassverbrechen und dem historischen Trauma der Sklaverei aufzeigte. „Sehr wenige Menschen in diesem Land verfügen über ein Gewahrsein, wie weitreichend, lähmend und zerstörerisch Amerikas Geschichte der Sklaverei tatsächlich ist", konstatierte Stevenson. „Ich glaube nicht, dass die Sklaverei 1865 endete; ich glaube vielmehr, dass sie sich weiterentwickelt hat."

Trauma lässt sich nicht einfach begraben, unterdrücken oder beiseite schieben. Auch wenn wir uns noch so sehr bemühen, uns abzulenken oder zu betäuben, Bruchstücke des Traumas werden letztlich immer wieder ihren Weg an die Oberfläche finden. Manchmal geschieht dies auf individueller Ebene und manchmal in Form eines kollektiven Erwachens, indem die Realität eines Traumas ins öffentliche Bewusstsein durchbricht. Da macht beispielsweise eine Frau einen Übergriff publik, der ihr durch eine Person des öffentlichen Lebens widerfahren ist, und es entflammt eine öffentliche Debatte über Sexismus und die damit zusammenhängende Gewalt.[187] Oder ein anfänglich kleiner Protest gegen Umweltzerstörung, der von indigenen Menschen angeführt wird, führt dazu, dass sich Menschen aus dem ganzen Land der Aktion anschließen und so an die lange Geschichte des durch Siedlerkolonialismus verursachten Traumas erinnern.[188]

Um Trauma heilen zu können, muss es erst einmal angesprochen werden. Das war Teil der Diskussion, die Stevenson und EJI in Montgomery geführt haben: Um eine öffentliche Auseinandersetzung mit den bis in die Gegenwart andauernden Folgen von Rassismus und Sklaverei anzustoßen, brauchte es einen Raum, in dem dieses Trauma erst einmal bewusst gemacht werden konnte. Andernfalls würde historische Amnesie den Alltag bestimmen. Natürlich ist es keine kleine Aufgabe, sich einem solchen Trauma zu stellen. Es erfordert Entschlossenheit, Einsatz, Mut und die richtige Form von Unterstützung. Den Privilegierteren unter uns verlangt diese Konfrontation mit historischem Trauma, an dem wir möglicherweise Anteil haben, den Willen zur Eigenverantwortung ab. Wir sollten unsere Fähigkeit, mit dem, was geschehen ist, präsent zu bleiben, steigern und dem Impuls zur Abspaltung oder Verschiebung der Schuld auf andere widerstehen.

Wie stellen wir das am besten an? Wie schaffen wir es, kontinuierlich gegen Trauma anzugehen, statt in Bewegungslosigkeit, Abstumpfung und Hilflosigkeit zu verharren? Welcher Weg ist der beste, um auf die traumatische Gewalt zu antworten, von der wir in den Medien immer und immer wieder hören? Wie können wir mit diesem Schmerz auf eine bedeutungsvolle und transformierende Weise umgehen? *

Wie ich in diesem Buch argumentiert habe, ist Achtsamkeit ein Werkzeug, das unsere Fähigkeit steigert, mit einer Vielzahl von Erfahrungen präsent zu sein – sei es Freude, Liebe oder traumatischer Stress. Beim Praktizieren von Achtsamkeit geht es darum, klar zu sehen und den Willen zu haben, ohne Filter auf die Augenblickserfahrung zu schauen. Im Bereich des Bewusstseins – der Gedanken, Erinnerungen und Erfahrungen,

* Als Achtsamkeitspraktiker, die damit aufgewachsen sind, als „Weiße" behandelt zu werden (was, wie wir wissen, eher eine soziale als eine biologische Kategorie und somit fließend ist), haben wir durch die Auseinandersetzung mit diesen Fragen viel zu gewinnen. Wir können Klienten auf diese Weise nicht nur besser helfen, produktiver mit Gleichgesinnten zusammenarbeiten und liebevoller mit unseren Familienmitgliedern und Freunden umgehen. Wir entwickeln auch nicht nur ein besseres Verständnis für uns selbst. Das allein sind bereits bedeutsame Gewinne, die dem Leben dienen. Aber es gibt noch eine tieferliegende Schicht. Es mag Mut kosten, das, was wir unser ganzes Leben lang als selbstverständlich betrachtet haben, zu hinterfragen, einschließlich der subtilen und weniger subtilen Lügen, die uns der Rassismus darüber erzählt, wer wir oder andere Menschen sind. Es mag Entschlossenheit und Unterstützung brauchen, um die Verhaltensweisen, auf die wir über viele Jahre konditioniert wurden, zu verändern. Welcher Lohn erwartet uns auf der anderen Seite? Wir können aufhören, Teil jenes massiven Teile-und-Herrsche-Mechanismus zu sein, der die historische Wurzel des Rassismus und sein gegenwärtiger Zweck auf diesem Kontinent ist. Wir können uns auf Gleichheit und Gerechtigkeit hin ausrichten und auf diese Weise Schritte in Richtung einer wirklichen kollektiven und individuellen Heilung unternehmen.

die uns ausmachen – fördert Achtsamkeit eine mutige, unerschrockene Bewertung des Augenblicks und des Standes der Dinge im Allgemeinen. Sie ist eine Fähigkeit und Praxis, die unseren Mut stärken kann und die in den schwierigsten Momenten wie die Hand eines Freundes sein kann, die sich unterstützend auf unsere Schulter legt – eines Freundes, der an unserer Seite steht und uns die stillschweigende Rückversicherung gibt, dass wir haben, wonach die Aufgabe verlangt. Achtsamkeit kann uns dabei helfen, unser Toleranzfenster zu erweitern, so dass wir im wahrsten Sinne des Wortes mehr Raum für Erfahrungen in unserem Leben haben. In dem Maße, in dem wir unsere Fähigkeit stärken, mit Schmerz präsent zu sein, können wir auch mehr Freude und inneren Frieden zulassen.

Dennoch ist Achtsamkeit natürlich keine Sofortlösung. Es gibt keinen einfachen Weg, Trauma zu heilen. Wie ich in diesem Buch argumentiert habe, kann Achtsamkeit unsere Chancen erhöhen, Trauma durch gesteigerte Selbstregulation erfolgreich zu integrieren. Als Zusatz zu anderen Trauma-Therapiemethoden kann Achtsamkeit dafür sorgen, dass wir uns einem Trauma mit größerer mentaler Stabilität zuwenden können, mit besseren Möglichkeiten der Selbstregulation und mit der Fähigkeit, angesichts von Symptomen der Dysregulation Mut und Mitgefühl zu kultivieren.

Sich dafür zu entscheiden, im Rahmen traumasensitiver Achtsamkeit zu praktizieren, ist schwieriger als die Entscheidung, Achtsamkeit zum Teil des eigenen Handwerkszeugs zu machen. Traumasensitive Achtsamkeit ist nichts, was man auf einem Wochenendseminar erlernen kann, um es dem eigenen Portefeuille hinzuzufügen. Ebenso wie wir Achtsamkeit durch gewissenhafte Praxis lernen – wobei wir im Laufe der Zeit immer geübter werden und mehr Tiefe und Sensibilität entwickeln –, ist traumasensitive Praxis ein fortlaufendes Ausrichten der eigenen Praxis und eine Verpflichtung, kontinuierlich dazuzulernen. Das ist es, wofür ich mich in diesem Buch ausgesprochen habe – diejenigen von uns, die Achtsamkeit lehren, darum zu bitten, dabei auf trauma-kundige Weise vorzugehen, und zwar gleichermaßen in Bezug auf individuelles als auch systemisches Trauma oder die Folgen von Unterdrückung.

In den Jahren seit Beginn dieses Projekts ist das Bewusstsein für die möglichen negativen Auswirkungen von Achtsamkeitsübungen stetig gewachsen. Menschen, die Kurse in Achtsamkeit anbieten, erkennen zunehmend, dass Achtsamkeit kein Allheilmittel ist. Wie manche Wissenschaftler herausgefunden haben, kann sie Kursteilnehmern und Klienten sogar Schwierigkeiten bereiten. Das grundlegende Argument dieses Buches ist nicht, dass Achtsamkeit Trauma verursacht, aber sie kann es aufdecken. Manchmal kann sie traumatische Symptome auch verstärken. Was Kursteilnehmer und Klienten brauchen, sind geübte Achtsamkeitslehrer, die verstehen, dass es eines nuancierten Ansatzes der Achtsamkeit bedarf, um den Bedürfnissen von Traumaüberlebenden gerecht werden zu können.

In einem größeren Zusammenhang würde ich sogar behaupten, dass wir uns an einem wichtigen Scheideweg trauma-bedachter Praxis befinden. Wenn wir uns für den einen Weg entscheiden, schrumpft sie zu einer bloßen Checkliste zusammen. Das ähnelt „Diversitätstraining" in Institutionen, in denen der Fokus oft auf zwischenmenschlichen Interaktionen liegt und die kollektiven Rahmenbedingungen ignoriert werden. Extrem heruntergebrochen, geht es bei einem solchen Training dann nur noch um ein „Sag mir, was ich nicht sagen darf" oder um „politische Korrektheit". Der andere Weg verläuft in Richtung ethnischer Gerechtigkeit. Dazu gehört, dass man die Dinge aus einem weiteren Blickwinkel betrachtet und sich selbst in den Zusammenhängen verortet, die man dabei erkennt. Diesen Weg zu gehen ermöglicht uns mehr Anerkennung unseres eigenen Wertes als auch der Würde anderer Menschen. Auf diesem Weg sind wir alle aufgefordert, persönlich Verantwortung dafür zu übernehmen, durch welche Aktivitäten wir zur Transformation der Gesellschaft, in der wir leben, beitragen wollen. Nachdem traumasensitive Praxis eine Verpflichtung zu individuellem und kollektivem Wohlergehen beinhaltet, ist der letztere Weg jener, den wir gehen müssen.

Transformative trauma-kundige Arbeit bedeutet, sich den Traumata von Individuen zuzuwenden, dabei aber die größeren, uns umgebenden sozialen Systeme im Blick zu behalten. In diesem Buch habe ich argumentiert, dass persönliche und soziale Veränderungen nicht voneinander zu trennen sind. Als Achtsamkeitspraktiker müssen wir verstehen, wie soziale Systeme operieren, und wir müssen unsere eigene Position des Privilegiert-Seins oder des Benachteiligt-Seins innerhalb dieser Systeme verstehen. Menschen in privilegierten Positionen müssen hierbei besonders aufmerksam sein. Ich hoffe, dass die praktischen Anregungen dieses Buches zu traumasensitiver Achtsamkeit dabei helfen, dieser Verpflichtung nachzukommen, während man ein Auge auf den größeren Zusammenhang behält.

Ich habe dieses Buch geschrieben, um mich auf eine tiefere Weise mit dem Thema Trauma auseinanderzusetzen und um mich dafür starkzumachen, dass Traumaüberlebende, Achtsamkeitslehrer und Traumatherapeuten kontinuierlich im Gespräch bleiben. Meine Hoffnung ist, dass es uns mit der Zeit und mithilfe enger Zusammenarbeit gelingt, die Probleme, denen wir uns gegenübersehen, auf dynamische und kreative Weise zu lösen. Letztendlich mag die Frage, die wir uns alle stellen, sein: Warum ist es so wichtig, sich mit Trauma zu beschäftigen? Was hat es auf sich mit dieser kollektiven Hinwendung zu Trauma und dem, was ihm zugrunde liegt?

Unser wechselseitiges Aufeinander-angewiesen-Sein ist für unser Überleben unabdingbar – egal, wie viel Teile-und-Herrsche-Systeme versuchen, dieses Faktum zu bestreiten. Während wir versuchen, unser Selbst nach den Dingen auszurichten, die uns wichtig sind, müssen wir uns stets daran erinnern, dass alles innerhalb und außerhalb von uns – unser körpereigenes Nervensystem, unsere Stadtviertel, unsere Ökonomie, unsere sozialen Dienste, unsere nationalen Geschichten und unsere Bestrebungen und Herausforderungen – ein kontinuierlicher Dialog ist. Wenn wir anerkennen, dass Sklaverei[189], Massenverhaftungen[190], Islamophobie und gegen Einwanderer gerichteter Rassismus[191] Wunden geschlagen haben, die noch nicht verheilt sind, können wir sehen, dass wir Heilung und Transformation für Individuen brauchen und für die größeren Systeme, deren Teil wir sind.

Bryan Stevenson vom EJI hat sich aus Gründen der Menschenwürde und der sozialen Gerechtigkeit der Geschichte der Sklaverei in Amerika gewidmet. Ganz sicher weiß er, welche persönlichen Gründe ihn dazu motivieren, auch gegen Widerstände an diesem Thema weiterzuarbeiten, so dass das Trauma dieses Teils der Geschichte zutage tritt. Jeder von uns muss herausfinden, wie er auf seine eigene Weise für eine gerechtere, mitfühlendere Welt aktiv werden kann.

Dank

Hört
mit hereinbrechender Nacht sagen wir danke

W.S. Merwin

Ich muss dir ihre Namen nennen,
damit du weißt, dass ich nichts je allein geschafft habe.

Ta-Nehisi Coates

Ich schulde all jenen Dank, deren Liebe und Arbeit dieses Buch möglich gemacht haben.

Danke, Deborah Malmud, für den Glauben an dieses Projekt. Es war eine Freude, mit dem Team bei Norton zu arbeiten.

An meine Lektoren: Mattie Bamman, danke für deine Weitsicht und dafür, dass du mich konstant auf Kurs gehalten hast. Sophie Hagen, ich danke dir für deinen klugen Rat und den Halt, den du mir gegeben hast, als ich diese Kletterpartie begann. Kendra Ward, danke für dein brillantes Lektorat und für unsere 20-jährige Freundschaft – mit dir zu arbeiten war ein Traum, der wahr geworden ist. Toni Burbank, vielen Dank für deinen großzügigen Geist und Intellekt und dafür, dass du mir beigebracht hast, dass komplexe Ideen zugänglich gemacht werden können. Robyn Russel, danke dafür, dass du mir gezeigt hast, wo ich suchen muss, aber nicht, was ich finden soll; du bist eine Naturgewalt, und ich bin so dankbar, dass wir uns begegnet sind.

An die Gruppe von Männern, die ich Familie nenne: Daniel Rechtschaffen, ich danke dir dafür, dass du mir die Tür geöffnet hast und mich liebst. David Coates, danke, dass du mir Feuer unterm Hintern gemacht und dafür gesorgt hast, dass ich meiner Absicht treu und auf dem richtigen Weg bleibe. Steve Seto, ich danke dir für deinen einfühlsamen Beistand, wenn ich ihn am meisten brauchte. David Yadegar, danke für dein Lachen und deine liebevolle Ermutigung, und Govinda Bader, ich danke dir für deinen Glauben an dieses Projekt sowie deine Liebe und Freundschaft. Adrian Klaphaak, danke, dass du dein helles und wunderschönes Herz mit uns teilst.

Meiner Gemeinschaft bei Generative Somatics sage ich Dank für eure Arbeit für eine gerechtere, mitfühlendere Welt. Staci Haines, ich danke dir für deine unbeirrbare Unterstützung und dafür, dass du mir dabei geholfen hast, die Person zu werden, von der ich hoffte, sie zu sein. Spenta Kandawalla, danke für deine Führung und dafür, wie du mich als Lehrerin, Heilkundige und Freundin gehalten hast. Hilary Moore, danke, dass du meinen Geist für das geöffnet hast, was möglich ist, und für deine Liebe auf dieser Reise. Chris Lymbertos, ich bin dankbar für die Person, die du bist und für alles, was du tust. Fayza Bundalli, ich danke dir für deine Freundschaft und deinen Einsatz für mehr Gerechtigkeit für Menschen mit Behinderungen. Sumi Rajkumar, danke, dass du deine Brillanz mit uns teilst. Danielle Feris, danke, dass du mir dabei geholfen hast, anders über Ressourcen nachzudenken, und Adrienne Maree Brown, danke dafür, dass du mir geholfen hast, anders über Liebe zu denken. Jennifer Ianello, ich danke dir für Freundschaft, Feedback und die geräucherten Oliven. Ein zusätzlicher Dank gilt Alta Starr, Morgan Bassichis, Gesine Wenzel, Liu Hoi-Man, Lara Berth, Nathan Shara, Paola Laird,RJ Maccani, Vassi Johri, Xochitl Bervera Denise Perry, Raquel Lavina, Prentis Hemphill und Lisa Thomas-Adeyemo.

Ohne meine engen Freunde wäre ich verloren. Ashley Bauman, danke für deine Liebe und Partnerschaft, als wir Risiken eingehen mussten, um an den Punkt zu gelangen, nach dem wir uns sehnten. Amy Larimer und Drew Krafcik, ich danke euch, dass ihr mich aufgenommen habt und dafür, dass ihr mir gezeigt habt, was Familie und bedingungslose Liebe ist. Claire Kimmel, danke für deine Magie und Güte. Catherine Wilcox, danke für eine Freundschaft, die sich über Lebensepochen hinweg erstreckt, und Meagan Willan dafür, dies alles möglich gemacht zu haben. Kirby Huminuik, danke, dass du mir an der Schnittstelle von Psychologie und sozialer Gerechtigkeit zur Seite stehst, und Lisa Woodruffe dafür, dass du mich erinnert hast, was wirklich zählt. Jessica Garfield-Kabbara, ich danke dir für deine tiefe Verbundenheit und deine Hilfe dabei, mich das große Ganze im Blick behalten zu lassen. Taylor Rechtschaffen, ich danke dir für deine bespielhafte Courage, Nuria Gomez für standfeste Unterstützung, Valerie Chafograck dafür, dass sie mir beigebracht hat, wie ich gleichzeitig beten und mich bewegen kann. Savahn Rosinbum, danke, dass du mir Liebe und Ruhe beigebracht hast, und Danielle Bezaire dafür, dass du mich an die Hand genommen und nie wieder losgelassen hast.

Kollegen und Freunde mit besonderem Fachwissen waren mir ein großes Geschenk. Willoghby Britton und Jared Lindahl, danke für eure wegweisende Wissenschaft und großen, liebevollen Herzen. Aya Cheaito, ich danke dir für deinen Einsatz für heilsame Gerechtigkeit, und Tempel Smith danke ich dafür, dass er seine hart erworbenen Erkenntnisse im Bereich von Achtsamkeit, Trauma und Heilung mit mir geteilt hat. Brett Wheeler, Jon Roth und Jill Shepherd, danke für euer starkes Feedback als buddhistische Praktiker, und Richard Strozzi-Heckler dafür, dass er mir beigebracht hat, wie man sieht und wonach man suchen muss. Clare Bayard, vielen Dank, dass du an dieses Projekt geglaubt hast und für dein Wissen über Trauma, Unterdrückung und kollektive Befreiung – deinetwegen hat dieses Buch so viel an Stärke gewonnen. Einen Dank an Erin Wiegand von North Atlantic Books für ihren Rat und ihr Verständnis. Vielen Dank an Donna Willmott, Dylan Cooke, Isaac

Lev Szmonko, Molly McClure, Rahuly Janowski und Will Dominie vom Catalyst Project dafür, dass sie 2015 das Anne Branden Anti-Racist Organizing-Trainingsprogramm abgehalten haben – ich habe so viel von jedem Einzelnen von euch gelernt.

Meinen Lehrern einen Dank: Babette Rothschild, ich danke dir für dein Mentorat und dafür, dass du so ermutigend warst. Jorge Ferrer, vielen Dank für deine Liebe, Strenge und deine Hilfe bei der Verwirklichung dieses Projekts. Don Hanlon Johnson und Robert Masters, ich danke euch für eure professionelle Führung durch den Dissertationsprozess, und Bonita Long, Susan Dahinten, Anne Carrier, Tom Blom und Beth Haverkamp danke ich dafür, dass sie mir das Schreiben beigebracht haben. Tara Brach und Rick Hanson, vielen Dank, dass ihr an mich geglaubt habt, und Karry Brady dafür, dass sie mir gezeigt hat, dass Traumaheilung möglich ist. Vielen Dank auch an meine wundervollen Klienten, durch die ich so viel gelernt habe.

Dank geht an die Freunde, die mich auf große und kleine Weise unterstützt haben: David Young, Elizabeth Husserl, Zayin Cabot, Brett Sharenow, Lani Yaegar, Kat Conour, Katherine Crichton, Alisha Gard, Kerry Buller, RJ Jennings, Tim Toliver, Alex Portnoy, David Nichol, Pat, Garry und Jeffrey Lander, Bob, Laura, Christopher und Katie Clemes, Wesley Rosacker, Kirsten Perkins, Joie Mazor, Thomas Filligham, Elan Freydenson, Scott Fischer, Laura van der Noot Lipsky, Jayme Stone, Ben Schik, Tyler Mayo, Clair Whitmer, Andrew Ratte, Donald Rothberg, Jacquelyn Richards, Michael Danzansky, Cate Gaffney, Molly Johnstone, Piya Banerjee, Rick Snyder, Sarwang Parikh, Sefora Ray, Stephen Julich, Will Kabat-Zinn, Dara Silverman, Mahrs Schoppman, Therese Nobel Allen, Kisae Petersen, Piya Banerjee und Paul Kivel. Sarah Abbott, danke, dass Du mein Herz geöffnet und mich dem Mond vorgestellt hast.

Amy Woodruffe, Tanya Behardien, Brianna Herman-Brand, Dylan Bosseau und Zarah, Zoë und Soli, ich danke euch für die Möglichkeit, Teil eures Lebens zu sein und mich der Liebe zu öffnen. Meinem Bruder Ryan Treleaven und meiner Schwägerin Nadine Alby sage ich Dank:

Eure Güte inspiriert mich. Und danke an meine Großmutter, Beatrice, dafür, dass du mich angefeuert und mir geholfen hast, über meine grauen Haare zu lachen.

Zuletzt möchte ich dieses Buch meinen Eltern widmen. Danke, dass ihr bei jedem Schritt an meiner Seite wart und mir als Kind jeden Abend Go Dog Go vorgelesen habt. An meine Mutter Lorraine, danke, dass du an mich als Lehrer geglaubt und mich als Autor ermutigt hast, und an meinen Vater Wesley, dafür, dass du mir aufhalfst, wenn ich ins Straucheln kam und mir bei jedem Kapitel mit sorgfältigem Feedback geholfen hast. Ich liebe euch beide.

Literaturverzeichnis

AAUW. (2017). The pay gap is even worse for black women, and that's everyone's problem. Abrufbar unter: http://www.aauw.org/2015/07/21/black-women-pay-gap/

Alexander, M. (2010). *The new Jim Crow: Mass incarceration in the age of colorblindness.* New York, NY: The New Press.

Allen, M., Dietz, M., Blair, K. S., van Beek, M., Rees, G., Vestergaard-Poulsen, P. & Roepstorff, A. (2012). Cognitive-affective neural plasticity following active-controlled mindfulness intervention. *The Journal of Neuroscience*, 32(44), 15601–15610.

American Association of University Women (2017). *The simple truth about the gender pay gap.* Washington, DC: Author. Abrufbar unter: http://www.aauw.org/resource/ the-simple-truth-about-the-gender-pay-gap/

American Psychiatric Association (2013). *Diagnostic and statistical manual of mental disorders* (5th ed.). Washington, DC: Author.

Anda, R. F., Felitti, V. J., Bremner, J. D., Walker, J. D., Whitfield, C. H., Perry, B. D. & Giles, W. H. (2006). The enduring effects of abuse and related adverse experiences in childhood. *European Archives of Psychiatry and Clinical Neuroscience*, 256(3), 174–186.

Anzaldúa, G. (1987). *Borderlands: la frontera.* San Francisco, CA: Aunt Lute.

Anzaldúa, G. (ed.) (1990). *Making faces, making Soul/Haciendo caras: Creative and critical perspectives of feminists of color.* San Francisco, CA: Aunt Lute Books.

Bachman, R., Zaykowski, H., Kallmyer, R., Poteyeva, M. & Lanier, C. (2008). Violence against American Indian and Alaska Native women and the criminal justice response: What is known. Washington, DC: *National Institute of Justice.*

Baer, R. (2003). Mindfulness training as a clinical intervention: A conceptual and empirical review. *Clinical Psychology: Science and Practice*, 10(2), 125–143.

Baer, R. (2016). Assessment of mindfulness and closely related constructs: Introduction to the special issue. *Psychological Assessment*, 28(7), 787–790.

Baer, R. A. (ed.) (2015). *Mindfulness-based treatment approaches: Clinician's guide to evidence base and applications.* New York, NY: Academic Press.

Baker, A., Goodman, J. D. & Mueller, B. (2015). Beyond the chokehold: The path to Eric Garner's death. *The New York Times.* Abrufbar unter: https://www.nytimes.com/2015/06/14/ nyregion/eric-garner-police-chokehold-staten-island.html?_r=0

Baker, K. J. M. (2016). Here is the powerful letter the Stanford victim read aloud to her attacker [Web post]. Abrufbar unter: https://www.buzzfeed.com/katiejmbaker/heres-the- powerful-letter-the-stanford-victim-read-to-her-ra?utm_term=.mfZMn5GyY#.rfeOqNJxe

Baldwin, J. (1962). As much truth as one can bear. *New York Times Book Review*, 11, 35–38.

Baldwin, J. (1963). *The fire next time.* New York, NY: Dial Press.

Vgl. dt.: Ders. (1964). *Hundert Jahre Freiheit ohne Gleichberechtigung*. Reinbek: Rowohlt.

Banitt, S. P. (2012). *The trauma tool kit: Healing PTSD from the inside out.* New York, NY: Quest Books.

Banks, S. J., Eddy, K. T., Angstadt, M., Nathan, P. J. & Phan, K. L. (2007). Amygdala – frontal connectivity during emotion regulation. *Social cognitive and affective neuro-science*, 2(4), 303–312.

Becker, C. B., Zayfert, C. & Anderson, E. (2004). A survey of psychologists' attitudes towards and utilization of exposure therapy for PTSD. *Behaviour Research and Therapy*, 42(3), 277–292.

Benson, H., Beary, J. F. & Carol, M. P. (1974). The relaxation response. *Psychiatry*, 37(1), 3-46.

Vgl. dt.: Dies. (1978). *Gesund im Stress: Eine Anleitung zur Entspannungsreaktion.* Berlin: Ullstein.

Berne, P., Milbern, S. & Weiner-Mahfuz, L. (2015). *Disability justice: New intersections between race, justice, and disability*. Abrufbar unter: http://www.sinsinvalid.org/PDFs/DJBriefing_Powerpoint.pdf

Biakolo, K. (2016). How to explain cultural appropriation to anyone who just doesn't get it. Alternet. Abrufbar unter: http://www.alternet.org/culture/cultural-appropriation-pho-lionel-shriver-jamie-oliver-Tim-jacobs

Black, M. C., Basile, K. C., Breiding, M. J., Smith, S. G., Walters, M. L., Merrick. M. T., … Stevens, M. R. (2011). *The National Intimate Partner and Sexual Violence Survey (NISVS): 2010 summary report.* Atlanta, GA: National Center for Injury Prevention and Control, Centers for Disease Control and Prevention.

Boon, S., Steele, K. & van der Hart, O. (2011). *Coping with trauma-related dissociation.* New York, NY: Norton.

Vgl. dt.: Dies. (2013). *Traumabedingte Dissoziation bewältigen: Ein Skills-Training für Klienten und ihre Therapeuten.* Paderborn: Junfermann.

Boorstein, S. (1995). *It's easier than you think: The Buddhist way to happiness.* New York, NY: Harper.

Bradley, R., Greene, J., Russ, E., Dutra, L. & Westen, D. (2005). A multidimensional meta-analysis of psychotherapy for PTSD. *American Journal of Psychiatry*, 162(2), 214–227.

Briere, J. & Scott, C. (2014). *Principles of trauma-therapy: A guide to symptoms, evaluation, and treatment* (2nd ed., DSM-5 update). Thousand Oaks, CA: Sage.

Brown, K. W. & Ryan, R. M. (2003). The benefits of being present: mindfulness and its role in psychological wellbeing. *Journal of personality and social psychology*, 84(4), 822.

Brown University (2017). *The Varieties of Contemplative Experience: Project overview.* Abrufbar unter: https://www.brown.edu/research/labs/britton/research/varieties-contemplative-experience

Bubar, R. (2010). Cultural competence, justice, and supervision: Sexual assault against Native women. *Women and Therapy*, 33, 55–72.

Camp of the Sacred Stones. (2017). Standing Rock Sioux tribe DAPL resolution. Abrufbar unter: http://sacredstonecamp.org/resolution/

Capelouto, S. (2014). Eric Garner: The haunting last words of a dying man. CNN. Abrufbar unter: http://www.cnn.com/2014/12/04/us/garner-last-words/

Carson, C. (1981). *In Struggle: SNCC and the Black Awakening of the 1960s.* Cambridge, MA: Harvard University Press.

Carson, J. W., Carson, K. M., Gil, K. M. & Baucom, D. H. (2006). Mindfulness-based relationship enhancement (MBRE) in couples. In R. A. Baer (ed.). *Mindfulness-based treatment approaches: Clinician's guide to evidence base and applications* (pp. 309–331). New York, NY: Academic Press.

Carter, R. T. (2007). Racism and psychological and emotional injury: Recognizing and assessing race-based traumatic stress. *The Counseling Psychologist*, 35(1), 13–105.

Center for Disease Control and Prevention. (2016). *Injury prevention and control: Data and statistics.* Washington, DC: Author. Abrufbar unter: https://www.cdc.gov/injury/ wisqars/facts.html

Chou, T., Asnaani, A. & Hofmann, S. G. (2012). Perception of racial discrimination and psychopathology across three U.S. ethnic minority groups. *Cultural Diversity and Ethnic Minority Psychology*, 18(1), 74–81.

Coates, T. (2014). The case for reparations. *The Atlantic.* Abrufbar unter: https://www.theatlantic.com/magazine/archive/2014/06/the-case-for-reparations/361631/

Collins, K., Connors, K., Davis, S., Donohue, A., Gardner, S., Goldblatt, E. & Thompson, E. (2010). Understanding the impact of trauma and urban poverty on family systems: Risks, resilience, and interventions. Baltimore, MD: Family Informed Trauma Treatment Center. Abrufbar unter: www.nctsnet.org/sites/default/files/assets/pdfs/understanding_the_impact_of_trauma.pdf

Cook, J. L. & Cook, G. (2005). *Child development: Principles and perspectives.* Boston, MA: Allyn and Bacon.

Corcoran, K. M., Farb, N. A., Anderson, A. & Segal, Z. V. (2009). Mindfulness and emotion regulation: Outcomes and possible mediating mechanisms.

In A. M. Kring & D. M. Sloan (eds.). *Emotion regulation and psychopathology: A transdiagnostic approach to etiology and treatment* (pp. 339–355). New York, NY: Guilford Press.

Creswell, J. D., Way, B. M., Eisenberger, N. I. & Lieberman, M. D. (2007). Neural correlates of dispositional mindfulness during affect labeling. *Psychosomatic Medicine*, 69(6), 560–565.

Cullen, M. (2011). Mindfulness-based interventions: An emerging phenomenon. *Mindfulness*, 2(3), 186–193.

Damasio, A. R. (1994). *Descartes' error.* New York, NY: Random House.

Vgl. dt.: Ders. (1995). *Descartes' Irrtum: Fühlen, Denken und das menschliche Gehirn.* München/Leipzig: List.

Daniels, A. (2014). As wealthy give smaller share of income to charity, middle class digs deeper. *The Chronicle of Philanthropy.* Abrufbar unter: https://www.philanthropy.com/article/As-Wealthy-Give-Smaller-Share/152481

DeGruy, J. (2005). *Post traumatic slave syndrome: America's legacy of enduring injury and healing.* New York, NY: HarperCollins.

Deitz, M. F., Williams, S. L., Rife, S. C. & Cantrell, P. (2015). Examining cultural, social, and self-related aspects of stigma in relation to sexual assault and trauma symptoms. *Violence Against Women*, 21(5), 598–615.

De Jong, J. T. V. M., Komproe, I. H., Van Ommeren, M., El Masri, M., Araya, M., Khaled, N., van de Put, W. & Somasundaram, D. (2001). Lifetime events and posttraumatic stress disorder in 4 postconflict settings. *Journal of the American Medical Association*, 286, 555–562.

Desbordes, G., Negi, L. T., Pace, T. W., Wallace, B. A., Raison, C. L. & Schwartz, E. L. (2012). Effects of mindful-attention and compassion meditation training on amygdala response to emotional stimuli in an ordinary, non-meditative state. *Frontiers in Human Neuroscience*, 6, 292–303.

Disha, I., Cavendish, J. C. & King, R. D. (2011). Historical events and spaces of hate: Hate crimes against Arabs and Muslims in post-9/11 America. *Social Problems*, 58(1), 21–46.

Dreier, P. (2016). Caught on camera: Police racism. *Prospect.* Abrufbar unter: http://prospect.org/article/caught-camera-police-racism

Dube, S. R., Anda, R. F., Felitti, V. J., Chapman, D. P., Williamson, D. F. & Giles, W. H. (2001). Childhood abuse, household dysfunction, and the risk of attempted suicide throughout the life span: Findings from the Adverse Childhood Experiences Study. *Journal of the American Medical Association*, 286(24), 3089–3096.

East Bay Meditation Center. (2017). Mission and history [Web post]. Abrufbar unter: https://eastbaymeditation.org/about/mission-history/

Eisen, A. (2014). *Operation ghetto storm: 2012 Annual Report on the extrajudicial killings of 313 Black people by police, security guards, and vigilantes.* Abrufbar unter: http://www.operationghettostorm.org/uploads/1/9/1/1/19110795/new_all_14_11_04.pdf

Elliott, D. M. (1997). Traumatic events: Prevalence and delayed recall in the general population. *Journal of Consulting and Clinical Psychology*, 65, 811–820.

Emerson, D., Hopper, E. & Levine, P. A. (2011). *Overcoming trauma through yoga: Reclaiming your body.* Berkeley, CA: North Atlantic Books.

Vgl. dt.: Dies. (2012). *Trauma-Yoga: Heilung durch sorgsame Körperarbeit.* Lichtenau/Westf.: G. P. Probst.

Epstein, M. (2013). *The trauma of everyday life.* New York, NY: Penguin. Equal Justice Initiative (EJI). (2013). Slavery in America: The Montgomery slave trade (Report). Abrufbar unter: http://eji.org/sites/default/files/slavery-in-america-summary.pdf

Feagin, J. & Benne eld, Z. (2014). Systemic racism and US health care. *Social Science & Medicine*, 103, 7–14.

Fine-Dare, K. S. (2002). *Grave injustice: the American Indian repatriation movement and NAGPRA.* Lincoln, NE: University of Nebraska Press.

Foa, E. B., Chrestman, K. R. & Gilboa-Schechtman, E. (2008). *Prolonged exposure therapy for adolescents with PTSD: Emotional processing of traumatic experiences: Therapist guide.* London: Oxford University Press.

Foa, E. B. & Kozak, M. J. (1986). Emotional processing of fear: exposure to corrective information. *Psychological bulletin*, 99(1), 20.

Frans, Ö., Rimmö, P. A., Åberg, L. & Fredrikson, M. (2005). Trauma exposure and post-traumatic stress disorder in the general population. *Acta Psychiatrica Scandinavica*, 111(4), 291–290.

Freud, S. (1896). The aetiology of hysteria. In *The standard edition of the complete psychological works of Sigmund Freud*, trans. J. Strachey (pp. 187–221). London: Hogarth Press.

Vgl. dt.: Ders. (1952). Zur Ätiologie der Hysterie. Aus *Gesammelte Werke, Erster Band, Werke aus den Jahren 1892-1899.* London: Imago Publishing Co.

Frye, M. (1983). *The politics of reality: Essays in feminist theory.* New York, NY: Crossing Press.

Gallup, G. G. (1977). Tonic immobility: The role of fear and predation. *Psychological Record*, 27, 41–61. Abrufbar unter: https://link.springer.com/article/10.1007%2FBF03394432

Gardner-Nix, J. & Costin-Hall, L. (2009). *The mindfulness solution to pain: Step-by-step techniques for chronic pain management.* Oakland, CA: New Harbinger.

Garfield, J. L. (1995). *The fundamental wisdom of the middle way: Nagarjuna's Mulamad-hyamakakarika.* London: Oxford University Press. generationFIVE. (2017). Ending child sexual abuse: A transformative justice hand-book. Abrufbar unter: http://www.generationfive.org/wp-content/uploads/2017/06/ Transformative-Justice-Handbook.pdf

generative somatics. (2017). What is somatics? Abrufbar unter: http://www.generativesomatics.org/content/what-somatics

GLAAD (2017). Abrufbar unter: https://www.glaad.org/reference/transgender

Goldin, P. R. & Gross, J. J. (2010). Effects of mindfulness-based stress reduction (MBSR) on emotion regulation in social anxiety disorder. *Emotion*, 10(1), 83–91.

Gray, E. (2016). This letter from the Stanford sex offender's dad epitomizes rape culture. *Huffington Post.* Abrufbar unter: http://www.huffingtonpost.com/entry/brock-turner-dad-letter-is-rape-culture-in-a-nutshell_us_57555bace4b0ed593f-14cb30

Green, A. R., Carney, D. R., Pallin, D. J., Ngo, L. H., Raymond, K. L., Iezzoni, L. I. & Banaji, M. R. (2007). Implicit bias among physicians and its prediction of thrombolysis decisions for Black and White patients. *Journal of General Internal Medicine*, 22(9), 1231–1238.

Greenwald, A. G. & Krieger, L. H. (2006). Implicit bias: Scientific foundations. *California Law Review*, 94(4), 945–967.

Gunaratana, B. (2011). *Mindfulness in plain English.* London: Simon and Schuster. (Erstausgabe: 1994.)

Vgl. dt.: Ders. (1996). *Die Praxis der Achtsamkeit: Eine Einführung in die Vipassana-Meditation.* Heidelberg: Werner Kristkeitz Verlag.

Haines, S. (2007). *Healing sex: A mind-body approach to healing sexual trauma.* San Francisco: Cleis Press.

Hanson, R. (2009). *Buddha's brain: The practical neuroscience of happiness, love, and wisdom.* Oakland, CA: New Harbinger.

Vgl. dt.: Ders. (2010). *Das Gehirn eines Buddha: Die angewandte Neurowissenschaft von Glück, Liebe und Weisheit.* Freiburg: Arbor.

Hays, P. A. (1996). Addressing the complexities of culture and gender in counseling. *Journal of Counseling & Development*, 74, 332–338.

Healing Collective Trauma. (2013). Kindred collective: Cara Page. Abrufbar unter: http://www.healingcollectivetrauma.com/cara-page.html

Heartland Trans Wellness Group. (2017). Gender neutral bathrooms. Abrufbar unter: http://transwellness.org/resources/educational-materials/gender-neutral-bathrooms/

Hemphill, P. (2017). Healing justice is how we can sustain Black lives. *Huffpost.* Abrufbar unter: http://www.huffingtonpost.com/entry/healing-justice_us_5899e8ade4b0c1284f282ffe

Herbermann, C. G. (Ed.) (1922). *The Catholic encyclopedia: Supplement I.* New York, NY: Encyclopedia Press.

Herman, J. L. (1997). *Trauma and recovery.* New York, NY: Basic Books.

Vgl. dt.: Dies. (2003). *Die Narben der Gewalt: Traumatische Erfahrungen verstehen und überwinden.* Paderborn: Junfermann.

Hernández, C. C. G. (2014). Creating crimmigration. *Brigham Young University Law Review.* Abrufbar unter: https://ssrn.com/abstract=2393662 oder http://dx.doi.org/10.2139/ssrn.2393662

Hochman, D. (2013). Mindfulness: Getting its share of attention. *The New York Times.* Abrufbar unter: http://www.nytimes.com/2013/11/03/fashion/mindfulness-and-meditation-are-capturing-attention.html

Hollis-Walker, L. & Colosimo, K. (2011). Mindfulness, self-compassion, and happiness in non-meditators: A theoretical and empirical examination. *Personality and Individual differences*, 50(2), 222–227.

Hölzel, B. K., Carmody, J., Evans, K. C., Hoge, E. A., Dusek, J. A., Morgan, L., … & Lazar, S. W. (2009). Stress reduction correlates with structural changes in the amygdala. *Social Cognitive and Affective Neuroscience*, 5(1), 11–17.

Hölzel, B. K., Lazar, S. W., Gard, T., Schuman-Olivier, Z., Vago, D. R. & Ott, U. (2011). How does mindfulness meditation work? Proposing mechanisms of action from a conceptual and neural perspective. *Perspectives on psychological science*, 6(6), 537–559.

hooks, b. (1984). *Feminist theory: From margin to center* (2nd ed.). Cambridge, MA: South End Press.

Hughes, D. (2013). Intersubjective mindfulness. In D. J. Siegel & M. Solomon (eds.). *Healing moments in psychotherapy* (pp. 17–33). New York, NY: Norton.

Hülsheger, U. R., Alberts, H. J., Feinholdt, A. & Lang, J. W. (2013). Benefits of mindfulness at work: The role of mindfulness in emotion regulation, emotional exhaustion, and job satisfaction. *Journal of Applied Psychology*, 98(2), 310–325.

Jackson-Dwyer, D. (2013). *Interpersonal relationships* (Vol. 10). New York, NY: Routledge.

Janet, P. (1911). *L'Etat mental des hystériques* (2. ed.). Paris: Felix Alcan.

Johnson, C. G. (2015). Bryan Stevenson on Charleston and our real problem with race. *The Marshall Project.* Abrufbar unter: https://www.themarshallproject.org/2015/06/24/ bryan-stevenson-on-charleston-and-our-real-problem-with-race#.oYAIK9UUp

Kabat-Zinn, J. (1994). *Wherever you go, there you are: Mindfulness meditation in everyday life.* London: Hachette.

Vgl. dt.: Ders. (2010). *Im Alltag Ruhe finden: Meditation für ein gelassenes Leben.* München: Knaur.

Kabat-Zinn, J. (2011). Some reflections on the origins of MBSR, skillful means, and the trouble with maps. *Contemporary Buddhism*, 12(01), 281–306.

Kachmar, K. (2013). New Markers document Ala. city's role in slave trade. *USA Today: The Montgomery (Ala.) Advertiser.* Abrufbar unter: https://www.usatoday.com/story/ news/nation/2013/12/11/slave-trade-historic-markers-alabama/3989611/

Kearney, D. J., McDermott, K., Malte, C., Martinez, M. & Simpson, T. L. (2012). Association of participation in a mindfulness program with measures of PTSD, depression and quality of life in a veteran sample. *Journal of clinical psychology,* 68(1), 101–116.

Kelley, R. D. G. (2017). What did Cedric Robinson mean by racial capitalism? *Boston Review.* Abrufbar unter: http://bostonreview.net/race/robin-d-g-kelley-what-did-cedric-robinson-mean-racial-capitalism

Kilpatrick, D. G., Resnick, H. S., Milanak, M. E., Miller, M. W., Keyes, K. M. & Friedman, M. J. (2013). National estimates of exposure to traumatic events and PTSD prevalence using DSM-IV and DSM-5 criteria. *Journal of Traumatic Stress,* 26(5), 537–547.

King, A. P., Erickson, T. M., Giardino, N. D., Favorite, T., Rauch, S. A., Robinson, E., Kulkarni, M. & Liberzon, I. (2013). A pilot study of group mindfulness-based cognitive therapy (MBCT) for combat veterans with posttraumatic stress disorder (PTSD). *Depression and anxiety,* 30(7), 638–645.

Kivel, P. (2004). *You call this a democracy? Who benefits, who pays, and who really decides?* New York, NY: Apex Press.

Kraus, D. (1993). Concepts of modern biology. Englewood Cliffs, NJ: Globe Book Company. Lazar, S. W., Kerr, C. E., Wasserman, R. H., Gray, J. R., Greve, D. N., Treadway, M. T., McGarvey, M. Quinn, B., Dusek, J. A., Benson, H., Rauch, S. L., Moore, C. I. & Fischl, B. (2005). Meditation experience is associated with increased cortical thickness. *Neuroreport,* 16(17), 1893–1897.

Lebron, D., Morrison, L., Ferris, D., Alcantara, A., Cummings, D., Parker, G. & McKay, M. (2015). *Facts matter! Black lives matter! The trauma of racism.* New York, NY: New York University Silver School of Social Work. Abrufbar unter: http://www.mcsilver.org/wp-content/uploads/2015/04/Trauma-of-Racism-Report.pdf

LeDoux, J. (1998). *The emotional brain: The mysterious underpinnings of emotional life.* New York, NY: Simon and Schuster.

Vgl. dt.: Ders. (1998): Das Netz der Gefühle. Wie Emotionen entstehen. München/Wien: Hanser.

Levine, P. A. (1997). *Waking the tiger: Healing trauma.* Berkeley, CA: North Atlantic Books.

Vgl. dt.: Ders. (1998). *Trauma-Heilung: Das Erwachen des Tigers; unsere Fähigkeit, traumatische Erfahrungen zu transformieren.* Essen: Synthesis.

Levine, P. A. (2010). *In an unspoken voice: How the body releases trauma and restores goodness.* Berkeley, CA: North Atlantic Books.

Vgl. dt.: Ders. (2012). *Sprache ohne Worte: Wie unser Körper Trauma verarbeitet und uns in die Balance zurückführt.* München: Kösel.

Lichtblau, E. & Fausset, R. (2016). U.S. warns North Carolina that transgender bill violates civil rights laws. *The New York Times.* Abrufbar unter: https://www.nytimes.com/2016/05/05/us/north-carolina-transgender-bathroom-bill.html

Lindahl, J. R., Fisher, N. E., Cooper, D. J., Rosen, R. K. & Britton, W. B. (2017). The varieties of contemplative experience: A mixed-methods study of meditation-related challenges in Western Buddhists. *PLoS ONE,* 12(5): e0176239.

Lodhi, H. (2015). Does systemic oppression really exist? *Huffpost.* Abrufbar unter: http://www.huffingtonpost.com/humera-lodhi/a-muslim-at-mizzou-does-s_b_8539080.html

Lorde, A. (1984). *Sister outsider: Essays and speeches.* Berkeley, CA: Crossing Press.

MacLean, P. D. (1990). *The triune brain in evolution: Role in paleocerebral functions.* New York, NY: Springer Science.

Magyari, T. (2016). Teaching individuals with traumatic stress. In D. McCown, D. K. Reibel & M. S. Micozzi (eds.). *Resources for teaching mindfulness: An international handbook* (pp. 339–358). New York, NY: Springer.

Mahler, J. (2016). For many women, Trump's ‚locker-room talk' brings memories of abuse. *The New York Times.* Abrufbar unter: https://www.nytimes.com/2016/10/11/us/politics/sexual-assault-survivor-reaction.html?action=click&contentCollection=Politics&module=RelatedCoverage&region=Marginalia&pgtype=article

Manna, A., Raffone, A., Perrucci, M. G., Nardo, D., Ferretti, A., Tartaro, A. & Romani, G. L. (2010). Neural correlates of focused attention and cognitive monitoring in meditation. *Brain Research Bulletin,* 82(1), 46–56.

Massachusetts Institute of Technology. (2015). Kids corner-brain gear, the Gabrrieli Lab [web post]. Abrufbar unter http://gablab.mit.edu/index.php/14-sample-data- articles/149-kids-corner-brain-gear

McCown, Reibel & Micozzi (eds.) (2016). *Resources for teaching mindfulness: An international handbook.* New York, NY: Springer.

Merckelbach, H. & Muris, P. (2001). The causal link between self-reported trauma and dissociation: A critical review. *Behavior Research and Therapy*, 39(3), 245–254.

Mitchell, K. S., Dick, A. M., DiMartino, D. M., Smith, B. N., Niles, B., Koenen, K. C. & Street, A. (2014). A pilot study of a randomized controlled trial of yoga as an intervention for PTSD symptoms in women. *Journal of Traumatic Stress*, 27(2), 121–128.

Movement for Black Lives. (2016). *A vision for Black lives: Policy demands for Black power, freedom & justice.* Abrufbar unter: https://policy.m4bl.org/wp-content/uploads/2016/07/20160726-m4bl-Vision-Booklet-V3.pdf

Movement Generation Justice and Ecology Project. (2012). *From banks and tanks to cooperation and caring: A strategic framework for a just transition.* Abrufbar unter: http://movementgen.electricembers.net/wp-content/uploads/2016/11/JT_booklet_English_SPREADs_web.pdf

National Center for Charitable Statistics. (2015). Charitable giving in america: Some facts and gures. Abrufbar unter: http://nccs.urban.org/data-statistics/charitable-giving-america-some-facts-and-figures

National Coalition of Anti-Violence Programs. (2014). *Lesbian, gay, transgender, queer, and HIV-affected intimate partner violence in 2013.* New York, NY: Author. Abrufbar unter: http://www.avp.org/storage/documents/ncavp2013ipvreport_webfinal.pdf

National Network to End Domestic Violence. (2015). *'14 domestic violence counts national summary.* Washington, DC: Author. Abrufbar unter: http://nnedv.org/downloads/ Census/DV-Counts2014/DVCounts14_NatlSummary_Color-2.pdf

Nieto, L., Boyer, M. F., Goodwin, L., Johnson, G. R., Smith, L. C. & Hopkins, J. P. (2010). *Beyond inclusion, beyond empowerment: A developmental strategy to liberate everyone.* Olympia, WA: Cuetzpalin.

Nsiah-Jefferson, L. (1989). Reproductive laws, women of color, and low-income women. In *Reproductive Laws for the 1990s* (pp. 23–67). New York, NY: Humana Press.

Nyanamoli, B. (1972). *The life of the Buddha, as it appears in the Pali canon, the oldest authentic record.* Kandi, Sri Lanka: Buddhist Publication Society.

O'Connell, B. & Dowling, M. (2014). Dialectical behavior therapy (DBT) in the treatment of borderline personality disorder. *Journal of Psychiatric and Mental Health Nursing*, 21(6), 518–525.

Ogden, P. (2015). *Sensorimotor psychotherapy: Interventions for trauma and attachment.* New York, NY: Norton.

Ogden, P. & Fisher, J. (2015). *Sensorimotor psychotherapy: Interventions for trauma and attachment.* New York, NY: Norton.

Ogden, P., Minton, K. & Pain, C. (2006). *Trauma and the body: A sensorimotor approach to psychotherapy.* New York, NY: Norton.

Vgl. dt.: Dies. (2010). *Trauma und Körper: ein sensumotorisch orientierter psychotherapeutischer Ansatz.* Paderborn: Junfermann.

Olive, V. C. (2012). Sexual assault against women of color. *Journal of Student Research*, 1, 1–9.

Oppression. (2017). In Merriam-Webster.com. Abrufbar unter: https://www.merriam- webster.com/dictionary/oppression?utm_campaign=sd&utm_medium=-serp&utm_source=jsonld

Orenstein, D. (2017). Study documents range of challenging meditation experiences. Abrufbar unter: https://news.brown.edu/articles/2017/05/experiences

Ortner, C. N., Kilner, S. J. & Zelazo, P. D. (2007). Mindfulness meditation and reduced emotional interference on a cognitive task. *Motivation and Emotion*, 31(4), 271–283.

Ostafin, B. D., Robinson, M. D. & Meier, B. P. (eds.) (2015). *Handbook of Mindfulness and Self-regulation.* New York, NY: Springer.

Ozer, E. J. & Weiss, D. S. (2004). Who develops posttraumatic stress disorder? *Current Directions in Psychological Science*, 13(4), 169–172.

Pickert, K. (2014, February 3). The mindful revolution. *TIME Magazine*, pp. 34–48.

Pierce, C., Carew, J., Pierce-Gonzalez, D. & Willis, D. (1978). An experiment in racism: TV commercials. In C. Pierce (ed.). *Television and education* (pp. 62–88). Beverly Hills, CA: Sage.

Pole, N., Best, S. R., Metzler, T. & Marmar, C. R. (2005). Why are Hispanics at greater risk for PTSD? *Cultural Diversity and Ethnic Minority Psychology*, 11(2), 144–161. Abrufbar unter: https://www.blinn.edu/socialscience/Psyc/Pole%20et%20al.pdf

Porges, S. W. (2004). Neuroception: A subconscious system for detecting threats and safety. *Zero to Three*, 24(5), 19–24. Abrufbar unter: https://stephenporges.com/images/neuroception.pdf

Porges, S. W. (2011). *The polyvagal theory: Neurophysiological foundations of emotions, attachment, communication, and self-regulation.* New York, NY: Norton.

Poynting, S. & Mason, V. (2007). The resistible rise of Islamophobia: Anti-Muslim racism in the UK and Australia before 11 September 2001. *Journal of Sociology*, 43(1), 61–86.

Quigley, W. P. (2003). *Ending poverty as we know it: Guaranteeing a right to a job at a living wage.* Philadelphia, PA: Temple University Press.

Raffo, S. (2011). Resourcing: Fundraising as part of supporting and building community. *Grassroots Fundraising Journal.* Abrufbar unter: http://www.amyvarga.com/wp-content/ uploads/2017/02/Resourcing-Fundraising-as-Part-of-Supporting-and-Building- Community.pdf

RAINN. (2017). Effects of sexual violence. Abrufbar unter: https://www.rainn.org/effects- sexual-violence

Ray, R. A. (2008). *Touching enlightenment: Finding realization in the body.* Boulder, CO: Sounds True.

Vgl. dt.: Ders. (2010). *Die Intelligenz des Körpers: buddhistisch inspirierte Körperarbeit als Schlüssel zur Heilung und Selbstverwirklichung.* Oberstdorf: Windpferd.

Rinfrette, E. S. (2015). From trauma to healing: A social worker's guide to working with survivors. *Health & Social Work*, 40(1), 65-66.

Roberts, A. L., Gilman, S. E., Breslau, J., Breslau, N. & Koenen, K. C. (2011). Race/ethnic differences in exposure to traumatic events, development of post-traumatic stress disorder, and treatment-seeking for post-traumatic stress disorder in the United States. *Psychological Medicine*, 41(01), 71–83.

Rocha, T. (2014). The dark knight of the soul. The Atlantic. Abrufbar unter: https:// www.theatlantic.com/health/archive/2014/06/the-dark-knight-of-the-souls/372766/

Rogers, K. L. (1994). Trauma redeemed: the narrative construction of social violence. In McMahan, E. M. & Rogers, K. L. (eds.) *Interactive Oral History Interviewing* (pp. 31–46). New York, NY: Routledge.

Rothbaum, B. O., Hodges, L., Alarcon, R., Ready, D., Shahar, F., Graap, K. & Baltzell, D. (1999). Virtualreality exposure therapy for PTSD Vietnam veterans: A case study. *Journal of Traumatic Stress*, 12(2), 263–271.

Rothman, E., Hathaway, J., Stidsen, A. & de Vries, H. (2007). How employment helps female victims of intimate partner abuse: A qualitative study. *Journal of Occupational Health Psychology*, 12(2), 136–143.

Rothschild, B. (2000). *The body remembers: The psychophysiology of trauma and trauma treatment.* New York, NY: Norton.

Vgl. dt.: Dies. (2002). *Der Körper erinnert sich: Die Psychologie des Traumas und der Traumabehandlung.* Essen: Synthesis.

Rothschild, B. (2010). *8 keys to safe trauma recovery: Take charge strategies to empower your healing.* New York, NY: Norton.

Rothschild, B. (2011). *Trauma essentials: The go-to guide.* New York, NY: Norton.

Rothschild, R. (2017). *The body remembers, volume 2: Revolutionizing trauma treatment.* New York, NY: Norton.

Russell, D. E. (1984). *Sexual exploitation: Rape, child sexual abuse, and workplace harassment.* Thousand Oaks, CA: Sage.

Samuelson, M., Carmody, J., Kabat-Zinn, J. & Bratt, M. A. (2007). Mindfulness-based stress reduction in Massachusetts correctional facilities. *The Prison Journal*, 87(2), 254–268.

Sapolsky, R. M. (1994). *Why zebras don't get ulcers.* New York, NY: W. H. Freeman.

Vgl. dt.: Ders. (1998). *Warum Zebras keine Migräne kriegen: Wie Streß den Menschen krank macht.* München/Zürich: Piper .

Scaer, R. (2001). *The body bears the burden.* New York, NY: Routledge.

Scalora, S. (2015). Mindfulness-Based Stress Reduction: An interview with Jon Kabat-Zinn. *Huffington Post.* Abrufbar unter: http://www.huffingtonpost.com/suza-scalora/mindfulnessbased-stress-r_b_6909426.html

Schnurr, P. P., Friedman, M. J., Engel, C. C., Foa, E. B., Shea, M. T., Chow, B. K. & Turner, C. (2007). Cognitive behavioral therapy for posttraumatic stress disorder in women: A randomized controlled trial. *Journal of the American Medical Association*, 297(8), 820–830.

Schwartz, R. (1994). *The internal family systems model.* New York, NY: Guilford Press.

Schwartz, R. C. (2013). Moving from acceptance toward transformation with internal family systems therapy (IFS). *Journal of clinical psychology*, 69(8), 805–816.

Selye, H. (1973). The evolution of the stress concept: The originator of the concept traces its development from the discovery in 1936 of the alarm reaction to modern therapeutic applications of syntoxic and catatoxic hormones. *American Scientist*, 61(6), 692–699.

Shapiro, S. L., Schwartz, G. E. & Bonner, G. (1998). Effects of mindfulness-based stress reduction on medical and premedical students. *Journal of behavioral medicine*, 21(6), 581–599.

Shaver, P. (2011). *Cosmic heritage: Evolution from the big bang to conscious life.* New York, NY: Springer Science.

Shenker, J., Viturro, M., Haines, S., Kandawalla, S. & Lavina, R. (2014). *Transforming lives, transforming movement building: Lessons from the National Domestic Workers Alliance strategy – organizing – leadership (SOL) initiative.* Abrufbar unter: http://www.soltransforminglives.org/pdf/sol-transforming-lives-executive-summary-4.pdf

Sheppard, B. (2016). New battles at standing Rock for water and life. *Green Left Weekly*, 14.

Shilony, E. & Grossman, F. K. (1993). Depersonalization as a defense mechanism in survivors of trauma. *Journal of Traumatic Stress*, 6(1), 119–128.

Siegel, D. J. (1999). *The developing mind* (Vol. 296). New York, NY: Guilford Press.

Vgl. dt.: Ders. (2006). *Wie wir werden die wir sind: neurobiologische Grundlagen subjektiven Erlebens und die Entwicklung des Menschen in Beziehungen.* Paderborn: Junfermann.

Siegel, D. J. (2007). *The mindful brain: Reflection and attunement in the cultivation of wellbeing.* New York, NY: Norton.

Vgl. dt.: Ders. (2014). *Das achtsame Gehirn.* Freiburg: Arbor.

Siegel, D. J. (2010). *Mindsight: The new science of personal transformation.* New York, NY: Bantam.

Vgl. dt.: Ders. (2013). *Mindsight: Geist, Seele und Gehirn mit Methoden moderner Gehirnforschung entschlüsseln.* Müllheim/Baden: Auditorium Netzwerk.

Silliman, J., Fried, M. G., Ross, L. & Gutiérrez, E. (2016). *Undivided rights: Women of color organizing for reproductive justice.* Chicago, IL: Haymarket Books.

Sobsey, D. & Doe, T. (1991). Patterns of sexual abuse and assault. *Sexuality and Disability*, 9(3), 243–259.

Solomon, M. F. & Siegel, D. J. (eds.) (2003). *Healing trauma: Attachment, mind, body, and brain.* New York, NY: Norton.

Staas, C. (2014). *State of the science: Implicit bias review 2014.* Columbus, OH: Kirwan Institute.

Stand With Standing Rock. (2017). For Native ‚water protectors', Standing Rock protest has become fight for religious freedom, human rights. Abrufbar unter: http://standwithstandingrock.net/native-water-protectors-standing-rock-protest-become-fight-religious-freedom-human-rights/

Stolberg, S. G. & Bidgood, J. (2016). Freddie Gray died from ‚rough ride', prosecutors assert. *New York Times.* Abrufbar unter: https://www.nytimes.com/2016/06/10/us/caesar-goodson-trial-freddie-gray-baltimore.html?r=0

Stotzer, R. L. (2009). Violence against transgender people: A review of United States data. *Aggression and Violent Behavior*, 14(3), 170–179.

Strozzi-Heckler, R. (2014). *The art of somatic coaching: Embodying skillful action, wisdom, and compassion.* Berkeley, CA: North Atlantic Books.

Sue, D. W., Capodilupo, C. M., Torino, G. C., Bucceri, J. M., Holder, A., Nadal, K. L. & Esquilin, M. (2007). Racial microaggressions in everyday life: Implications for clinical practice. *American Psychologist*, 62(4), 271–286.

Tang, Y., Hölzel, B. & Posner, M. I. (2015). The neuroscience of mindfulness meditation. *Nature Reviews Neuroscience*, 16, 213–225.

Taren, A. A., Creswell, J. D. & Gianaros, P. J. (2013). Dispositional mindfulness covaries with smaller amygdala and caudate volumes in community adults. *PLoS One*, 8(5), e64574.

Tartakovsky, M. (2016). Using mindfulness to approach chronic pain. Psych Central. Abrufbar unter: http://psychcentral.com/lib/using-mindfulness-to-approach-chronic-pain/

Taylor, V. A., Grant, J., Daneault, V., Scavone, G., Breton, E., Roffe-Vidal, S., … Beauregard, M. (2011). Impact of mindfulness on the neural responses to emotional pictures in experienced and beginner meditators. *Neuroimage*, 57(4), 1524–1533.

Teasdale, J. D., Segal, Z. V., Williams, J. M. G., Ridgeway, V. A., Soulsby, J. M. & Lau, M. A. (2000). Prevention of relapse/recurrence in major depression by mindfulness-based cognitive therapy. *Journal of Consulting and Clinical Psychology*, 68(4), 615.

Terr, A. I. (1993). Multiple chemical sensitivities. *Annals of Internal Medicine*, 119(2), 163–164.

Thompson, R. W., Arnkoff, D. B. & Glass, C. R. (2011). Conceptualizing mindfulness and acceptance as components of psychological resilience to trauma. *Trauma, Violence & Abuse*, 12(4), 220–235.

Timm, J. C. (2013). PTSD is not a disorder, says medal of honor winner. MSNBC. Abrufbar unter: http://www.msnbc.com/morning-joe/ptsd-not-disorder-says-medal- honor

Tirman, J. (2012). Why do we ignore civilians killed in American wars? *The Washington Post.* Abrufbar unter: https://www.washingtonpost.com/opinions/why-do-we-ignore- the-civilians-killed-in-american-wars/2011/12/05/gIQALCO4eP_story.html?utm_ term=.bcdcc990bf66

Treleaven, D. (2010). Meditation, trauma, and contemplative dissociation. *Somatics*, 16(2), 20–24.

Turow, R. G. (2017). *Mindfulness skills for trauma and PTSD: Practices for recovery and resilience.* New York, NY: Norton.

U.S. Department of Justice. (2015). *Bureau of Justice Statistics: National Crime Victimization Survey, 2010–2014.* Washington, DC: Author.

U.S. Department of Veterans Affairs. (2016). *How common is PTSD?* Washington, DC: Author. Abrufbar unter: http://www.ptsd.va.gov/public/PTSD-overview/basics/how- common-is-ptsd.asp

U.S. National Center for Trauma-Informed Care. (2016). *Trauma-informed approach and trauma-specific interventions.* Washington, DC: Author. Abrufbar unter: https:// www.samhsa.gov/nctic/trauma-interventions

Vago, D. (2012, October). Understanding the neurobiological mechanisms of mindfulness [Video le]. Abrufbar unter: https://www.youtube.com/watch?-v=WPHgxYkgDbk

van der Kolk, B. (2014). *The body keeps the score: Brain, mind, and body in the healing of trauma.* New York, NY: Viking.

Vgl. dt.: Ders. (2015). *Verkörperter Schrecken: Traumaspuren in Gehirn, Geist und Körper und wie man sie heilen kann.* Lichtenau/Westf.: G.P. Probst.

Vygotsky, L. S. (1980). *Mind in society: The development of higher psychological processes.* Cambridge, MA: Harvard University Press.

Wagner, H. L. (2007). *Elie Wiesel, messenger for peace.* New York, NY: Infobase Publishing.

Waller, N. G, Putnam, F. W. & Carlson, E. B. (1996). Types of dissociation and dissociative types: A taxometric analysis of dissociative experiences. *Psychological Methods*, 1, 300–321.

Watts, M. J. (2000). Contested communities, malignant markets, and gilded governance: justice, resource extraction, and conservation in the tropics. In C. Zerner (ed.) *People, plants, and justice: The politics of nature conservation* (pp. 21–51). New York, NY: Columbia University Press.

Welwood, J. (2002). *Toward a psychology of awakening: Buddhism, psychotherapy, and the path of personal and spiritual transformation.* Boulder, CO: Shambhala Publications.

Vgl. dt.: Ders. (2010). *Psychotherapie & Buddhismus: Der Weg persönlicher und spiritueller Transformation.* Freiburg: Arbor.

Williams, M. (2013). Can racism cause PTSD? Implications for DSM-5. *Psychology Today.* Abrufbar unter: https://www.psychologytoday.com/blog/culturally-speaking/201305/can-racism-cause-ptsd-implications-dsm-5

Wilson, J. (2013). *Mindful America: Meditation and the mutual transformation of Buddhism and American culture.* London: Oxford University Press.

Wineman, S. (2003). *Power-under: Trauma and nonviolent change.* (n.p.): Steve Wineman.

Women's Timh. (2017). Unity Principles. Abrufbar unter: www.womensTimh.com/principles

Woods, B. (2016). „I hear the screams every night": Freddie Gray's death haunts man who shot video. *The Guardian.* Abrufbar unter: https://www.theguardian.com/us-news/2016/jul/20/freddie-gray-death-haunts-man-filmed-video-baltimore

World Health Organization. (2014). *Injuries and violence: The facts 2014.* Geneva, Switzerland: Author. Abrufbar unter: http://apps.who.int/iris/bitstream/10665/149798/1/9789241508018_eng.pdf?ua=1&ua=1&ua=1

Wylie, M. S. (2015). The mindfulness explosion: The perils of mainstream acceptance. *Psychotherapy Networker*, 39, 19–25.

Young, E. (2012). Gut instincts: The secrets of your second brain. Abrufbar unter: https://www.newscientist.com/article/mg21628951.900-gut-instincts-the-secrets-of-your-second-brain/

Zeidan, F., Johnson, S. K., Gordon, N. S. & Goolkasian, P. (2010). Effects of brief and sham mindfulness meditation on mood and cardiovascular variables. *The Journal of Alternative and Complementary Medicine*, 16(8), 867–873.

Zweifach, B. W. (1959). The microcirculation of the blood. *Scientific American*, 200(1), 54–60.

Anmerkungen

Vorwort

1. Britton Lab; Dalai Lama Präsentation. Siehe https://vimeo.com/69253042.
2. Eine Zusammenfassung des „Varieties of Contemplative Experience"-Forschungsprojekts befindet sich auf der Webseite des Clinical and Affective Neuroscience Laboratory: https://www.brown.edu/research/labs/britton/research/varieties-contemplative-experience. Für ein detailliertes Übersichtsdokument mit Ausführungen der Studienmethoden und Resultate siehe: Lindahl, J., Fisher, N., Cooper, D. Rosen, R., und Britton, W., (2017). The Varieties of Contemplative Experience: A Mixed-Methods Study of Meditation-Related Challenges in Western Buddhists. *PLOS ONE* 12(5): e0176239. Der Gesamttext dieser Abhandlung ist verfügbar unter: http://journals.plos.org/plosone/article?id=10.1371/journal.pone.0176239
3. Lindahl, J. R. (2017). „Somatic Energies and Emotional Traumas: A Qualitative Study of Practice-Related Challenges Reported by Vajrayāna Buddhists." *Religions* 8(8): 153, doi: 10.3390/rel8080153. Der Gesamttext dieser Abhandlung ist verfügbar unter: http://www.mdpi.com/2077-1444/8/8/153
4. Britton, W. B. (2016). Scientific Literacy as a Foundational Competency for Teachers of Mindfulness-Based Interventions. In: McCown, D., Reibel, D., und Micozzi, M. S. (eds.). *Resources for Teaching Mindfulness: An International Handbook.* New York: Springer. Siehe auch Britton, W. B. (2016). „Self-Inquiry:

Investigating Confirmation Bias." In McCown, D., Reibel, D., und Micozzi, M. S. (eds.). *Resources for Teaching Mindfulness: An International Handbook.* New York: Springer.

5. Als ein Beispiel siehe *The Meditation Safety Toolbox*, zusammengestellt von Dr. Britton, in dem sie Sicherheitsmaßnahmen, wie z. B. Einverständniserklärungen, Auswahl- und Überwachungsinstrumente und Managementstrategien verschiedener Achtsamkeitszentren und ihrer Programme zusammenführte. https://www.brown.edu/research/labs/britton/resources/meditation-safety-toolbox.
6. Van Dam, N. T., van Vugt, M. K., Vago, D. R., Schmalzl, L., Saron, C., Olendzki, A., Meissner, T., Lazar, S. W., Kerr, C., Gorchov, J., Field, B. A., Britton, W. B., Brefczynski-Lewis, J. A., und Meyer, D. E. (2017). „Mind the Hype: A Critical Evaluation and Perspective Agenda for Mindfulness and Meditation Research." *Perspectives in Psychological Science.* Im Druck.

Einführung

1. Treleaven, 2010
2. Elliott, 1997; Kilpatrick et al., 2013
3. Wie Steve Wineman (2003) in seinem Buch *Power-Under: Trauma and Nonviolent Social Change* schreibt: „Unterdrückung, die der systemische Missbrauch von Macht ist, macht Menschen machtlos. Diese Machtlosigkeit wiederum ist eines der Kennzeichen traumatischer Erfahrungen. Daher ist es unausweichlich, dass Trauma in einer Gesellschaft, die sich durch Dominanz organisiert, weitverbreitet ist, sowohl, weil Unterdrückung unzählige diskrete diskriminierende Taten generiert, als auch, weil institutionalisierte Unterdrückung an sich Machtlosigkeit und Trauma verursacht."
4. Levine, 2010, deutsch 2012
5. Haines, 1999
6. „Transformative Gerechtigkeit," schreibt Generation Five, „ist ein Ansatz dafür, wie wir – als Individuen, Familien, Gemeinschaften und als Gesellschaft – das Leid, das wir in der Welt geschehen sehen, verhindern, darauf reagieren und es transformieren können." (2017, S. 37)
7. Shenker, Viturro, Haines, Kandawalla & Lavina, 2014

8. Brown & Ryan, 2003
9. https://vimeo.com/37880309
10. Magyari, 2016

KAPITEL 1

Die Allgegenwärtigkeit von Trauma: sichtbare und unsichtbare Formen

11. Baker, 2016
12. Baker, 2016
13. Gray, 2016
14. Freddie Gray starb am 19. April 2015, sieben Tage, nachdem er durch die Polizei von Baltimore wegen des Besitzes eines angeblich illegalen Klappmessers, das sich später als legal erwies, verhaftet worden war. Während eines Transportes in einem Polizeibus fiel Gray ins Koma. Als Todesursache wurden letztendlich massive Rückenmarksverletzungen festgestellt. Nachdem der Gerichtsmediziner Grays Tod als Tötungsdelikt klassifiziert hatte, ist Anklage gegen sechs Polizeibeamte erhoben worden. (Stolberg & Bidgood, 2016).
15. Black et al., 2011
16. Eisen, 2014
17. Die Reaktion meiner Freundin auf die Beschreibung der Vergewaltigung durch Turner Senior als „eine Aktion von 20 Minuten" beruhte auf lebenslangen Erfahrungen in einer Welt, die durch das Patriarchat geprägt ist. Geschlechtsspezifische Gewalt gilt in dieser Gesellschaft als normales männliches Verhalten – und sogar als Ausdruck von Männlichkeit. Gleichermaßen mögen wir uns wünschen, dass Polizeimorde an „People of color" seltene Ausnahmefälle und die Täter einige wenige „faule Äpfel" wären, aber leider sind diese Ereignisse untrennbar mit systemischen und historischen Faktoren verbunden.
18. Kearney, McDermott, Malte, Martinez & Simpson, 2012; King et al., 2013; Thompson, Arnkoff & Glass, 2011; Turow, 2017
19. Hollis-Walker & Colosimo, 2011; Turow, 2017
20. Lindahl, Fisher, Cooper, Rosen & Britton, 2017; Rocha, 2014
21. U.S. National Center for Trauma-Informed Care, 2016
22. Hochman, 2013

23. Cullen, 2011
24. Wylie, 2015
25. Die Menschen, die zum Ziel unterdrückender Systeme werden, erleiden ihr Trauma durch ebendiese Systeme (zum Beispiel die weiße Vorherrschaft). Wie die Journalistin Humera Lodhi (2015) über die Erfahrung, eine indische Muslima in den USA zu sein, schreibt: „Systemische Unterdrückung ist sehr real und sehr beängstigend ... Es sind nicht die rassistischen Beleidigungen, die ich mir anhören muss, wenn ich die Straße entlanglaufe, die mir an die Substanz gehen. Es geht auch nicht darum, dass es Menschen schwerfällt, Empathie für meine Erfshrungen aufzubringen. Es geht noch nicht einmal darum, dass Menschen in Autoritätspositionen aufgrund meines Aussehens ignorante Bewertungen anstellen. Es ist das Gefühl, mich in meiner eigenen Stadt, meiner eigenen Gemeinde nicht sicher, entfremdet und machtlos zu fühlen."
26. Stotzer, 2009
27. Wenn wir traumatischen Stress erleben, wie ich in Kapitel 4 erkläre, werden die Teile unseres Gehirns und Körpers, die uns eigentlich dabei helfen sollen, zur Ruhe zu kommen und uns zu entspannen, von unserem körpereigenen Alarmsystem übertönt, weil es kontinuierlich aktiviert ist. Infolge dessen leiden Traumaüberlebende häufig unter Appetitverlust.
28. Selye, 1973
29. Woods, 2016
30. PTS als „Belastungstörung" zu bezeichnen, wird in manchen Kreisen kontrovers diskutiert. Eine Vielzahl an Veteranen argumentieren, dass das Verständnis von PTBS als einer Störung die Erfahrung stigmatisiert und jene, die damit zu kämpfen haben, verletzt und ächtet. Wie der US Militärveteran Ty Carter in einem Interview mit MSNBC sagte: „Wenn man es schlicht als Stress bezeichnet, was es ja in der Tat auch ist, wird deutlich, dass es eine natürliche Reaktion auf eine traumatische Erfahrung ist. Es ist die natürliche Reaktion unseres Körpers und Geistes, zu versuchen, sich zu erinnern und diese Erlebnisse künftig zu vermeiden." (Timm, 2013)
31. Kilpatrick et al., 2013; Ozer & Weiss, 2004
32. Rothschild, 2011
33. Unser sozialer Standpunkt spielt bei der Beantwortung dieser Fragen häufig eine Rolle. Hate Speech mag sich anders auswirken auf Menschen, die Gruppen angehören, die historisch von versuchtem Genozid und organisierter Massengewalt

betroffen waren – etwa schwarze oder jüdische Menschen oder Menschen mit Behinderung

34. Siegel, 2010, deutsch 2013. Für eine tiefergehende Auseinandersetzung mit dem Thema der Integration – inklusive der Beziehung von Trauma und Achtsamkeit – vgl. *Das achtsame Gehirn* (Siegel, 2014), *Mindsight: Geist, Seele und Gehirn mit Methoden modernen Hirnforschung entschlüsseln* (Siegel, 2013) und besonders das einführende Kapitel in *Healing Trauma: Attachment, Mind, Body, and Brain* (Solomon & Siegel, 2003).
35. In Bezug auf Integration sollten wir darauf achten, dass wir nicht alles als traumatisch betrachten. Sonst kann es uns passieren, dass uns etwas wie „Die ewig lange Schlange an der Supermarktskasse war echt traumatisch" herausrutscht. Hier müssen wir gesunden Menschenverstand walten lassen. Der Begriff „Trauma" ist ausschließlich Vorfällen vorbehalten, die unsere Sicherheit grundlegend gefährden.
36. Carter, 2007
37. Frans, Rimmö, Åberg & Fredrikson, 2005
38. Anda et al., 2006
39. World Health Organization, 2014
40. Center for Disease Control and Prevention, 2016
41. Black et al., 2011
42. U.S. Department of Justice, 2015
43. National Network to End Domestic Violence, 2015
44. Rothman, Hathaway, Stidsen & de Vries, 2007
45. Krieg verursacht natürlich Trauma. Das U.S. Department for Veteran Affairs (2016) schätzt, dass 11 bis 20 Prozent der Kriegsveteranen mit schlimmsten traumatischen Symptomen nach Hause zurückkehren, und das Ministerium hat ermittelt, dass sich durchschnittlich 20 Veteranen am Tag das Leben nehmen. Manche Veteranen glauben, dass diese Zahlen absichtlich nach unten „korrigiert" wurden, um die tatsächlichen Kriegsfolgen zu verschleiern. Darüber hinaus brutalisiert Krieg die Zivilbevölkerung durch die traumatischen Auswirkungen politischer Gewalt, Tod, Verletzungen, Hungersnöte, Besatzungen und Vertreibung. Eine Studie, die vom *Journal of the American Medical Association* veröffentlicht wurde, zeigt, dass die Traumaraten in Ländern, die Krieg erlebt haben, im Vergleich zu Ländern, in denen es keine Kriegserfahrungen gibt, drei-

bis fünfmal höher waren (De Jong et al., 2001). Die schockierenden Bilder, die wir aus belagerten Städten und aus Flüchtlingslagern zu sehen bekommen, erinnern uns fortwährend an die tatsächlichen Kosten großangelegter Konflikte. Zusätzlich haben zivile Traumaüberlebende nicht immer die Möglichkeit, den Ort, an dem sie traumatisiert wurden, zu verlassen, geschweige denn der kontinuierlichen Gefahr zu entkommen. Die Heimat wird zu einem gefährlichen Ort, und traumatische Vorfälle hören auch nicht einfach auf, bloß weil ein Krieg offziell für beendet erklärt wurde.

46. Capelouto, 2014
47. Wie ich in der Einleitung beschrieben habe, basiert mein systemisches Verständnis von Trauma primär auf *Generative Somatics*, einer Organisation, die an der Schnittstelle von persönlicher und sozialer Veränderung arbeitet. Durch die Partnerschaft mit Leadern und Organisationen, die sich sozialer und umweltpolitischer Gerechtigkeit verschrieben haben (wie zum Beispiel die National Domestic Workers Alliance oder das Asian Pacific Environmental Network) und mithilfe derjenigen, die sich als „politisierte" Heilkundige bezeichnen, setzt sich Generative Somatics auf überzeugende Weise für die Notwendigkeit ein, persönliche Formen von Trauma ebenso anzugehenwie systemische. Siehe www.generativesomatics.org.
48. Dreier, 2016
49. Baker, Goodman & Mueller, 2015
50. Kinder sind beispielsweise besonders empfänglich für Trauma. Zwischen 1995 und 1997 haben sich die Centers for Disease Control und Prevention und Kaiser Permanente zusammengetan, um die Adverse Childhood Experiences (ACE)-Studie durchzuführen, eine der größten Untersuchungen zu lebenslangen Auswirkungen von Kindheitstrauma auf die körperliche Gesundheit. In einer retrospektiven Studie mit mehr als 17 000 Teilnehmern – von denen die meisten weiß und finanziell stabil genug waren, um sich eine Krankenversicherung leisten zu können – fand man heraus, dass Trauma sehr viel weiter verbreitet war als bis dahin angenommen: Eines von zehn Kindern lebte in einem Zuhause, in dem einer der Elternteile gewalttätig behandelt wurde, und eines von vier Kindern hatte selbst körperliche Gewalt erlebt (Anda et al., 2006). Da die Studie diese Kinder über einen langen Zeitraum verfolgte, konnte sie zeigen, dass frühe traumatische Erfahrungen ihren Tribut in späteren Lebensjahren forderten: Kinder mit multiplen traumatischen Erfahrungen waren einem weitaus größeren Risiko ausgesetzt, später unter chronischer Depression und

signifikanten Gesundheitsproblemen zu leiden. Darüber hinaus war die Wahrscheinlichkeit, dass sie später Suizid begingen, um das Drei- bis Fünffache erhöht (Dube et al., 2001). Trauma ist, wie van der Kolk (2014, deutsch 2015) argumentierte, ein Thema für die öffentliche Gesundheitsvorsorge.

51. Black et al., 2011
52. Black et al., 2011
53. Bubar, 2010; Olive, 2012
54. Stotzer, 2009
55. Sobsey & Doe, 1991
56. Bachman, Zaykowski, Kallmyer, Poteyeva & Lanier, 2008
57. Roberts, Gilman, Breslau, Breslau & Koenen, 2011
58. Pole, Best, Metzler & Marmar, 2005
59. World Health Organization, 2014

KAPITEL 2
Sich in der Gegenwart verankern: Achtsamkeit und traumatischer Stress

60. Deitz, Williams, Rife & Cantrell, 2015
61. Baer, 2016
62. Zeidan, Johnson, Gordon & Goolkasian, 2010
63. Ostafin, Robinson & Meier, 2015
64. Diese Komponenten – sowie die Idee der erhöhten Selbstregulation – stammen aus Veröffentlichungen, die die Mechanismen von Achtsamkeit untersuchen: dem Artikel von Britta Hölzel und Kollegen (2011) „How Does Mindfulness Meditation Work? Proposing Mechanisms of Action from a Conceptual and Neural Perspective“, und Yi-Yuan Tangs, Britta Hölzels, und Michael Posners (2015) Bericht mit dem Titel „The Neuroscience of Mindfulness Meditation“.
65. Hülsheger, Alberts, Feinholdt & Lang, 2013
66. Goldin & Gross, 2010
67. Manche Traumaüberlebende erleben auch viszerale Anzeichen, ohne sich an einen bestimmten Vorfall erinnern zu können – was manchmal als Affekt ohne Erinnerung bezeichnet wird. Das Erleben der viszeralen Anzeichen von Trauma

kann sich auch als „Nicht-Erleben“ zeigen, als ein Empfinden von Nichts und innerer Leere, eine lähmende Dissoziation, zu der gehört, dass man überhaupt nichts fühlen kann (Abstumpfungseffekt), oder das Empfinden, „kein Selbst“ zu haben, also ein Gefühl der Depersonalisation und Entrealisierung. Der Traumaüberlebende hat dabei das Gefühl, fragmentiert, nicht ganz zu sein, so, als hätte er überhaupt kein „Selbst“ und würde sich in Nichts auflösen.

68. Baer, 2003; Tang, Hölzel & Posner, 2015

69. Foa, Chrestman & Gilboa-Schechtman, 2008; Foa & Kozak, 1986

70. Bradley, Greene, Russ, Dutra & Westen, 2005; Schnurr et al., 2007

71. Für eine ausführliche Diskussion über die Beziehung zwischen Expositionstherapie und Trauma vgl. van der Kolk, 2014, deutsch 2015, S. 264–266; Becker, Zayfert & Anderson, 2004; Rothbaum et al., 1999; und Foa, Chrestman & Gilboa-Schechtman, 2008

72. Mein Kollege Tempel Smith, ein buddhistischer Lehrer und Traumaspezialist, machte mich darauf aufmerksam, dass dies ein Beispiel für die dritten Grundlage der Achtsamkeit ist, manchmal als Achtsamkeit des Geistes oder des Bewusstseins bezeichtet (in Pali und Sanskrit: *citta*).

KAPITEL 3
Durch die Vergangenheit geprägt: eine kurze Geschichte von Achtsamkeit und Trauma

73. Es ist besonders wichtig, die verheerenden und traumatischen Auswirkungen eines Krieges auf die Zivilbevölkerung zur Sprache zu bringen, die oft unerwähnt bleiben. Die Kriege der Vereinigten Staaten im Irak, in Korea, Vietnam und Kambodscha haben extrem viele Opfer gefordert, und Kriegsopfer außerhalb der U.S.-Truppen finden selten Erwähnung. Wie John Tirman (2012) in einem Gastbeitrag in der *Washington Post* mit dem Titel „Why do we ignore the civilians killed in American wars?“ schrieb: „Die großen Kriege, die die Vereinigten Staaten seit der Kapitulation Japans im Jahre 1945 ausgetragen haben – in Korea, Indochina, im Irak und in Afghanistan – haben immenses Blutvergießen verursacht. Für die meisten dieser Kriege gibt es keine akkuraten Zahlen der Todesopfer, aber konservative Schätzungen nennen mindestens sechs Millionen Zivilisten und Soldaten. Unsere mangelnde Anerkennung dieses Faktums ist

weniger ein Versehen als eine Angewohnheit, eine Reaktion auf die Schrecken des Krieges und eine amerikanische Tradition, die Jahrzehnte zurückreicht."

74. Fine-Dare, 2002
75. Carson, 1981; Rogers, 1994
76. Hemphill, 2016
77. Russell, 1984
78. Lorde, 1984
79. Anzaldúa, 1990
80. Hier beispielsweise ein Absatz der „Unity Principles" vom Women's March (2017) – ein Protest, der der Vereidigung Donald Traumps folgte: „Wir glauben, dass Frauenrechte Menschenrechte und Menschenrechte Frauenrechte sind. Wir müssen eine Gesellschaft schaffen, in der Frauen – inbegriffen schwarze Frauen, indigene Frauen, arme Frauen, Einwandererfrauen, Frauen mit Behinderung, muslimische Frauen, lesbische, Queer- und transsexuelle Frauen – frei und fähig sind, sich um ihre Familie zu kümmern, wie immer diese Familien auch beschaffen sein mögen, und zwar in einer sicheren und gesunden Umgebung und ohne strukturelle Hindernisse."
81. Lebron et al., 2015
82. DeGruy, 2005
83. Williams, 2013
84. Chou, Asnaani & Hofmann, 2012
85. Movement Generation Justice und Ecology Project definieren weiße Vorherrschaft als „die Idee, dass weiße Menschen naturgemäß allen anderen Menschen dieses Planeten überlegen sind. Weiße Vorherrschaft basiert auf der Pseudowissenschaft von Rasse und Eugenik und wurde von einer kleinen Gruppe elitärer Europäer als Rechtfertigung für noch nie dagewesene Gewalt und die Zerstörung kompletter Ökosysteme und Völker,, besonders Völker afrikanischer Herkunft, herangezogen. Die ethnische Hierarchie, die afrikanische Völker und Völker afrikanischen Ursprungs als untergeordnet betrachtet, resultiert in einer „Anti-Blackness". Diese Haltung, die nicht-weiße Kulturen und Menschen ablehnt, hat, zusammen mit weißer Vorherrschaft, das Vermögen, die Kultur und das Bewusstsein der Völker dieses Planeten zu infizieren, und sie tut es. Das betrifft sogar die kolonialisierten Völker. Weiße Vorherrschaft erhebt „weiße Gesinnung" und europäische Kultur über alles andersgeartete Wissen dieses Planeten." (2012, S. 11).

86. Quigley, 2003, S. 8
87. Vago, 2012
88. Nyanamoli, B.
89. Vedanā ist weder „Emotion“ noch „Gefühl“, sondern das Angenehme, Unangenehme oder Neutrale einer Erfahrung.
90. Rothschild, 2010
91. Kabat-Zinn, 2011
92. Benson, Beary & Carol, 1974, deutsch 1978
93. Wylie, 2015
94. Baer, 2015
95. Zu den Therapien, die Achtsamkeit nutzen, gehören Mindfulness-Based Cognitive Therapy (Achtsamkeitsbasierte Kognitive Therapie, MBCT) und Dialectical Behavioral Therapy (dialektische Verhaltenstherapie, DBT), die sich bei der Prävention von depressiven Rückfällen (Teasdale et al., 2000) und bei der Arbeit mit Borderline-Störungen (O'Connell & Dowling, 2014) als effektiv erwiesen haben. Achtsamkeit wird von Therapeuten auch genutzt, um Beziehungen zu stärken (zum Beispiel Mindfulness-Based Relationship Enhancement; Carson, Carson, Gil & Baucom, 2004), sei es die Paarbeziehung oder die Beziehung zwischen medizinischen Praktikern und ihren Patienten (Shapiro, Schwartz & Bonner, 1998).
96. Samuelson, Carmody, Kabat-Zinn & Bratt, 2007
97. Dies vor dem Hindergrund einer Geschichte kultureller Aneignung im Westen. Der Diebstahl kultureller Ideen und Praktiken ist mit der Geschichte der Kolonialisierung verquickt, wo kulturelle Praktiken dekontextualisiert, ihrer Bedeutung beraubt und gewinnorientiert genutzt wurden. Natürlich berührt dies auch Themen wie den Unterschied zwischen kulturellem Diebstahl und dem Teilen kultureller Erfahrungen, das auf gegenseitiger Wertschätzung und Austausch beruht. Kovie Biakolo (2016) beschreibt in ihrem Artikel zu diesem Thema, was kulturelles Teilen von Aneignung unterscheidet und was dies alles mit Macht und Privilegien zu tun hat. In Kapitel 9 werde ich mich näher mit diesem Thema und seiner Beziehung zu traumasensitiver Praxis befassen.
98. Pickert, 2014; Wilson, 2013
99. Schriftsteller haben darauf hingewiesen, dass eine vertiefte Beschäftigung mit dem Buddhismus die verschiedenen komplexen, schwierigen und umstrittenen

Ideen zum Vorschein bringen kann, die normalerweise in einer Vielzahl kultureller Traditionen vorkommen. MBSR ist eine entschieden zeitgenössiche Praxis, die beispielsweise die Spannungen zwischen empirischer Psychologie, kultureller Aneigung und Kapitalismus widerspiegelt und dennoch einen Nutzen bietet, der aus unserer langen menschlichen Heilungstradition herrührt.

100. Brown University, 2017

101. Lindahl, Fisher, Cooper, Rosen & Britton, 2017

102. Wie in der Pressemitteilung der Brown University (Orenstein, 2017) mitgeteilt wurde, „hat sich die Studie absichtlich mit ‚herausfordernden' Erfahrungen befasst, da diese in der wissenschaftlichen Literatur unterrepräsentiert sind, wie die Autoren sagen. Angesichts dessen wurde die Studie nicht dafür designet, abzuschätzen, wie verbreitet diese Erfahrungen unter den Meditierenden sind. Es ging in der Varieties of Contemplative Experience Studie vielmehr darum, detallierte Beschreibungen von Erfahrungen zu bieten und ein beginnendes Verständnis dessen zu ermöglichen, auf welche unterschiedlichen Weisen diese Erfahrungen interpretiert werden, wie es zu solchen Erfahrungen kommen könnte und wie Meditierende und Lehrer mit ihnen umzugehen versuchen."

103. Briere & Scott, 2014

104. Gardner-Nix & Costin-Hall, 2009

105. Tartakovsky, 2016

106. Scalora, 2015

KAPITEL 4
Trauma und Achtsamkeit: die Auswirkungen auf Körper und Gehirn

107. Gallup, 1977

108. Levine, 2010, deutsch 2012

109. LeDoux, 1998

110. Allen et al., 2012

111. Hölzel et al., 2009; Taren, Creswell & Gianaros, 2013

112. Banks, Eddy, Angstadt, Nathan & Phan, 2007; van der Kolk, 2014, deutsch 2015

113. Creswell, Way, Eisenberger & Lieberman, 2007; Ortner, Kilner & Zelazo, 2007

114. Taylor et al., 2011

115. Desbordes et al., 2012
116. Desbordes et al., 2012

KAPITEL 5
Innerhalb des Toleranzfensters bleiben: die Rolle von Arousal

117. Garfield, 1995
118. Siegel, 1999, deutsch 2006
119. Vygotsky, 1980
120. Ogden et al., 2006, deutsch 2010
121. Rothschild, 2011
122. Rothschild, 2010
123. Damasio, 1994, deutsch 1995
124. Rothschild, 2011

KAPITEL 6
Aufmerksamkeit verlagern, um Stabilität zu unterstützen: den Angst-/Immobilitätskreislauf vermeiden

125. Levine, 2010, deutsch 2012
126. In einer Version dieses Mythos, die von dem römischen Poeten Ovid erzählt wurde, war Medusa ursprünglich eine wunderschöne Jungfrau, die von Poseidon, einem griechischen Gott, vergewaltigt worden war. Als Athene entdeckte, dass dieser Übergriff in ihrem Tempel stattgefunden hatte, verwandelte sie Medusa aus Zorn in ein Monster. Diese Version des Mythos beschreibt, wie die Opfer manchmal für die Taten der Angreifer verantwortlich gemacht werden.
127. Lichtblau & Fausset, 2016
128. Stotzer, 2009
129. Für eine gründlichere Auseinandersetzung mit diesem Thema vgl. Kapitel 7, wo ich den Unterschied zwischen exterozeptiven (externen) und interozeptiven (inneren) Empfindungen bespreche – insbesondere die Art und Weise, in der Traumaüberlebende sich unverhältnismäßig stark interozeptiven Empfindungen zuwenden und welche Konsequenzen dies im Kontext von Achtsamkeit hat
130. Levine, 1997, deutsch 1998

131. Sie können dieses Video abrufen unter: https://vimeo.com/90741652. Zugriff 15. März 2016.
132. Levine, 2010, deutsch 2012
133. Manna et al., 2010
134. Turow, 2017
135. Healing Collective Trauma, 2013

KAPITEL 7
Den Körper im Auge behalten: mit Dissoziation arbeiten

136. Ray, 2008, deutsch 2010
137. van der Kolk, 2014, deutsch 2015
138. Rothschild, 2017
139. Scaer, 2001
140. Kraus, 1993
141. Massachusetts Institute of Technology, 2015
142. Zweifach, 1959
143. Strozzi-Heckler, 2014
144. Rothschid, 2000
145. Young, 2012
146. Rothschild, 2000, deutsch 2002
147. Boon, Steele & van der Hart, 2011, deutsch 2013
148. Waller, Putnam & Carlson, 1996
149. Boon, Steele & van der Hart, 2011, deutsch 2013
150. Shilony & Grossman, 1993
151. Merckelbach & Muris, 2001
152. Magyari, 2016
153. Mitchell et al., 2014
154. Welwood, 2002, deutsch 2010
155. Boon et al., 2011, deutsch 2013
156. Magyari, 2016

157. Magyari, 2016
158. Diese Modifikation stammt aus Trish Magyaris‘ (2016) Kapitel über das Lehren von Achtsamkeit für traumatisierte Menschen aus dem Buch *Resources for Teaching Mindfulness: An International Handbook* (McCown, Reibel & Micozzi, 2016).
159. Terr, 1993
160. Stotzer, 2009

KAPITEL 8
Beziehungen als Form der Praxis: Sicherheit und Stabilität bei Traumaüberlebenden fördern

161. Jackson-Dwyer, 2013
162. Magyari, 2016
163. Schwartz, 1994; Schwartz, 2013

KAPITEL 9
Mit sozialem Kontext arbeiten: soziale Unterschiede wirksam überbrücken

164. American Association of University Women, 2017
165. AAUW, 2017
166. Collins et al., 2010
167. National Coalition of Anti-Violence Programs, 2014
168. Oppression, 2017
169. Frye, 1983
170. Hays, 1996; Nieto et al., 2010
171. Disha, Cavendish & King, 2011
172. Nsiah-Jefferson, 1989; Silliman, Fried, Ross & Gutiérrez, 2016
173. Watts, 2000
174. Rinfrette, 2015
175. Hernandez, 2014
176. Nieto et al., 2010

177. Shaver, 2011

178. Feagin & Benne eld, 2014

179. Staas, 2014

180. Greenwald & Krieger, 2006

181. Green et al., 2007

182. Nieto et al., 2010

183. National Center for Charitable Statistics, 2015

184. Daniels, 2014

Fazit

185. Equal Justice Initiative, 2013

186. EJI hat sich der Aufgabe angenommen, alle Lynchmord-Tatorte in den Vereinigten Staaten zu dokumentieren: Es sind 3959 Orte in zwölf südlichen Staaten. Für mehr Informationen vgl. http://eji.org/reports/ lynching-in-america und Johnson, 2015

187. Mahler, 2016 (für Ressourcen siehe auch RAINN, 2017)

188. Camp of the Sacred Stones, 2017; Stand With Standing Rock, 2017

189. DeGruy, 2005

190. Alexander, 2010

191. Poynting & Mason, 2007

WICHTIGER HINWEIS

Die Ratschläge und Übungen in diesem Buch sind vom Autor sowie vom Verlag sorgfältig geprüft worden. Dennoch kann eine Garantie nicht übernommen werden. Bei Beschwerden sollten Sie auf jeden Fall ärztliche, psychotherapeutische oder psychologische Hilfe aufsuchen oder eine(n) Heilpraktiker(in) Ihres Vertrauens zu Rate ziehen. Eine Haftung des Autors oder des Verlages für Personen-, Sach- und Vermögensschäden ist ausgeschlossen.

Über den Autor

David Treleaven, PhD, ist Autor, Pädagoge und Trauma-Therapeut. Den Schwerpunkt seiner Arbeit bildet die Verbindung von Trauma, Achtsamkeit und sozialer Gerechtigkeit. Geboren in Toronta, Kanada, wurde er als psychologischer Berater an der University of British Columbia ausgebildet und promovierte in Psychologie am California Institute of Integral Studies in San Francisco. Er praktiziert Achtsamkeit seit über 20 Jahren und ist in der San Francisco Bay Area in eigener Praxis tätig.

www. davidtreleaven.com

Es ist ein Anliegen des Autors, dass traumasensitive Praxis zu einer Ressource für Organisationen und Bewegungen wird, die sich für soziale Gerechtigkeit einsetzen und die die systemischen Zustände in Frage stellen, die für das Entstehen und die Aufrechterhaltung von Traumata verantwortlich sind.

In diesem Sinne gehen 60 Prozent der Erlöse aus diesem Buch zu gleichen Teilen an die folgenden drei Organisationen:

Generative Somatics
Eine nationale gemeinnützige Organisation aus Oakland, Kalifornien, die soziale Analyse mit Traumaheilung kombiniert (generativesomatics.org).

The Healing Justice Program von Black Lives Matter
Das globale Black Lives Matter-Netzwerk ist eine Organisation, die daran arbeitet, staatlich sanktionierte Gewalt zu beenden und dringende Verbesserungen im Leben der Bevölkerung afro-amerikanischen Ursprungs herbeizuführen (blacklivesmatter.com).

The Sogorea Te' Land Trust
Eine urbane, indigene und von Frauen geführte Gemeindeorganisation, die die Rückführung von Chochenyo und Karkin Ohlone Land um die Gegend der Bucht von San Francisco zu einer indigenen Verwaltung fördert (sogoreate-landtrust.com).

Weitere Literatur aus dem Arbor Verlag

Deirdre Fay

Bindungsorientiertes Yoga & Meditation zur Traumabewältigung

Einfache, sichere und effektive Hilfen für die Therapie

Dieses Buch betritt Neuland. In der psychotherapeutischen Praxis hat sich die Erkenntnis etabliert, dass Yoga, Achtsamkeitsmeditation und Selbstmitgefühl wichtige Bausteine bei der persönlichen Bewältigung von Traumata sein können. Dieses wichtige Fachbuch zeigt, wie Sie Yoga und Achtsamkeitsmeditation in die therapeutische Arbeit mit traumatisierten Klienten integrieren. Deirdre Fay ist in beiden Welten professionell zu Hause. Sie zeigt auf, wie sich Praxis und Philosophie des Yoga auf heilsame Weise mit Beziehungs- und körperorientierten Therapieansätzen ergänzen. Anwenderfreundlich bietet das Buch eine Fülle konkreter Übungsvorschläge und erläutert sie anhand psychotherapeutischer Konzepte. Die Übungen helfen den Klienten, Zugang zu ihrer inneren Weisheit zu finden, sich in sich selbst zu Hause zu fühlen und den Weg zurück zu ihrem wahren Selbst zu finden.

ISBN 978-3-86781-203-0